Angela Paula Löser

Pflegeplanung in der Palliativpflege

Sicher und kompetent handeln

schlütersche

Dr. phil. **Angela Paula Löser** ist Diplom-Pädagogin, Lehrerin für Pflegeberufe, Fachkrankenschwester für Pflege in der Onkologie und in Palliative Care, Interne Auditorin sowie freiberufliche Dozentin.

*»Sie sind wichtig, weil Sie eben Sie sind.
Sie sind bis zum letzten Augenblick Ihres Lebens wichtig.
Wir werden alles tun, damit Sie nicht nur in Frieden
sterben, sondern auch bis zuletzt leben können.«*

CICELY SAUNDERS

Bibliografische Information der Deutschen Nationalbibliothek
Die Deutsche Nationalbibliothek verzeichnet diese Publikation
in der Deutschen Nationalbibliografie; detaillierte bibliografische Daten sind im Internet
über http://dnb.ddb.de abrufbar.

ISBN 978-3-89993-327-7 (Print)
ISBN 978-3-8426-8505-5 (PDF)

© 2014 Schlütersche Verlagsgesellschaft mbH & Co. KG,
Hans-Böckler-Allee 7, 30173 Hannover

Alle Angaben erfolgen ohne jegliche Verpflichtung oder Garantie der Autorin und des Verlages. Für Änderungen und Fehler, die trotz der sorgfältigen Überprüfung aller Angaben nicht völlig auszuschließen sind, kann keinerlei Verantwortung oder Haftung übernommen werden. Alle Rechte vorbehalten. Das Werk ist urheberrechtlich geschützt. Jede Verwertung außerhalb der gesetzlich geregelten Fälle muss vom Verlag schriftlich genehmigt werden. Die im Folgenden verwendeten Personen- und Berufsbezeichnungen stehen immer gleichwertig für beide Geschlechter, auch wenn sie nur in einer Form benannt sind. Ein Markenzeichen kann warenrechtlich geschützt sein, ohne dass dieses besonders gekennzeichnet wurde..

Reihengestaltung:	Groothuis, Lohfert, Consorten | glcons.de
Titelbild:	Brian Jackson – fotolia.com
Satz:	PER Medien+Marketing GmbH, Braunschweig
Druck und Bindung:	Stürtz GmbH, Würzburg

INHALT

Vorwort 9

1 Palliativmedizin und Palliative Care 12
   1.1   Begriffsklärungen 12

2 Gesetzliche Anforderungen und Vorgaben 15

3 Allgemeine Ziele der Palliativversorgung, -pflege und -betreuung .. 19
   3.1   Umfassende Ziele 19
   3.1.1 Fokus Betroffene 19
   3.1.2 Fokus Angehörige 20
   3.1.3 Fokus Mitarbeiter 20
   3.2   Bedeutung der Kernmerkmale von Palliative Care 20
   3.3   Ziele der Pflege- und Betreuungsplanung 23
   3.3.1 Betroffene in der Pflege- und Betreuungsplanung 23
   3.3.2 Angehörige in der Pflege- und Betreuungsplanung 24
   3.3.3 Einrichtungen/Mitarbeiter in der Pflege- und Betreuungsplanung 24
   3.4   Zusammenfassung der Ziele 26

4 Anforderungen an die Pflegeprozess- und Betreuungsprozessplanung 27
   4.1   Kernmerkmale der Prozessplanung 28
   4.1.1 Radikale Orientierung am Sterbenden 28
   4.1.2 Effektives Symptommanagement 31
   4.1.3 Abbau der Hierarchien 32
   4.1.4 Netzwerkarbeit und Interdisziplinarität 33
   4.1.5 Qualitätsentwicklung und Evaluation 34
   4.1.6 Trauerbegleitung 35
   4.1.7 Angehörigenarbeit 36

5 Teilprozesse im Regulationskreislauf von Pflege und Betreuung 37
   5.1   Informationssammlung 37
   5.1.1 Biografie 39
   5.1.2 Screenings, Assessments und Protokolle 41
   5.1.3 Patientenverfügung, Vollmachten, andere Verhaltensbeschreibungen und gesetzliche Betreuung 46
   5.2   Ressourcen, Probleme, Risiken 48
   5.2.1 Einschätzungen 48
   5.2.2 Ressourcen 49

5.2.3	Probleme	50
5.2.4	Risiken und Risikoeinschätzung	50
5.2.5	Beschreibung von Problemen/Risiken nach dem PESR-Format	54
5.3	Konkrete Pflege- und Betreuungsziele	56
5.4	Maßnahmen	58
5.4.1	Anforderungen an die Beschreibung der Maßnahmen	58
5.5	Durchführung der geplanten Handlungen	61
5.6	Evaluation	62
5.6.1	Evaluation während der Durchführung der Maßnahme	63
5.6.2	Evaluation der Prozessplanung	64
5.6.3	Zusammenfassende Evaluation	67
5.6.4	Fazit zur Evaluation	68

6 Kurzanleitung Pflege- und Betreuungsplanung — 71

7 Expertenstandards in der Palliative Care — 79

7.1	Vorliegende Expertenstandards	79
7.1.1	Inhalte der Expertenstandards	80
7.2	Themenübergreifende Handlungsschritte der jeweiligen Expertenstandards	80
7.3	Spezifische Anforderungen an Expertenstandards	84
7.3.1	Gründe, die gegen die Anwendung des kompletten Expertenstandards oder für den Ausschluss bestimmter Handlungsschritte sprechen	84
7.4	Spezifische Anforderungen an die Dokumentation	86
7.4.1	In der Pflegeprozessplanung	87
7.4.2	Im Pflegebericht	89
7.4.3	Fazit zur Dokumentation	91

8 Der Plan für alle Fälle — 92

8.1	Ziel des Plans	92
8.2	Organisation/Erstellen des Plans	92
8.3	Vernetzung mit der Pflegeplanung	93

9 Die Dokumentation — 94

9.1	Teile der Dokumentation	94
9.2	Allgemeine Anforderungen der Dokumentation	95
9.3	Spezielle Anforderungen der Dokumentation	96
9.3.1	Pflegeanamnese/Informationssammlung	96
9.3.2	Beschreibungen im Biografieblatt	99
9.3.3	Risiko-Assessments	100
9.3.4	Leistungsnachweise	100

9.3.5	Pflege- und Betreuungsberichte	101
9.3.6	Beratungsprotokolle	104
9.3.7	Evaluationen	106
9.3.8	Kooperationen mit Netzwerkpartnern	108

10 Vernetzung der Pflege- und Betreuungsprozessplanung 110

10.1	Pflegevisite	110
10.1.1	Überprüfungsbereiche für die Pflegevisite	111
10.1.2	Pflegevisite in der Palliativ-Situation	112
10.2	Fallbesprechung	116
10.2.1	Nutzung der Pflegeprozessplanung und -dokumentation in der Fallbesprechung	117
10.3	Ethische Fallbesprechung	118
10.3.1	Nutzung der Pflegeprozessplanung und Dokumentation für die Ethische Fallbesprechung	119
10.3.2	Prinzipien zur Durchführung einer Ethischen Fallbesprechung	120
10.4	Multiprofessionelle Besprechungen	121
10.5	Kollegiale bzw. kooperative Beratung	122
10.5.1	Handlungsfelder der kooperativen Beratung	123

11 Zuständigkeiten und Verantwortlichkeiten der Pflege- und Betreuungsplanung 125

12 Planungs- und Formulierungshilfen 128

12.1	Typische Probleme und Handlungsfelder in Palliativsituationen	128
12.1.1	Medizinische/Körperliche Probleme	128
12.1.2	Psychosoziale und spirituelle Probleme und Phänomene	145
12.2	Formulierungshilfen zur Beachtung von Lebensqualität und Selbstbestimmung in der Prozessplanung	160
12.3	Formulierungshilfen, wenn sinnvolle Maßnahmen unterbleiben oder gesetzte Ziele nicht erreicht werden	165
12.4	Formulierungen und Anforderungen für einen Menschen in seinen letzten Lebenstagen und -stunden	172
12.5	Pflegeplanung – Fallanalyse Herr Lübers	177
12.5.1	Fallbeschreibung	177
12.5.2	Pflegeplanung	178
12.6	Pflegeplanung – Fallanalyse Frau Klaro	185
12.6.1	Fallbeschreibung	185
12.6.2	Pflegeplanung für Frau Klaro	186

13 Typische und häufig auftretende Probleme sowie Lösungsstrategien 189
- 13.1 Bereich: Biografie und Informationssammlung 189
- 13.2 Bereich: Patientenverfügung, Vorsorgevollmacht, Betreuung 189
- 13.3 Übergeordnete Probleme hinsichtlich der Kernmerkmale von Palliative Care 190
- 13.4 Bereich: Ressourcen, Probleme und Risiken 192
- 13.5 Bereich: Pflege- und Betreuungsziele 193
- 13.6 Bereich: Maßnahmenbeschreibung 194
- 13.7 Bereich: Evaluation 195

Literatur 197

Register 200

VORWORT

»*Pflegeplanung in der Palliativpflege*«. Der Titel dieses Buches mag die folgende Frage aufwerfen: **Was unterscheidet die prozesshaft geplante und dokumentierte Pflege und Betreuung bei einem Menschen in der Palliativsituation von der bei einem anderen hilfebedürftigen Menschen?**

Gerade bei dieser Frage entsteht der Gedanke, dass doch für jeden abhängigen oder hilfebedürftigen Menschen ein Plan zu erstellen ist, der sich auf vorhandene Ressourcen, Probleme und Risiken bezieht und die biografisch geprägten Gewohnheiten, Vorlieben und Abneigungen beachtet. Sinnvoll erscheint doch ein Plan, der ausgerichtet ist auf Vorbeugung, Behebung oder Linderung von Beschwerden. Logisch scheint zu sein, dass dieser Plan insbesondere rehabilitative Ziele beachtet. Muss nicht immer der Erhalt von noch vorhandenen Fähigkeiten – der immer mit einer ressourcenorientierten fördernden und auch fordernden Sorge verbunden ist – Merkmal einer professionellen Pflege und Betreuungsplanung sein? Sind nicht immer der Erhalt eines strukturierten Tagesablaufs, die Stützung, Verbesserung oder Erhaltung der Alltagskompetenz Charakteristikum einer jeden Planung?

Aber: Im Bereich von Palliative Care verschieben sich die Schwerpunkte der Ziele angesichts der lebensbegrenzenden und vielleicht schon lebensbeendenden Situation des betroffenen Menschen. Seine Lebensqualität, Möglichkeiten sowie Fähigkeiten, selbst über das zu urteilen und zu entscheiden, was als richtig und gut empfunden wird, rücken stark in den Fokus der Betrachtung.

Das Selbstbestimmungsrecht muss nun, angesichts der nur noch begrenzten Lebenszeit eine absolute Beachtung finden. Auch wenn das aufgrund der palliativen Situation die Möglichkeit beinhaltet, sich für die bewusste Akzeptanz eines Risiko zu entscheiden und eine sonst als sinnvoll und notwendig eingeschätzte Maßnahmen abzulehnen. Das eigene Leben soll möglichst bis zum Schluss selbstbestimmt und nach eigenen Kriterien gelebt werden können. Daher muss Folgendes beachtet werden: Der Betroffene bestimmt den Weg!

Die nachfolgenden Merkmale sind in der Palliativsituation stärker als in jeder anderen Lebenssituation zu berücksichtigen:
- die Beachtung des Menschen in seiner absoluten Individualität
- die Bearbeitung einer vorhandenen, lebensbegleitenden Trauer
- das Ziel, einen gelingenden Lebensabschluss zu ermöglichen
- die Annahme der Erkenntnis, dass das eigene Leben zu Ende geht
- die Gestaltung eines Abschieds, der auch den Angehörigen das Weiterleben mit dem Verlust dieses Menschen ermöglicht

Zudem rückt das Wohlbefinden in den Vordergrund. Bereits Cicely Saunders, die Begründerin einer modernen Palliativ- und Hospizbewegung, forderte, dass nicht dem Leben mehr Tage zu geben seien, sondern den Tagen mehr Leben (Saunders, Baines 1991). Den Tagen Leben zu geben, ist gleichzusetzen mit dem Ziel, dem Leben Qualität zu geben: Es gilt zu ermöglichen, dass der Betroffene seine Zeit so gut leben kann wie es eben geht und dieses ungeachtet der verbleibenden Länge seines Lebens. Das Jetzt und Hier zählt und das, was der Betroffene in seiner individuellen Palliativsituation als lebenswert betrachtet.

Hieraus resultiert die Forderung, dass alle Beteiligten, die diesen Menschen begleiten, ungeachtet ihrer eigenen Professionalität akzeptieren, dass der Betroffene der Experte seines Lebens ist: Er kann besser als jeder andere sagen, was ihm gut tut und sein Leben lebenswert macht.

Pflegeplanungen im Bereich von Palliative Care müssen demnach stärker ausgerichtet sein auf:
- typische Probleme der Palliativsituation
- mögliche Maßnahmen der Prophylaxe (unter Beachtung der individuellen Auswirkungen)
- mögliche Maßnahmen der Linderung und Behebung von Symptomen, die die Lebensqualität einschränken

Gleichzeitig müssen sie soviel Offenheit aufweisen, dass die sich schnell ändernden Bedürfnisse und Beschwerden des Betroffenen immer Art und Umfang der Handlung bestimmen. Zudem ist das große Handlungsfeld der spirituellen und psychosozialen Anliegen stärker zu beachten, denn viele Menschen wenden sich angesichts des baldigen Todes verstärkt einer intensiven Auseinandersetzung mit menschlichen Bezügen und ihrem Verhältnis zu ihrer Religion oder ihrem Gott zu. Die so entstehenden Bedürfnisse müssen berücksichtigt und folgend eine sinnvolle Unterstützung angeboten werden.

In diesem Buch soll daher eine Annäherung an die beschriebenen Spezifika des Handlungsfeldes von Palliative Care und an die hieraus resultierenden Anforderungen an die Pflege- und Betreuungsplanung angestrebt werden. Die Leser sollen nach der Lektüre in der Lage sein, eine gute Analyse bestehender Situationen, Bedürfnisse und Entwicklungen durchzuführen. Ferner sollen sie
- die systematisch gemanagte Handlungsplanung,
- die Organisation und Dokumentation der Kommunikation,
- die Interaktion zwischen den einzelnen Akteuren,
- die Bereitstellung von Informationen zur fachlichen wie auch zur persönlichen Reflexion sowie
- die Kernmerkmale der Prozessplanung der Palliativsituation

in der schriftlichen Handlungsplanung umsetzen können.

Anmerkung

In den verschiedenen Handlungsfeldern von Palliative Care werden für die betroffenen Pflegebedürftigen unterschiedliche Begrifflichkeiten verwendet – im Krankenhaus und in der ambulanten palliativen Pflege heißen sie »Patient«, im Hospiz »Gast«, in der stationären Alteneinrichtung »Bewohner«. In dieser Publikation steht der Begriff Betroffener synonym für jegliche Schwerkranken und Sterbenden in allen Versorgungsbereichen von Palliative Care. In den konkreten Planungen im hinteren Teil des Buches wird dieser Begriff zur Vereinfachung häufig mit »B« abgekürzt.

Die Betroffenen der Praxisbeispiele sind frei erfunden und stimmen nicht mit tatsächlichen Personen überein, ihre Namen sind fiktiv.

Ich bin mir durchaus bewusst, dass die im Buch enthaltenen Beschreibungen immer nur einen Ausschnitt der komplexen möglichen Wirklichkeit wiedergeben. Der Mensch ist so individuell und komplex, dass es niemals gelingen kann, ihn vollständig zu sehen. Im vorderen, allgemeinen Teil dieses Buches werden daher eher abstrakte, allgemeine Beispiele genannt, während im hinteren, tabellarischen Teil mit den Formulierungshilfen konkrete Fallbeispiele und Situationen genannt werden. Wichtig: Die Formulierungen sind immer in realen Prozessverläufen zu individualisieren.

Für Anregungen, konstruktive Kritik und beschreibende weitere Hilfestellungen bin ich offen und freue ich mich darüber – denn nichts ist der Praxis der professionellen palliativen Pflege so sehr zu wünschen wie ein offener Diskurs.

Duisburg, Juni 2014	Angela Paula Löser

1 PALLIATIVMEDIZIN UND PALLIATIVE CARE

1.1 Begriffsklärungen

Palliativmedizin
Palliativmedizin ist die …
»aktive und ganzheitliche Behandlung von Patienten, die an einer fortgeschrittenen Erkrankung mit einer begrenzten Lebenserwartung leiden. Hierbei besitzt die Beherrschung von Krankheitsbeschwerden und die psychologische, soziale und auch seelsorgerische Betreuung höchste Priorität.«
(WHO 1990, zitiert nach: Deutsche Krebshilfe. Palliativ Medizin. Blaue Ratgeber, Heft 57. 6/2010, S. 6)

In der Medizin stehen sich zwei verschiedene Therapieaspekte gegenüber:
1. **Kurative Therapie** = die auf Heilung ausgerichtete Behandlung (Kurare = heilen). Das ist aber nicht mehr immer möglich.
2. **Palliative Therapie** = keine Heilung ist mehr möglich. Nun richten sich alle Maßnahmen auf die Erhaltung der Lebensqualität oder ggf. auf die Verlängerung der Lebenszeit, jedoch ohne eine gleichzeitige Verschlechterung der Lebensqualität in Kauf zu nehmen.

Der Begriff palliativ stammt vom lateinischen Begriff *palliare* und bedeutet, jemanden in einen schützenden/wärmenden Mantel zu hüllen.
→ **Palliativmedizin beginnt dort, wo keine Möglichkeit der Heilung mehr besteht.**

Palliative Care
Palliative Care bezieht sich auf die Pflege, Betreuung und Versorgung des Menschen und stellt eine besondere Sorge dar.
Palliative Care ist die …
»aktive, ganzheitliche Behandlung von Patienten mit einer progredienten, weit fortgeschrittenen Erkrankung und einer begrenzten Lebenserwartung zu der Zeit, in der die Erkrankung nicht mehr auf eine kurative Behandlung anspricht und die Beherrschung von Schmerzen und anderen Krankheitsbeschwerden psychischer und spiritueller Art, die erfolgreiche Behandlung der Schmerzen und weiterer Symptome sowie die Hilfe bei psychologischen, sozialen und spirituellen Problemen höchste Priorität besitzt.«
(WHO 1990)

Im Jahr 2002 wurde diese Definition von einer neuen WHO-Version abgelöst. Danach ist Palliative Care …

»ein Ansatz zur Verbesserung der Lebensqualität von Patienten und deren Familien, die mit Problemen konfrontiert sind, die mit einer lebensbedrohlichen Erkrankung einhergehen: durch Vorbeugen und Lindern von Leiden, durch frühzeitiges Erkennen, untadelige Einschätzung und Behandlung von Schmerzen sowie anderen belastenden Beschwerden körperlicher, psychosozialer und spiritueller Art.«
(WHO 2002, zitiert nach difpc 2013, S. 1)

Palliative Care …
- »bietet Entlastung von Schmerzen und anderen belastenden Symptomen an.
- betont das Leben und betrachtet Sterben als einen normalen Prozess.
- hat die Absicht, den Eintritt des Todes weder zu beschleunigen, noch ihn hinaus zu zögern.
- integriert psychologische und spirituelle Aspekte und Fürsorge für den Patienten.
- bietet ein Unterstützungssystem an, dass es dem Patienten ermöglicht, sein Leben so aktiv wie möglich bis zum Tode zu leben.
- bietet ein Unterstützungssystem für Familien an, um die Belastungen während der Krankheit des Patienten ebenso zu bewältigen wie später die Trauer.
- nutzt einen Teamansatz, um den Bedürfnissen des Patienten und seiner Familie zu begegnen, was die Trauerberatung – soweit erforderlich – einschließt.
- will die Lebensqualität verbessern und kann den Verlauf der Krankheit positiv beeinflussen.
- wird bereits früh im Verlauf der Erkrankung angewandt, in Verbindung mit anderen Therapieformen, die darauf abzielen, das Leben zu verlängern, wie z. B. Chemotherapie oder Bestrahlung und schließt solche Untersuchungen ein, die dazu dienen, belastende klinische Komplikationen besser zu verstehen und zu bewältigen.«

(Quelle: Deutsches Institut für Palliative Care, Student 2013)

Palliative Care lässt sich somit als eine Haltung verstehen, als einen Leitgedanken, der zu einer bestimmten Fürsorge und Pflege führen soll. Diese Haltung bleibt jedoch nicht als reine Philosophie bestehen, sondern gilt als handlungsleitende Einstellung. Sie soll folgend dazu führen, dass alle praktischen Prozesse von Pflege, Betreuung und Versorgung in der Verbindung mit der medizinischen Therapie auf die gerade genannten Ziele ausgerichtet werden.

Eine solche gezielte Ausrichtung lässt sich nur mit einem systematischen, organisierten und professionsübergreifenden reflektierten Handeln erreichen. Um dies zu ermöglichen, bedarf es einer konkreten Prozessplanung, die sich immer wieder neu an den Bedürfnissen, Problemen und Zielen des Betroffenen und denen seines familiären Umfeldes orientiert und die besonders ausgerichtet auf die spezifischen Ziele von Palliative Care ist.

> **Wichtig!**
>
> Die spezifischen Ziele von Palliative Care müssen immer wieder neu ausgerichtet werden an ...
> - den Bedürfnissen,
> - Problemen und
> - Zielen der Betroffenen.
>
> Dazu bedarf es einer konkreten interdisziplinären Prozessplanung sowie Pflegeplanung.

2 GESETZLICHE ANFORDERUNGEN UND VORGABEN

Die Forderungen nach einer professionellen, nachvollziehbaren Pflegeprozessplanung und -dokumentation sowie Betreuungsplanung lassen sich aus verschiedenen Gesetzen und Vorgaben ableiten, die das berufsständische Handeln professionell Pflegender regeln:

§ 3 KPflG (Krankenpflegegesetz): Stand 2003, zuletzt durch Art. 35 des Gesetzes vom 6. Dezember 2011 ergänzt
Im Krankenpflegegesetz wird als Ausbildungsziel formuliert:
»(1) Die Ausbildung (…) soll entsprechend dem allgemein anerkannten Stand pflegewissenschaftlicher, medizinischer und weiterer bezugswissenschaftlicher Erkenntnisse fachliche, personale, soziale und methodische Kompetenzen zur verantwortlichen Mitwirkung insbesondere bei der Heilung, Erkennung und Verhütung von Krankheiten vermitteln. Dabei sind die unterschiedlichen Pflege- und Lebenssituationen sowie Lebensphasen und die Selbstständigkeit und Selbstbestimmung des Menschen zu berücksichtigen.«
(KrpflG 2003/2011, S. 5)

§ 15 KrPflAPrV (Krankenpflegeausbildungs- und Prüfverordnung): Stand 1985
»Unter § 15 soll in der praktischen Prüfung der Prüfling ›alle anfallenden Aufgaben einer prozessorientierten Pflege einschließlich der Dokumentation und Übergabe‹ durchführen.«
(KrPflAPrV 2003/2007. S. 5)

§ 11 Heimgesetz (HeimG) des Bundes vom 7. August 1974, zuletzt geändert durch Art. 3, Satz 2g vom 29. Juli 2009
»Ein Heim darf nur betrieben werden, wenn der Träger eine angemessene Qualität der Betreuung der Bewohnerinnen und Bewohner auch soweit sie pflegebedürftig sind, in dem Heim selbst oder in angemessener Weise einschließlich der Pflege nach dem allgemein anerkannten Stand medizinisch-pflegerischer Erkenntnisse sowie der ärztlichen und gesundheitlichen Betreuung sichert.
Er [der Träger. Anmerk. der Autorin] muss (7) sicherstellen, dass für pflegebedürftige Bewohnerinnen und Bewohner Pflegeplanungen ausgestellt und deren Umsetzung aufgezeichnet werden.«
(S. 4)

§ 136 Gesundheitsreformgesetz des SGB V
»(…) verpflichtet das Pflegepersonal sich an Maßnahmen der Qualitätssicherung zu beteiligen, bezüglich der Behandlung, der Versorgungsabläufe und der Behandlungsergebnisse. Vergleichende Prüfungen müssen ermöglicht werden.«
(SGB V. 2004)

Grundlagen der MDK-Qualitätsprüfung in der stationären Pflege
Frage 8.10 »Gibt es konzeptionelle Aussagen zur Sterbebegleitung?
- Absprachen des Bewohners mit der stationären Pflegeeinrichtung über Wünsche und Vorstellungen zur letzten Lebensphase und zum Verfahren nach dem Tod
- Die Vermittlung einer psychologischen und seelsorgerlichen Sterbebegleitung (z. B. über einen Hospizdienst)« (MDS 2014, S. 27)

(Quelle: Richtlinien des GKV-Spitzenverbandes über die Prüfung der in Pflegeeinrichtungen erbrachten Leistungen und deren Qualität nach § 114 SGB XI [Qualitätsprüfungs-Richtlinien-QPR] vom 17. Januar 2014)

Anmerkung: Obwohl hier zunächst nach den inhaltlichen Ausgestaltungen der Sterbebegleitung in einem Konzept gefragt wird, sollten sich diese immer auch in der Planung wie auch im konkreten Handeln der Mitarbeiter widerspiegeln.

§ 115 Abs. 1a Satz 6 SGB XI vom 01.01.2014 (Pflege- und Transparenzvereinbarung)
Hier finden sich in den verschiedenen Themenbereichen Aussagen zu den Anforderungen einer professionellen Handlungsweise und auch an die entsprechende Handlungsplanung.
In verschiedenen Themen wird hier folgendes gefordert:
- Wird der vorhandene Zustand im Hinblick auf vorhandene Ressourcen, Probleme eingeschätzt?
- Werden erstens vorhandene Risiken systematisch mit einem Assessment eingeschätzt?
- Wird zweitens eine professionelle Expertise = Experteneinschätzung durch die Pflegefachkraft vorgenommen?
- Wird der Bedarf = das objektiv Erforderliche und das Bedürfnis = das vom Betroffenen Gewünschte gegeneinander abgewogen und gewichtet, um Handlungsbedarfe erkennen zu können?
- Werden angemessene Maßnahmen zur Prophylaxe oder zur Behebung des Problems angeboten bzw. durchgeführt? Ist das Selbstbestimmungsrecht hier beachtet?
- Ist es erkennbar, wenn Defizite bestehen, dass der Betroffene entsprechende Angebote erhalten hat, diese entweder ablehnt oder das Problem trotz der Maßnahmen bestehen bleibt oder die Maßnahme nicht durchgeführt wird, weil aufgrund ihrer Anwendung andere, schwerwiegende Probleme entstehen würden?

Weiterhin wird insbesondere bei Menschen mit Demenz geprüft, ob das Wohlbefinden und die Auswirkung von Maßnahmen auf dieses im Pflegealltag ermittelt werden und ob daraus Rückschlüsse für die weitere Maßnahmengestaltung gezogen werden.

Anforderung für die MDK-Begutachtung von Pflegebedürftigkeit[1] nach dem Sozialgesetzbuch XI (SGB XI)

Hier sind insbesondere die aus Krankheiten resultierenden Einschränkungen und Behinderungen aufzuzeigen, aus denen dann Pflegebedarfe entstehen.

Menschen, die sich in der Palliativsituation befinden, leiden häufig unter fortgeschrittenen Erkrankungen, die verschiedene Auswirkungen und Unfähigkeiten oder sogar sogenannte Erschwernisfaktoren nach sich ziehen können. Letzteres sind Faktoren, die zu einer wiederholten Leistungsdurchführung oder zu einem erhöhten Zeitaufwand hierfür führen, etwa:

- »hochgradige Spastik, z. B. bei Hemi- oder Paraparesen
- einschießende unkontrollierte Bewegungen
- eingeschränkte Belastbarkeit infolge schwerer kardiopulmonaler Dekompensation mit Orthopnoe und ausgeprägter zentraler und peripherer Zyanose sowie peripheren Ödemen
- Erforderlichkeit der mechanischen Harnauslösung oder der digitalen Enddarmentleerung
- Schluckstörungen, Störungen der Mundmotorik, Atemstörungen
- Abwehrverhalten/fehlende Kooperation mit Behinderung der Übernahme (z. B. bei geistigen Behinderungen/Psychischen Erkrankungen)
- starke therapieresistente Schmerzen
- […]
- zeitaufwendiger Hilfsmitteleinsatz, z. B. bei fahrbaren Liftern/Decken- oder Wandliftern«

(Vgl. Medizinischer Dienst des Spitzenverbandes Bund der Krankenkassen e.V. [MDS, 2013]. Anforderung für die MDK-Begutachtung von Pflegebedürftigkeit nach dem SGB XI, S. 114)

---

[1] Zurzeit wird die Veränderung des Begriffs für die Pflegebedürftigkeit sowie eine daraus resultierende andere Vorgehensweise bei der Einschätzung von Pflegebedürftigkeit geprüft. Die gesetzliche Realisierung ist aber noch nicht entschieden.

Rahmenempfehlungen für die Implementierung der Hospizkultur und Palliativversorgung in Pflegeeinrichtungen für das Land Nordrhein-Westfalen (Stand 24.09.2013)

»Inhalte und Maßnahmen der Palliativversorgung:
III. Erkennen und Behandeln von körperlichen, psychischen, sozialen und spirituellen Problemen.
Die Mitarbeiterinnen und Mitarbeiter sollen körperliche, psychische, soziale Probleme und spirituelle Anliegen bei den Bewohnerinnen und Bewohnern erkennen, dokumentieren und geeignete Behandlungs- und Begleitmaßnahmen veranlassen.
[…] Pflegeeinrichtungen sollen in ihrer Dokumentation auch den Bedarf an und die Durchführung der Palliativversorgung erfassen. […]
Maßnahmen der Palliativversorgung sollen aus Gründen der rechtlichen Absicherung wie auch zur Schaffung einer transparenten Kommunikation mit den Mitbehandlerinnen und Mitbehandlern ebenso dokumentiert werden wie alle übrigen pflegerischen Maßnahmen.«
(Rahmenempfehlung 2013. S. 8 f.)

§ 37 SGB V … Anforderungen durch die SAPV (Spezialisierte ambulante Palliativversorgung)

Zusammenarbeit der Leistungserbringer
1. »Im Rahmen der SAPV ist zu gewährleisten, dass die an der Versorgung beteiligten Leistungserbringer die erforderlichen Maßnahmen aufeinander abgestimmt und bedarfsgerecht erbringen; die diesbezügliche Koordination ist sicherzustellen.«
2. »Es ist zu gewährleisten, dass zwischen den an der Patientenversorgung beteiligten Leistungserbringern zeitnah alle notwendigen Informationen über die vorhergehenden Behandlungen unter Berücksichtigung datenschutzrechtlicher Regelungen ausgetauscht werden.«

(SAPV 2008)

Qualitätssicherung und Dokumentation
6. Ein geeignetes Dokumentationssystem, aus dem zu jeder Zeit die richtigen Informationen über Versicherte und die erbrachten Leistungen hervorgeht, ist sachgerecht und kontinuierlich zu führen.

Das Dokumentationssystem muss patientenbezogene Daten und soweit vorhanden allgemein anerkannte Indikatoren für eine externe Qualitätssicherung enthalten und eine bundesweite Evaluation ermöglichen.«

(Vertrag über die Erbringung Spezialisierter ambulanter Palliativversorgung [SAPV] in Nordrhein gemäß § 132 d SGB V. i. V. m. § 37 b SGB V, GkV 2012, S. 6)

3 ALLGEMEINE ZIELE DER PALLIATIV-VERSORGUNG, -PFLEGE UND -BETREUUNG

3.1 Umfassende Ziele

Die palliativmedizinische Behandlung und palliative Pflege sowie Betreuung zielen auf die Vorbeugung, Behebung oder Linderung von Problemen ab. Dabei werden die folgenden Bereiche berücksichtigt:
- körperlich (somatisch)
- seelisch (psychisch)
- gesellschaftlich und zwischenmenschlich (sozial)
- religiös und/oder weltanschaulich (spirituell)

Das Vorhandensein von Problemen und Phänomenen in den einzelnen Bereichen kann die Lebensqualität des Betroffenen deutlich reduzieren und einen gelingenden Lebensabschied bzw. ein friedvolles Sterben erschweren. Im Rahmen einer guten Palliative Care sollen Probleme möglichst verhindert (Prophylaxe), frühzeitig erkannt (Diagnose) und möglichst schnell durch effektive Strategien behoben oder weitgehend reduziert (Therapie) werden.

3.1.1 Fokus Betroffene

Der Betroffene soll mit einer weitgehend guten Lebensqualität (Wohlbefinden) bis zum Schluss leben aber auch selbstbestimmt und in Würde sterben können. Es ist ein Ziel, dass dem Betroffenen ein für ihn guter Lebensabschluss gelingt – er loslassen kann von seinen Plänen, Träumen, von seinen irdischen Gütern, von Beziehungen und letztlich von seinem Leben selbst. Ist das nicht möglich, so zielt die spezifische Palliative Care darauf ab, den Betroffenen in seiner Traurigkeit, Wut oder in sonstigen auftretenden Gefühlen zu begleiten. Er soll spüren, dass er angenommen ist, dass da ein Mensch ist, der ihm zur Seite steht und mit ihm gemeinsam diese Zeit und alles aushält, was sie mit sich bringt.

Alle Strategien der Palliative Care zielen auch darauf ab, dass eine Einweisung des Betroffenen in ein Krankenhaus in seinen letzten Tagen und Stunden überflüssig wird und er in seiner gewohnten Umgebung sterben kann. Symptome, welche seine Lebensqualität einschränken, müssen hierzu frühzeitig erkannt und behandelt werden.

Um ein Höchstmaß an Lebensqualität zu erzielen, ist es erforderlich, dass alle an der Pflege, Betreuung, Begleitung und Versorgung Beteiligten hier professionell und effektiv in einem Netzwerk zusammen arbeiten.

3.1.2 Fokus Angehörige

Die Angehörigen sollen sich begleitet und nicht allein gelassen fühlen. Sie sollen spüren, dass sie Unterstützung bekommen – von der Einrichtung und ihren Mitarbeitern. Ihnen soll ermöglicht werden, dass sie sich als Helfende gut begleitet und angeleitet fühlen für die Aufgaben, die sich ihnen stellen. Gleichzeitig sollen sie sich als Trauernde und als Betroffene in einer möglichen Angst- und Verlustsituation wahrgenommen und unterstützt empfinden.

3.1.3 Fokus Mitarbeiter

Die Mitarbeiter der Einrichtung sollen sich durch die Arbeit im Bereich von Palliative Care nicht überfordert fühlen, sondern sich als wertvolle und wichtige Hilfe für die Betroffenen und ihr soziales Umfeld erleben. Sie sollen in der Lage sein, die Ergebnisse ihrer Arbeit zu reflektieren und die Ergebnisse ihres professionellen Handelns würdigen zu können.

3.2 Bedeutung der Kernmerkmale von Palliative Care

Die Ziele, die mit einer professionell geführten Pflege- und Betreuungsprozessplanung angestrebt werden, wie auch die hauptsächlichen Handlungsfelder von Palliative Care ergeben sich:
1. im Hinblick aus der **Besonderheit der Zielgruppe**, d. h. der Menschen, die schwerkrank oder sterbend sind – deren baldiges Lebensende zu erwarten ist.
2. unter der **Beachtung der Spezifika der Situation**, die durch das häufige Auftreten gravierender, die Lebensqualität einschränkender Probleme und Symptome sowie durch schnell wechselnde Symptombilder und Bedürfnisse geprägt ist.

Daraus ergeben sich auch Ziele lebensbegrenzende oder -beendende Situationen betreffend, d. h. die Probleme oder Anliegen im spirituell-religiösen sowie psychosozialen Bereich treten in dieser Phase häufiger auf.

Damit die Lebensqualität von Betroffenen und ihren Angehörigen erhalten werden kann, gibt es Kernbereiche, an denen sich die Prozessplanung ausrichten kann. Diese gehen hierbei über die herkömmlichen Forderungen der Pflegeprozessplanung, wie sie in der Ausbildung vermittelt werden, hinaus. Der Blick wird immer wieder auf die oben genannten Spezifika ausgerichtet sein, denn sie unterstützenden den planenden Pflegenden dabei, die Ziele einer Palliative-Care-Haltung (vgl. Abb. 1) möglichst konkret anzusteuern. Durch eine systematische Analyse vorhandener wie auch potenzieller Probleme und Anliegen sowie durch die darauf folgende Planung, Durchführung und Evaluation geeigneter Handlungen werden die Bedingungen für das effektive Erreichen der gerade genannten Ziele geschaffen.

Für das Haltungs- und Handlungskonzept lassen sich folgende Kernmerkmale (Säulen) beschreiben, die in der Entwicklung von Pflege- und Betreuungsstrategien sowie in deren Darstellung in der Prozessplanung Beachtung finden sollten.

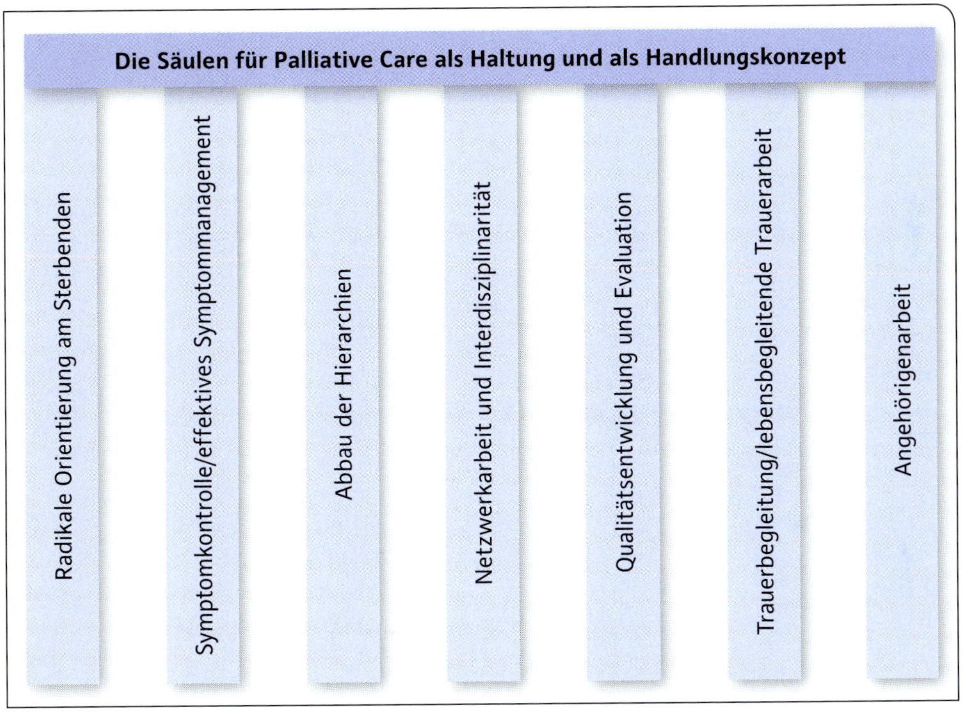

Die Säulen für Palliative Care als Haltung und als Handlungskonzept

- Radikale Orientierung am Sterbenden
- Symptomkontrolle/effektives Symptommanagement
- Abbau der Hierarchien
- Netzwerkarbeit und Interdisziplinarität
- Qualitätsentwicklung und Evaluation
- Trauerbegleitung/lebensbegleitende Trauerarbeit
- Angehörigenarbeit

Abb. 1: Die Säulen für Palliative Care als Haltung und als Handlungskonzept

Welche spezifischen Charakteristika diese Kernmerkmale im Einzelnen aufweisen, wird ausführlich im Kapitel 4.1 erläutert. Im Folgenden werden sie nur kurz vorgestellt:

Radikale Orientierung am Sterbenden
Jedes Handeln orientiert sich an den Wünschen, Einschätzungen und Bedürfnissen des Betroffenen und dies radikal (*radikal* = von der Wurzel her, von Grund aus erfolgend), d. h. unbedingt. Der Betroffene wird in der Situation einer lebensbegrenzenden Erkrankung als der Experte seines eigenen Lebens verstanden. Da seine verbleibende oder noch vorhandene Lebenszeit immer knapper wird, gilt es, ihn bei den Handlungen zu unterstützen, die ihm wichtig sind. Radikal kann hier auch bedeuten, seine Interessen und Anliegen gegenüber Dritten zu vertreten und sich dafür einzusetzen, dass sie Beachtung finden.

Effektives Symptommanagement

Symptome reduzieren häufig die noch vorhandene Lebensqualität oder gefährden diese. Da das Ziel von Palliative Care immer auf einen weitgehenden Erhalt einer möglichst guten Lebensqualität gerichtet ist, bedarf es hier eines effektiven Managementprozesses. Dabei müssen zielgerichtet vorhandene und auch zu erwartende Symptome erfasst und möglichst frühzeitig – ggf. sogar prophylaktisch – adäquate Maßnahmen zum Erhalt, zur Wiederherstellung eines für den Betroffenen lebenswerten Lebens oder zur Vermeidung einer symptombedingten Verschlechterung von Lebensqualität organisiert werden. Hierzu gehört auch der »Plan für alle Fälle« (vgl. Kap. 8, S. 92 f.).

Abbau der Hierarchie

Jede Berufsgruppe nimmt die Beobachtung des Betroffenen, seiner Situation und Probleme immer aus ihrem spezifischen Blickwinkel vor. Jeder Mensch ist zudem aufgrund seiner eigenen Biografie – bedingt durch Vorerfahrungen, Ängste und Ziele – mit einem individuellen »blinden Fleck« ausgestattet. Wahrnehmung und bewusste Erkenntnis sind somit begrenzt und sehr subjektiv, wenn sie nur durch eine Berufsgruppe allein oder durch einen einzigen Menschen vorgenommen werden. Erst der Austausch von Menschen mit unterschiedlen Ausbildungen und Sichtweisen untereinander ermöglicht es, die jeweils bruchstückhaften, subjektiven Beobachtungen wie bei einem Puzzle, Stück für Stück, zusammenzutragen. Erst so ist es möglich, ein möglichst vollständiges oder ganzheitliches Bild zu erkennen. Dabei gibt keine hierarchische Bedeutung – jede Beobachtung, jede Wahrnehmung ist gleichermaßen wertvoll. Mögliche Handlungen werden so im Team diskutiert und gewichtet. Die jeweilige Entscheidung und ggf. ihre Umsetzung sind dann aufgrund juristischer Erfordernissen, wie sie die Berufsordnungen vorgeben, zu treffen und zu dokumentieren.

Netzwerkarbeit und Interdisziplinarität

Symptome können in den körperlichen, seelischen oder religiös/weltanschaulichen Bereichen auftreten. Die Handlungsakteure der unterschiedlichen Professionen im Bereich von Palliative Care müssen hier effektiv zusammenwirken, um durch eine gute Vernetzung ihrer verschiedenen Handlungen, das Höchstmaß an Selbstbestimmung, Lebensqualität und Würde für den Betroffenen zu erzielen. Die Organisation geeigneter Informations-, Kommunikations- und Kooperationsprozesse stellt somit die Grundlage für das Zusammenwirken der verschiedenen Berufsgruppen dar.

Qualitätsentwicklung und Evaluation

Eine professionelle Handlung zeichnet sich immer dadurch aus, dass ihr Verlauf und das erreichte Ergebnis im Hinblick auf die angestrebten Ziele bewertet werden. Das Bemühen um eine Verbesserung bezieht sich zum einen auf den konkreten Fall eines betroffenen Menschen, zum anderen auf die Optimierung von Palliative Care im Allgemeinen. Eine solche Bewertung lässt sich nachvollziehbar und begründet bei komplexen oder längeren Verläufen nur anhand von dokumentierten Zahlen, Daten,

Fakten (ZDF) vornehmen. Lassen sich nun besonders gute Verläufe und die sie bedingenden Faktoren strukturiert erkennen (best practice), können daraus Leitlinien, Standards oder andere Richtlinien entwickelt werden. Sie ermöglichen langfristig eine Optimierung der Palliative-Care-Versorgung in einer Einrichtung.

Trauerbegleitung/lebensbegleitende Trauerarbeit
Im Bereich von Palliative Care gilt es, nicht erst dann Trauer zu beachten, wenn der Tod des Betroffenen eingetreten ist und Hinterbliebene den Verlust betrauern. Von erheblicher Bedeutung ist es, beim Betroffenen und seinem Angehörigen die sogenannte lebensbegleitende Trauer wahrzunehmen und angemessene Angebote dazu machen.

Die möglichen Trauerursachen und -gegenstände können bei den Betroffenen sehr unterschiedlich sein: etwa die Erkenntnis, dass das Leben nun zu Ende geht, dass es Bereiche des »ungelebten« Lebens gibt, die nicht nachgeholt werden können, dass Konflikte – im Nachhinein gesehen – als sinnlos eingeschätzt werden o. Ä. Beim Angehörigen kann es die Trauer darüber sein, dass der Betroffene bald nicht mehr als Lebensbegleiter, als Vater oder Mutter da sein wird, dass sich ggf. aufgrund von Krankheiten dessen/deren Persönlichkeit ändert oder die Erkenntnis, sich nicht ausreichend gekümmert zu haben etc.

Eine solche Trauer zu erkennen und Möglichkeiten der Unterstützung für Betroffene und Angehörige anzubieten, sind Handlungen im Bereich von Palliative Care. Vielleicht besteht die Unterstützung auch darin, die bestehende Traurigkeit mit auszuhalten, wenn es keine Lösung gibt.

Angehörigenarbeit
Angehörige sind laut WHO-Definition zum Palliative Care-Begriff die zweite Gruppe, auf die sich alles Handeln bezieht. Hierbei sind sie – wie gerade beschrieben – in doppelter Weise betroffen: zum einen als Trauernde und Menschen in einer Verlustsituation, zum anderen als Helfer und Unterstützer für den Sterbenden.

3.3   Ziele der Pflege- und Betreuungsplanung

3.3.1   Betroffene in der Pflege- und Betreuungsplanung

Die Ziele der Pflege- und Betreuungsplanung sind insbesondere darauf ausgerichtet, dass …
- der Betroffene in seiner Individualität erkannt und beachtet wird und alle Angebote und Handlungen auf diesen Menschen in seiner individuellen Lebens- und Sterbesituation ausgerichtet werden.

- seine Bedürfnisse erkannt, beachtet und möglichst durch entsprechende geplante oder ad hoc-Maßnahmen (spontane Maßnahmen) erfüllt sind.
- seine Probleme und Risiken möglichst schnell oder sogar im Vorfeld erkannt und geeignete Maßnahmen zur Prophylaxe, Behebung oder Linderung bereitgestellt werden.
- sein Wohlbefinden als oberstes Ziel definiert wird. Daher ist neben einer auf dieses Ziel ausgerichteten Handlungsplanung insbesondere der Pflege- und Betreuungsbericht ein wesentliches Instrument, um die Wirksamkeit geplanter Maßnahmen zu überprüfen und prozesshaft (= »roter Faden«) zu beschreiben.
- sein Selbstbestimmungsrecht weitgehend beachtet wird, indem seine Wünsche und Bedürfnisse erfragt oder berücksichtigt werden. Sie sind dann im Angebot und in der Durchführung von Handlungen zu beachten. Die Zustimmung oder Ablehnung des Betroffenen zu den Angeboten und Maßnahmen sind Entscheidungsmerkmal jeden Handelns.
- der Betroffene sein Leben bis zuletzt in dieser Selbstbestimmung und in der spezifischen Würde des Menschen leben und schließlich auch in Frieden sterben kann.

3.3.2 Angehörige in der Pflege- und Betreuungsplanung

Die Pflege- und Betreuungsplanung dient dazu, dass Angehörige als Betroffene mit doppelter Betroffenheit wahrgenommen werden – als Helfende und Trauernde. Für sie sollten Angebote geplant werden, die es ihnen ermöglichen, ihre »Aufgaben« wahrzunehmen und sich gleichzeitig selbst unterstützt zu fühlen.

3.3.3 Einrichtungen/Mitarbeiter in der Pflege- und Betreuungsplanung

Die Pflege- und Betreuungsplanung dient dazu …
- systematisch und professionell den Lebens- und Sterbeprozess des Betroffenen zu sehen, Probleme oder Risiken, Bedürfnisse und Bestimmungen des Betroffenen erkennen und entsprechend handeln zu können. Die schriftliche Prozessplanung und Dokumentation ermöglichen es, komplexe Situationen, zeitliche Verläufe, voneinander abhängige Wirkungen verschiedener Bereiche zu sehen. Die Bereitstellung entsprechender, personenübergreifender Informationen wäre über einen längeren Zeitraum zudem ohne schriftliche Informationen kaum möglich.
- die Unterlassung oder die stark reduzierte Durchführung eigentlich empfohlener Maßnahmen juristisch abzusichern, wenn sie etwa durch den Betroffenen abgelehnt werden.
- die Gründe für die Ablehnung durch den Betroffenen nachweislich aufzuzeichnen. Sie werden dokumentiert und/oder Wahrscheinlichkeiten aufgezeigt, dass andere,

schwerwiegende Probleme entstünden, wenn die Maßnahme durchgeführt würde. Ein weiterer Aspekt hierfür kann sein, dass die Maßnahme aus professioneller Sicht in der Situation und bei diesem Menschen keinen Sinn (mehr) machte und der Betroffene davon nicht mehr profitieren würde.
- die »radikale Orientierung am Sterbenden«, d.h. die konsequente Ausrichtung aller Handlungen an seinen Bedürfnissen und an seiner spezifischen Situation nachzuweisen und transparent darzustellen (vgl. Kap. 3.2, S. 20, u. Kap. 7.4, S. 86).
- die Dokumentation auftretender Beschwerden/Symptome sowie die Beobachtung der Wirkungen von umgesetzten Maßnahmen systematisch zu ermöglichen und auszuwerten. So werden die Grundlagen für ein effektives Symptommanagement geschaffen, um Maßnahmen zur Qualitätssicherung nachzuweisen und für den Betroffenen ein Höchstmaß an Wohlbefinden zu erzeugen.
- den oft erheblichen zeitlichen Mehraufwand einer Palliative Care nachvollziehbar aufzuzeigen. Er entsteht dadurch, dass insbesondere gesteigerte Betreuungsleistungen und vermehrt Kommunikations- und Koordinationshandlungen erforderlich sind.
- den erhöhten Pflegebedarf bei einem schwerkranken Menschen aufzuzeigen und somit die Bedingungen für die Eingruppierung in eine höhere Pflegestufe zu sichern.
- auch die Angehörigen als Betroffene einschätzen zu können, sie als Zielgruppe pflegerischer und betreuender Handlungen zu sehen. Nicht selten ist ihr Bedarf an Betreuung und Begleitung größer als der des Sterbenden. Geeignete Maßnahmen werden ggf. auch für sie vorgeplant, damit sie kontinuierlich und zielgerichtet angeboten werden.
- Informationen für die Partner des internen und externen Netzwerks zu sammeln, zu analysieren und zu evaluieren und – wenn notwendig – an den jeweiligen Netzwerkpartner weiterzuleiten (= Netzwerkarbeit).
- systemisch und prozesshaft die erforderlichen Informationen zu sammeln und zu beschreiben, damit in einer (ethischen) Fallbesprechung nicht nur der gegenwärtige Blickwinkel, die aktuelle Situation, beachtet wird, sondern auch Erkenntnisse über den Verlauf der Erkrankung und die Ziele des Betroffenen herangezogen werden können. Insbesondere wenn Entscheidungen über die Unterlassung oder Beendigung lebenserhaltender Maßnahmen getroffen werden sollen, darf dies in keinem Fall leichtfertig und ohne spezifische Begründungen erfolgen.
- den Verlauf und den Zusammenhang von Krankheit, Versorgungssituation und Wohlbefinden erkennbar und nachvollziehbar aufzuzeigen.
- retrospektiv (*retrospektiv* = rückblickend) eine Evaluation von Sterbeverläufen durchführen zu können. Eine solche Rückschau dient der Anwendung des PDCA-Zyklus (P = plan, D = do, C = check, A = act), weil nicht selten erst retrospektiv »gute Handlungen« oder »Optimierungsbedarfe« erkannt werden und diese Erkenntnisse dann beim nächsten Betroffenen in einer ähnlichen Situation beachtet

werden können. Dauerhaft wird so eine Optimierung der Umsetzung von Palliative Care angestrebt.
- in der Rückschau die eigene Beteiligung an den erreichten Zielen erkennbar zu machen und daraus Zufriedenheit für die eigene Arbeit zu ziehen.
- die Anforderungen einer professionellen Pflege- und Betreuungsplanung, wie sie durch Vorgaben und Gesetze gefordert sind, zu gewährleisten und zu erfüllen.
- Pflege und Betreuung nicht allein zufällig, personenspezifisch erfolgen zu lassen, sondern prozesshaft, systematisch und geplant durchzuführen.

3.4 Zusammenfassung der Ziele

Die Besonderheit einer Prozessplanung im Bereich von Palliative Care besteht darin, das **Spezifische der Situation sowie der Pflege und Betreuung nachvollziehbar aufzuzeigen und eine professionelle und gleichzeitig menschlich tragende Pflege-, Betreuungs- und Versorgungssituation zu organisieren**: Planung und Handeln sind auf den Erhalt einer weitgehenden Lebensqualität und Selbstbestimmung des schwerkranken und sterbenden Menschen bis in den Tod hinein ausgerichtet. Weiterhin sollen die Angehörigen in ihrer besonderen Situation Beachtung und geeignete Angebote erfahren. Ein derart komplexes Geschehen in einer prozesshaft verlaufenden Entwicklung auf den Tod hin, lässt sich ohne eine systematische Handlungsplanung nicht effizient steuern.

4 ANFORDERUNGEN AN DIE PFLEGEPROZESS- UND BETREUUNGSPROZESSPLANUNG

In den folgenden Kapiteln wird auf die Anforderungen einer spezifischen Prozessplanung im Bereich von Palliative Care eingegangen. Der Pflegeplanung liegt das Regelkreismodell der WHO zugrunde, das den Betroffenen und seine Bedürfnisse in den Mittelpunkt stellt. Um dieses Zentrum werden alle pflegerelevanten Informationen, Handlungen und Analysen gruppiert, vernetzt und zu einem logischen Problemlösungskreis zusammengefügt.

Das Regelkreismodell der WHO

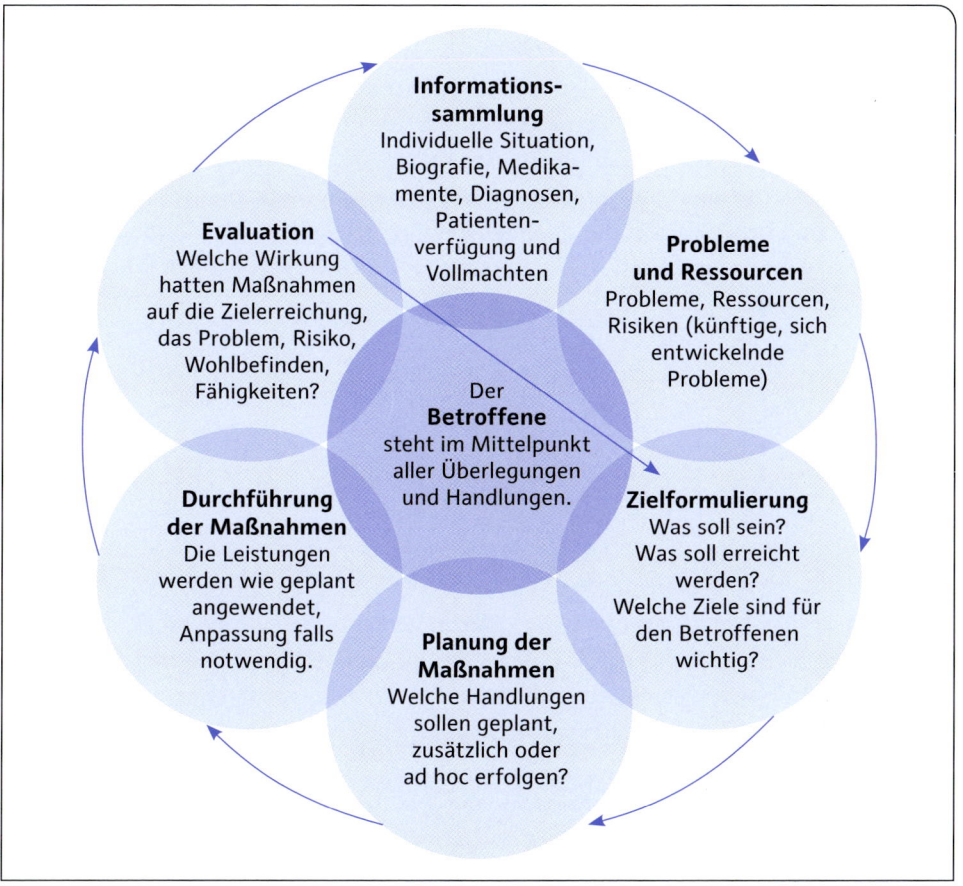

Abb. 2: Das Modell des Regelkreises der Pflegeprozessplanung

Das Regelkreismodell wurde bereits vor mehr als 30 Jahren in der Pflege eingeführt (vgl. Fiechter & Meier 1981). Es beschreibt einen Zyklus, in dem Probleme, Ressourcen und Risiken strukturiert betrachtet werden. Ferner werden mögliche Ziele gesetzt und entsprechende Maßnahmen zur Zielerreichung geplant, durchgeführt und evaluiert. Dies bedeutet: Jeder Betroffene bekommt nach einer systematischen Analyse eine Planung, Durchführung und Evaluation die Maßnahmen, die für ihn als richtig erachtet werden. Maßnahmen, die zu ihm, seinen individuellen Bedürfnissen, Problemen, Anliegen und Risiken passen und die von ihm selbst gewünscht sind oder er als Rituale, Vorlieben, Abneigungen oder Gewohnheiten in der Vergangenheit auch selbst angewendet hat.

Es muss also eine Logik zwischen den Maßnahmen, die der Betroffene erhält, und seiner individuellen Situation, seinen Zielen und seiner Selbstbestimmung geben.

4.1 Kernmerkmale der Prozessplanung

Wie bereits im Kapitel 3.2 beschrieben, gibt es Kernmerkmale auf einer übergeordneten Ebene – der sogenannten Metaebene, die in der Prozessplanung für einen palliativ betroffenen Menschen Beachtung finden sollten. Nur wenn sie Beachtung finden, können angestrebte Ziele für den Betroffenen erreicht werden. Die Kernmerkmale stellen eine Haltung dar, unter der dann die Planung erfolgt und die einzelnen Prozessschritte gestaltet werden. Somit stehen die unter diesem Blickwinkel formulierten Ziele über der eigentlichen Pflege- und Betreuungsplanung.

Daher werden sie hier als Leitziele verstanden, die in der Pflegeplanung zum Ausdruck kommen müssen.

4.1.1 Radikale Orientierung am Sterbenden

Mit der radikalen Orientierung am Sterbenden ist eine unbedingte und konsequente Ausrichtung aller Handlungen am Betroffenen gemeint. Seine individuelle Situation, seine eigene Sichtweise dazu, seine Bedürfnisse, Ziele, seine Problemsicht und die Maßnahmen, die er als richtig einschätzt, sind in der Pflegeprozessplanung zu beachten und jedes Handeln ist darauf auszurichten und anzupassen.

Der Betroffene wird hier als der Experte seines eigenen Lebens verstanden. Ausgehend von seinen eigenen Einschätzungen und Präferenzen wird eine Pflege und Betreuung beschrieben, die seine Individualität, seine Bedürfnisse und Anliegen und seine Entscheidungen widerspiegelt. Schriftlich wird in der Pflegeplanung analysiert und begründet, warum so gehandelt wird, wie es die Prozessplanung aufzeigt.

Unter radikaler Orientierung ist zudem zu verstehen, dass diese im Fall unterschiedlicher Vorstellungen zwischen Betroffenen und Angehörigen aufgezeigt werden. Das kann die Vorstellungen/Einschätzungen hinsichtlich möglicher Probleme, Ressourcen, Ziele betreffen. Die Wahrscheinlichkeit, dass es hier aufgrund unterschiedlicher Einstellungen zum Konflikt kommt, ist immer gegeben. Die verschiedenen Perspektiven werden dann in der Problemspalte der Planung untereinander beschrieben, wenn die Entwicklung eines Konfliktes zu erwarten ist.

> **Praxisbeispiel**
>
> Herr Müller leidet an einer schweren COPD. Er hat massive Atemnot, kann nur noch mithilfe einer Atemunterstützung atmen. Er hat keinerlei Kraft mehr, sich allein zu versorgen, zu essen oder mehr als einzelne Worte zu sprechen. Er möchte nach eigener Aussage sterben und keine lebensverlängernden Maßnahmen wie etwa eine Beatmung erhalten. Seine Frau wird mit der Situation nicht fertig. Sie wehrt sich gegen die Vorstellung, dass ihr Mann stirbt. In Gesprächen mit Ärzten und Pflegepersonal bittet sie diese, alles zu tun, damit ihr Mann am Leben bleibt.
>
> **Probleme:** Es bestehen Gefahren der Konfliktentstehung zwischen Herrn Müller und seiner Ehefrau.
> Ferner besteht die Gefahr, dass Herr Müller zu Handlungen gedrängt wird, die er selbst nicht möchte.
>
> **Ursache:** Die Akzeptanz, dass das Leben von Herrn Müller zu Ende geht und er sterbend ist, ist bei beiden Beteiligten in einem unterschiedlichen Maße vorhanden.
>
> **Symptome:** Herr Müller möchte sterben, er wünscht keine lebensverlängernden Maßnahmen. Frau Müller kann hingegen das Sterben ihres Mannes (noch) nicht akzeptieren und bittet Pflegende wie Ärzte alles zu tun, dass ihr Mann am Leben bleibt.
>
> **Ressource:** Beide sind Angeboten der Mitarbeiter von Seelsorge und Sozialer Betreuung gegenüber aufgeschlossen.

Im Handeln wird letztlich der Entscheidung des Sterbenden oberste Priorität zugesprochen. Auch im Hinblick auf einzelne Maßnahmen, die auf Expertenstandards basieren, auf einrichtungsinterne Verfahrensanweisungen beruhen oder durch sonstige Regularien geregelt sind, bedeutet »radikale Orientierung«, dass der Wunsch und Wille des Betroffenen immer Vorrang hat. Er muss bei der Auswahl geeigneter Handlungen beachtet werden. Handlungen, die sich etwa aus der Anwendung von Expertenstandards ergeben, dürfen nicht ohne Zustimmung des Betroffenen Anwendung finden.

> **Praxisbeispiel**
>
> Frau Karl möchte nicht, dass einmal in der Woche ihr Gewicht ermittelt wird. Der fortschreitende Gewichtsverlust würde sie depressiv stimmen. Daher verzichten die Pflegekräfte darauf, sie standardmäßig zu wiegen und diese Parameter zu dokumentieren. Dokumentiert wird dagegen der ausdrückliche Wunsch von Frau Karl, auf das Wiegen zu verzichten.
>
> **Problem:** Frau Karl empfindet nach eigener Aussage depressive Gefühle, wenn sie bei der wöchentlichen Gewichtskontrolle erkennt, dass sie erneut an Gewicht abgenommen hat. Sie möchte nicht mehr gewogen werden.
>
> **Ursache:** (Geht hier aus dem Problem noch nicht hervor, müsste analysiert werden.)
>
> **Symptome:** Frau Karl äußert ihre Empfindungen und ihren Wunsch, dass die Gewichtskontrolle nicht weiter vorgenommen wird.
>
> **Ressource:** Frau Karl ist über ihre Palliativsituation gut informiert. Sie nimmt die Gewichtsabnahme in Kauf, möchte aber nicht immer daran erinnert werden.

Nur wenn der Betroffene Maßnahmen der aktiven Sterbehilfe verlangt, die von ihm gewünschten Maßnahmen zu einer akuten Lebensbedrohung für ihn selbst oder zu einer elementaren Gefährdung anderer Menschen führen würden (etwa Explosionsgefahr bei gleichzeitiger Anwendung von Sauerstoff per Maske und dem Rauchen einer Zigarette), hat die radikale Orientierung an den Wünschen des Sterbenden ihre Grenzen.

In den einzelnen Prozessschritten ist die radikale Orientierung derart darzustellen, dass die Einschätzungen, Entscheidungen und Handlungen des Betroffenen bei der Handlungsplanung immer als seine darzustellen und zu kennzeichnen sind.

Die Einschätzungen anderer Beteiligter werden als solche gekennzeichnet, z. B. durch entsprechende Hinweise: »Einschätzung der Tochter …« oder »Professionelle Einschätzung der Pflege …«.

Insbesondere Handlungen, die durch Anwendung oder Unterlassung zu einem Risiko des Betroffenen führen könnten, sollten im Prozess so dargestellt werden, dass die Gefährdung wie auch die Beachtung seiner Entscheidung erkennbar werden: Dem Betroffenen sind verschiedene Möglichkeiten angeboten worden, er wurde zu den Vor- und Nachteilen beraten und hat letztlich seine Entscheidung getroffen, die hier akzeptiert wird (vgl. Kap. 12.3, S. 165, u. Kap. 12.4, S. 172).

4.1.2 Effektives Symptommanagement

Unter Symptommanagement ist das gezielte, systematische also gemanagte
- Erfassen,
- Beobachten,
- Dokumentieren,
- Auswerten

von vorhandenen und potenziell möglichen Symptomen sowie der gezielte Einsatz ärztlicher, pflegerischer und anderer Handlungen zu verstehen.

Die Ziele eines effektiven Symptommanagements beziehen sich darauf, Symptome, welche das Wohlbefinden einschränken können, möglichst effektiv zu verhindern (= Prophylaxe), zu beheben oder zu lindern. Auch der bessere Umgang des Betroffenen mit vorhandenen Symptomen kann eine Zielsetzung darstellen.

In der Problemspalte der Prozessplanung sollten daher vorhandene oder potenzielle Symptome konkret benannt werden. Zu diesen ist der Betroffene in individuellen Abständen zu befragen oder – falls nicht möglich – ist genau zu beobachten, wie sich die Symptome beim Betroffenen zeigen. Die jeweils vorhandene Ausprägung der Symptome und ihre Auswirkungen auf die Lebensaktivitäten werden daher in individuell festzulegenden Intervallen erfasst und dokumentiert. Aus den gewonnenen Erkenntnissen abgeleitete Handlungen und deren Wirkungen sind weiterhin lückenlos und nachvollziehbar zu beschreiben. Auch regelhaft oder wiederholte Evaluations- und Kommunikationshandlungen mit dem Arzt, dem Physiotherapeuten oder anderen Mitgliedern des interprofessionellen Teams sind zu planen und zu dokumentieren. Letztlich soll durch die kontinuierliche Darstellung eines »roten Fadens« in der Prozessbeschreibung das gezielte und gemanagte Symptommanagement dargestellt, reflektiert und nachgewiesen werden. Ohne die entsprechende Planung und Organisation wird das Symptommanagement beliebig, personengebunden und ggf. nicht fortlaufend angewendet. Dieses entspricht nicht einer professionellen Vorgehensweise.

> **Praxisbeispiel**
>
> Frau Held leidet an Brustkrebs im Finalstadium. Sie klagt aktuell über Schmerzen in der Wirbelsäule, die sie vor allem nachts vom Schlafen abhalten. Sie fühlt sich dadurch zusätzlich geschwächt.
>
> **Probleme:** Frau Held leidet zeitweise, besonders nachts zwischen 2.00–4.00 Uhr unter Schmerzen in der gesamten Wirbelsäule in der Stärke zwischen 3–5 auf der Schmerzskala.
> Gefahr der Zunahme der Schmerzen und der Einschränkung des Wohlbefindens, des Nachtschlafs

> **Ursache:** Mehrfach vorhandene Metastasen in der Wirbelsäule bei bestehendem Brustkrebs
>
> **Symptome:** Frau Held meldet die Schmerzen im angegebenen Zeitraum, gibt diese als stechend bis dumpf bohrend an. Sie strahlen von der unteren Lendenwirbelsäule nach oben bis in die Schultern aus.
>
> **Ressource:** Nach der Einnahme von 20 Tropfen Novalgin® gibt Frau Held für etwa fünf Stunden eine Schmerzbefreiung oder allenfalls noch Schmerzen in der Stärke von 2–3 an. Nach eigener Aussage kann sie dann erneut einschlafen.

4.1.3 Abbau der Hierarchien

Damit ist eine »Kommunikation auf Augenhöhe« zwischen den verschiedenen, am Prozess beteiligten Berufsgruppen und Teammitgliedern gemeint. Aussagen zu Beobachtungen, die etwa ein Praktikant oder die Reinigungskraft machen, können außerordentlich wichtig für den Pflegeprozess sein. Sie werden mit der gleichen Ernsthaftigkeit aufgenommen und beschrieben wie Aussagen der Fachkräfte. Denn zuweilen beobachten gerade Nicht-Fachkräfte wichtige Fakten oder Phänomene oder bauen ein intensives, vertrauensvolles Verhältnis zum Betroffenen auf, weil ihr Blick und Handeln nicht durch die ständige Anwesenheit von Fachperspektiven verstellt sind. Auch in der Zuordnung und Durchführung von Maßnahmen hat die hierarchische Zuordnung oftmals keine Bedeutung mehr (Ausnahme: Maßnahmen der Behandlungspflege).

> **Praxisbeispiel**
>
> Praktikantin Sonja hat einen besonders guten Zugang und ein enges Vertrauensverhältnis zu Frau Menke entwickelt. Die alte Dame fühlt sich im Beisein der jungen Sonja immer an ihre geliebte Enkelin erinnert.
> Wenn Frau Menke an ihren bevorstehenden Tod denkt, wird sie unruhig und bekommt teilweise Panikattacken. Sie hat Angst niemanden Vertrautes an ihrer Seite zu haben. So wünscht sie sich in den Stunden ihres Abschieds Sonja an ihrer Seite, die sich dieser Aufgabe mit Unterstützung des erfahrenen Teams auch gewachsen fühlt. Derart kann die Betreuung und Begleitung Frau Menkes in ihren den letzten Lebensstunden besonders gut gelingen.
>
> **Problem:** Es besteht die Gefahr, dass Frau Menke in den letzten Stunden nicht von ihren Kindern oder ihr liebgewonnen Personen begleitet wird.
>
> **Ursache:** Die Familienmitglieder wohnen weit entfernt und können nach eigener Aussage nicht kommen.

> **Symptome:** Frau Menke reagiert ängstlich und panisch bei der Vorstellung, allein oder mit unvertrauten Personen an ihrer Seite sterben zu müssen.
>
> **Ressource:** Frau Menke hat ein intensives Vertrauensverhältnis zur Praktikantin Sonja entwickelt und den Wunsch geäußert, in ihren letzten Stunden Sonja an ihrer Seite haben zu wollen.

In diesem Beispiel zählt nicht unbedingt die Fachlichkeit allein, sondern mehr die Qualität und Intensität der Beziehung. Die Begründung dafür, warum gerade die Praktikantin hier die Begleitung übernimmt, sollte zum einen in der Prozessplanung aufgezeigt werden. Die Wirkung ihrer Angebote ist zu beobachten und zu beschreiben. Zum anderen ist eine permanente Begleitung und Evaluation durch eine Fachkraft erforderlich, um einerseits die fachliche Aufsicht zu gewährleisten und um andererseits eine mögliche Überforderung der Praktikantin durch stützende und begleitende Maßnahmen zu verhindern.

4.1.4 Netzwerkarbeit und Interdisziplinarität

Menschen unterschiedlicher Professionen arbeiten innerhalb der Einrichtung wie auch mit externen Institutionen zusammen. Gerade durch die Netzwerkarbeit kann das Gesamtangebot für den Betroffenen deutlich verbessert werden, weil nun verschiedene Institutionen und Menschen unterschiedlicher Berufsgruppen aufeinander abgestimmt zusammenarbeiten und sich ergänzen.

Ein solcher Netzwerkgedanke funktioniert jedoch nur, wenn entsprechende Probleme oder Risiken beim Betroffenen – die die Zusammenarbeit mit dem Netzwerkpartner erforderlich machen – beschrieben sind. Es müssen angemessene Ziele formuliert werden und ganz konkret auf das Ziel ausgerichtet wirksame Maßnahmen geplant werden. Diese können zum einen die Handlung eines Netzwerkpartners für sich betreffen oder auch Austausch- und Abstimmungsprozesse, mit denen die verschiedenen Handlungsakteure koordiniert werden. Diese Aufgabe obliegt oftmals einer Bezugspflegefachkraft, die hier für die Gesamtsteuerung aller Prozesse verantwortlich ist.

In der Prozessplanung sollten Aussagen und Entscheidungen der verschiedenen Handlungsakteure deutlich gemacht werden. Regelhaft stattfindende Kommunikationsprozesse wie Visiten und Fallbesprechungen sind in der Planung vorzuplanen. Die Bedarfe werden im Problem beschrieben, ein Ziel formuliert und geeignete Maßnahmen geplant. Es ist zu klären: Wer trifft sich wann, wie oft, mit wem?

Die Auswirkungen der Leistungen eines jeden Netzwerkpartners sind zu beschreiben, ebenso wie die Gesamtwirkung, die sich letztlich aus dem wechselseitigen und voneinander abhängigen (interdependenten) Zusammenwirken aller Prozesse ergibt.

Die Evaluation wird auf einer übergeordneten Ebene in der Evaluationsphase durch die Bezugspflegefachkraft übernommen oder durch ein Team im Rahmen einer Fallbesprechung ausgeführt. Dabei steht die Gesamtwirkung aller Prozesse im Fokus. Es gilt, die Ergebnisse zu dokumentieren, nachfolgend zu entscheiden, ob der bestmögliche Zustand für den Betroffenen erzielt werden konnte – ob die Prozessplanung in der vorliegenden Form weiter Geltung findet oder sie angepasst werden muss.

> **Praxisbeispiel**
>
> Herr Hansen hat eine COPD und leidet unter starken, schmerzenden Atemproblemen, die sich in letzter Zeit noch verstärkt haben.
>
> **Probleme:** Es besteht die Gefahr der weiteren Entstehung von Luftnot und Schmerzen. Ferner nehmen die Anzeichen für ein Lungenödem zu (Rasseln, Zyanose).
>
> **Ursache:** Fortgeschrittene Sterbesituation bei COPD.
>
> **Symptome:** Massiv erschwerte Atmung, Zyanose, Schmerzäußerungen des Betroffenen.
>
> **Ressource:** Palliativmedizinerin Dr. XY wurde hinzugezogen und führt in Absprache mit Herrn Hansen und den Pflegenden mittwochs zwischen 13.00 und 14.00 Uhr eine Visite mit Überprüfung des Ist-Standes, der Entwicklung der neuen Situation und möglichen zusätzlichen Handlungsschritten durch. An den übrigen Tagen ist sie 24-stündig erreichbar unter der Mobil-Nr.: xxxyyyzzz.

4.1.5 Qualitätsentwicklung und Evaluation

Im Rahmen der Pflege- und Betreuungsprozessplanung stellen vor allem Evaluationen, Fallbesprechungen und Pflegevisiten konkrete Maßnahmen zur Qualitätsentwicklung dar.

Bei der Evaluation der Prozessplanung werden bevorzugt die direkte Auswirkung des vorgenommenen Handelns auf die Situation, die beschriebene Zielsetzung und das Wohlbefinden des Betroffenen geprüft. Bei einer Fallbesprechung hingegen lassen sich auch die eigene Beteiligung oder die Beteiligung des Teams, die Auswirkungen organisationaler und personaler Bedingungen prüfen. Es handelt sich hierbei um eine sogenannte formative Evaluation, denn bei diesem Betroffenen können die gewonnen

Erkenntnisse für die weitere Prozesssteuerung, bzw. für die Veränderung der vorhandenen Planung genutzt werden.

Demgegenüber steht die summative Evaluation oder Abschlussevaluation, die z. B. nach dem Tod eines Betroffenen durchgeführt werden kann. Hierbei werden retrospektiv anhand der Prozessplanung Faktoren geprüft, die einen besonders gelingenden Verlauf oder auch einen nicht zufriedenstellenden Sterbeprozess bedingt haben. Auf diese Weise lassen sich langfristig wiederholt auftretende Faktoren identifizieren und das so gewonnene Wissen bei künftig zu versorgenden Menschen nutzen. Auch werden Erkenntnisse generiert, die für die Optimierung von Handlungsanweisungen wie Standards oder Verfahrensanweisungen erforderlich sind.

4.1.6 Trauerbegleitung

Trauer tritt nicht erst nach dem Tod eines Menschen oder nach dem Verlust einer Sache, eines Verhältnisses oder einer Beziehung auf. Der palliativ betroffene Mensch erkennt, dass er Abschied vom bisherigen Leben nehmen muss, von der vermeintlichen Sicherheit, dass das Leben weitergeht, von der Selbstständigkeit und vielen anderen Bedingungen. Diese Erkenntnisse kann er nicht mehr verdrängen, es kann Trauer entstehen.

Auch der Angehörige lebt in einer Abschiedssituation: Er weiß ggf., dass er den Vater, die Mutter oder einen Menschen, mit dem er eine Beziehung hat, bald verlieren wird. Er erkennt, dass der Betroffene krankheits- oder situationsbedingt bestimmte Funktionen verliert, seine Freiheitsgrade eingeschränkt sind oder sich seine Persönlichkeit verändert. Diese lebensbegleitende Trauer kann mitunter schmerzhafter sein, als der Verlust, der nach dem Tod eintritt.

Wenn diese Trauer zu Störungen zwischen den Beteiligten oder zu Leid oder Problemen in der zwischenmenschlichen Kommunikation führt, sollte dies als Problem eingeschätzt werden, welches ein gelingendes Abschiednehmen möglicherweise behindert. Wiederholt auftretende Handlungen wie Beratungsgespräche und/oder seelsorgerische Begleitung, die die Einrichtung anbietet bzw. anwendet, um den Betroffenen und Angehörigen beizustehen und sie in der Annahme der lebensbegleitenden Verlustsituation zu unterstützen, sind in der Handlungsplanung aufzuzeigen.

Praxisbeispiel

Frau Hund und ihre Tochter haben ein inniges Verhältnis. Der bevorstehende Tod der Mutter kann aber – nach Aussage von Frau Hund – nicht in Gesprächen thematisiert werden, da die Tochter alle Versuche dazu abblockt.

> **Problem:** Es besteht Gefahr, dass sich Frau Hund nicht – wie sie es eigentlich will – von ihrer Tochter verabschieden kann und beide gemeinsam ihr Sterben und ihren Tod als Abschluss der gemeinsamen Lebensphase annehmen können.
>
> Es besteht Gefahr, dass bei Frau Hund kein »Frieden einkehren« kann.
>
> **Ursache:** Frau Hund hat sich mit dem baldigen Tod abgefunden, hat nach eigener Aussage keine Angst mehr. Angst bereitet ihr die Trauer der Tochter, sie hofft, dass ihre Tochter darüber hinwegkommen wird.
> Die Tochter von Frau Hund möchte die Mutter nach eigener Aussage nicht »hergeben«. Sie kann sich ein Leben ohne sie nicht vorstellen. Wenn die Mutter über das Sterben sprechen möchte, sagt sie immer: »Davon will ich nichts hören.«
>
> **Ressource:** Nach eigener Aussage hat die Tochter immer ein gutes Verhältnis zur Mutter gehabt. Ihr Wohlbefinden liegt ihr sehr am Herzen. Die Tochter lässt sich auf Beratungsgespräche ein und gibt an, dass sie versteht, was man ihr sagen wolle.

4.1.7 Angehörigenarbeit

Neben den direkten Verwandten werden heute auch primäre Bezugspersonen zu den Angehörigen gezählt. Das sind etwa Lebensbegleiter/-gefährten oder Menschen, die eine enge Beziehung zum Sterbenden haben.

Neben den spezifischen Maßnahmen zur Trauerarbeit, die ja auch die Angehörigen zu einer Zielgruppe zählt, bedürfen Angehörige möglicherweise auch einer Unterstützung im Bereich ihrer körperlichen Bedürfnisse. Dabei kann es sich um Dinge wie die Versorgung mit Speisen und Getränken oder dem Angebot einer Übernachtungsmöglichkeit handeln.

Oftmals bedarf der Angehörige als doppelt Betroffener, d.h. als Trauernder und begleitender Helfender, einer immer intensiver werdenden Betreuung und Begleitung, je näher der Tod des Sterbenden rückt. Regelhaft angebotene oder angewendete Maßnahmen sind im Handlungsplan zu berücksichtigen und die Wirksamkeit und Güte der Maßnahmen zu evaluieren. Die regelhafte Begleitung durch den Angehörigen ist als Ressource in der Prozessplanung aufzunehmen: Wer kommt wann, wie oft? Welche Handlungen mit oder für den Betroffenen gibt es?

Insbesondere die regelhaft angebotenen Leistungen aus den Bereichen Information, Anleitung, Beratung und Begleitung der Angehörigen sollten geplant und in ihrem Verlauf bzw. in den Auswirkungen dokumentiert werden.

5 TEILPROZESSE IM REGULATIONSKREISLAUF VON PFLEGE UND BETREUUNG

In diesem Kapitel werden die Charakteristika, Forderungen und inhaltlichen Vernetzungsprozesse in den einzelnen Teilschritten des Pflege- und Betreuungsprozesses beschrieben.

5.1 Informationssammlung

Die Informationssammlung dient dazu, in einem ersten gemeinsamen Gespräch eine Beziehung zum Betroffenen aufzunehmen sowie wesentliche Informationen über ihn zu generieren, die für die Erstellung einer individuellen und bedürfnisorientierten Pflegeplanung benötigt werden. Zur Informationssammlung gehören unterschiedliche Dokumente auf Papier oder in der EDV. Teilbereiche der Informationssammlung sind:
- Pflegeanamnese (synonym auch Erhebung Pflegebedarf oder Informationssammlung genannt)
- Stammblatt
- Biografiebogen
- Medikamenten-/ oder Verordnungsbogen
- Patientenverfügung oder Vollmachten
- Dokumente zur Einschätzung von Risiken (Screenings, Assessments)
- Im weiteren Verlauf: Pflegeberichte und ggf. Protokolle wie Trinkprotokoll, Bewegungsprotokoll, Protokoll zur Symptomkontrolle

Bereits bei diesem ersten Schritt der Informationssammlung, aus dem aber alle anderen Handlungsschritte abgeleitet werden, ist die hauptsächliche und wesentliche Anweisung zu beachten: »**Gehe in den Schuhen des Betroffenen und schaue die Situation mit seinen Augen!**«

Dieses bedeutet: Es geht nicht darum, irgendwelche Erkenntnisse zu generieren, sondern solche, die für den Betroffenen wichtig sind, die er subjektiv als für sich bedeutsam schildert bzw. die eine auf seine individuelle Situation zugeschnittene Planung ermöglichen.

Wichtige Fragen der Informationssammlung:
- Welche Bedürfnisbereiche sind für den Betroffenen besonders wichtig? Leidet er z. B. besonders darunter, dass er seine Körperpflege nicht mehr selber ausführen kann? Oder stellt es für ihn vor allem eine Einschränkung seines Wohlbefindens dar, weil er aufgrund einer körperlichen Schwäche nicht mehr alleine aufstehen und laufen kann? Welche Bedürfnisse oder Handlungen möchte er auch dann berück-

sichtigt wissen, wenn er sie nicht mehr selber äußern oder eigenständig umsetzen kann?

Bedürfnisbereiche oder Lebensaktivitäten, die für ihn nicht relevant sind und aus denen sich keine Risiken ergeben, müssen in der Planung beachtet werden. Wenn es für einen Betroffenen etwa keine Relevanz mehr hat, Bedürfnisse, Gewohnheiten, Vorlieben und Abneigungen im Bereich des »sich als Mann oder Frau fühlen« zu haben oder die eigene Sexualität leben zu wollen, wird dies in der Informationssammlung erwähnt, später aber nicht in der Planung darauf eingegangen.

- Welche Gewohnheiten, Vorlieben und Abneigungen sind jetzt für ihn wichtig und sollten in der Planung beachtet werden? Hier ist vor allem zu fragen nach:
  – Gewohnheiten
  – Vorlieben im Bereich der Körperpflege
  – Schlafrituale und Lieblingsruhepositionen
  – Bevorzugten Getränke und Speisen
  – Sozialen Anliegen wie Kontakten, Bedürfnissen nach Kommunikation, Wunsch nach Begleitung (ggf. auch durch einen bestimmten Menschen)

  Auch hier geht es insbesondere um die Bereiche, die zum Erhalt oder zur Wiederherstellung der Lebensqualität beim Betroffenen genutzt werden können.
- Welche Symptome schildert der Betroffene oder lassen sich bei seiner Übernahme in die Pflegesituation erkennen? Bedeutsam sind vor allem die Symptome, die seine Lebensqualität einschränken oder gefährden.
- Welche Erfahrungen und Erwartungen hat er selbst im Umgang mit auftretenden Problemen? Wie sollen seinem Wunsch entsprechend auftretende Probleme behandelt werden? Bevorzugt er beispielsweise bei Schmerzen eher Medikamente oder versucht er lieber zunächst lindernde Pflege- oder alternativen Maßnahmen?
- Was ist ihm wichtig? Welche Informationen sollen zur Prozessplanung genutzt werden. In jedem Fall ist die »radikale Orientierung an seiner individuellen Persönlichkeit und an seinen Bedürfnissen« wichtig! Diese lassen sich mit den folgenden Fragen ermitteln:
  – Was oder wer ist Ihnen wichtig?
  – Was beschäftigt Sie, macht Ihnen Sorgen oder Angst?
  – Welche Einschränkungen belasten sie am meisten?
  – Wo und wie können wir Ihnen am besten helfen?
  – Was soll in jedem Fall sein?
  – Was sind Ihre Ziele?
  – Was wollen Sie noch erreichen?
  – Was ist wichtig, dass es bleibt und von uns eingehalten wird?
  – Welche Einschätzungen haben Sie im Hinblick auf Risiken, Ziele, Probleme, Fähigkeiten?
  – Wie sollen wir handeln, wenn …? Was möchten Sie, wenn …?

5.1.1 Biografie

Der Begriff Biografie kann abgeleitet werden vom griechischen *bios* = Leben und *grafie* = malen, schreiben, ritzen. Es handelt sich entsprechend um die aufgezeichneten Spuren, die das Leben hinterließ. Diese Spuren zeichnen sich stets in Gewohnheiten, Vorlieben und Abneigungen oder als Rituale ab.

Lange Zeit wurde Biografiearbeit als »Arbeit« am Lebenslauf verstanden, d. h. als bloße Ansammlung von Daten zum Leben des Menschen. Es wurden wichtige Lebensstationen und -fakten erfasst, ohne ihre Bedeutung für den Betreffenden detailliert zu hinterfragen. Die Stellenwerte der Stationen und welche Prägungen das Leben hinterlässt, wurden nicht oder nur indirekt erfasst. In der subjektiven Beschreibung des eigenen Lebens und den daraus resultierenden Auswirkungen, die der Betroffene selbst vornimmt, lassen sich jedoch Bereiche erkennen, die ihm wichtig waren oder sind. Und darauf kommt es an: Im Rahmen des Pflegeprozesses ist es besonders wichtig, darauf zu schauen, welche Gewohnheiten, Vorlieben und Abneigungen, welche existenziellen Erfahrungen, Wünsche und Ängste dieses Leben beim Betroffenen hinterlassen hat. Es gilt, diese in die Gestaltung der Angebote von Pflege, sozialer Betreuung und Seelsorge zu berücksichtigen.

Gerade in der Erkenntnis eines baldigen Lebensendes werden auch bislang unerfüllte Lebensziele, die der Betroffene hat (»ungelebtes Leben«) zu einem wesentlichen Blickwinkel. So haben die meisten Menschen Ziele, die sie noch erreichen wollen. Möglicherweise haben sie diese immer wieder aufgeschoben, vieles war wichtiger. Nun aber, im Bewusstsein, dass die Zeit knapp wird, sollte mit dem Betroffenen geklärt werden, was er noch erreichen möchte und welche Hilfe er durch die Einrichtung, die Mitarbeiter oder die Angehörigen benötigt. Auch hat er oft sehr individuelle Mechanismen und Kompensationsstrategien entwickelt (Lebenserfahrungen), mit denen er in seinem bisherigen Leben Probleme selbst bewältigen konnte. Daran kann auch in der Palliativsituation angeknüpft werden.

Im Hinblick auf die geforderte »radikale Orientierung« und auf das angestrebte effektive »Symptommanagement« sollte alles getan werden, um …

- Vorlieben zu beachten und Rituale zu ermöglichen, die zu Wohlbefinden beim Betroffenen führen.
- Abneigungen zu beachten, entsprechende Maßnahmen zu unterlassen, weil diese ggf. sein Wohlbefinden einschränken oder gefährden.
- Lebenserfahrungen des Betroffenen zu beachten und falls möglich und von ihm gewünscht, die daraus entstandenen Vorlieben, Abneigungen und Gewohnheiten in den Pflege- und Betreuungsplan zu integrieren, das Handeln daran auszurichten.

Das Wissen um biografische Faktoren ist daher unerlässlich, wenn der Betroffene individuell und vor allem bedürfnisorientiert gepflegt und betreut werden soll.

> **Wichtig!**
>
> Biografiearbeit ist keine »Archivarbeit«, sondern lebensnotwendige Spurensuche und Begleitung und Unterstützung in jenen Spuren, die sich als Vorlieben, Abneigungen, Gewohnheiten und Rituale der Betroffenen zeigen: Durch ihre Beachtung soll vermieden werden, dass der Betroffene belastende Situationen erneut erlebt. Pflegerisches und betreuendes Handeln soll derartig gestaltet sein, dass er für ihn angenehme und schöne Erfahrungen noch einmal spüren und erleben kann. Im Verlauf des Lebens können sich diese Spuren immer wieder verändern und daraus neue Gewohnheiten, Vorlieben und Abneigungen, Ziele und Perspektiven entstehen. Sie gilt es herauszufinden und zu beachten.

Wichtige Fragen in der Biografiearbeit
- Wie sehen Sie Ihr bisheriges Leben?
- Was soll Ihnen das Leben noch bringen?
- Was erhoffen oder erwünschen Sie sich?
- Sind Sie zufrieden mit dem, was bislang war?
- Was sind Ihre Lebensziele und -träume?
- Haben Sie Ihre Ziele erreicht oder gibt es da etwas, was offen ist und was Sie noch erreichen wollen?
- Benötigen Sie Hilfe, damit Sie noch offene Lebensträume und -ziele leben können?
- Gibt es etwas, wobei wir Sie unterstützen können?
- Was muss passieren, damit Sie diese Ziele erreichen können?

Konkrete Fragen/Aspekte zu einzelnen Bedürfnisbereichen
- Lieblingsschlaf- und Ruheposition:
  Wie kann der Betroffene am besten einschlafen? Welche Position hilft ihm, sich zu entspannen und sich auszuruhen? Wie lange ist diese Position für ihn angenehm? Benötigt er ggf. Hilfsmittel für diese Positionierung? In welcher Lage kann er nicht gut oder gar nicht liegen? Welche Symptome treten dann auf? Welche Art von Bettdecke bevorzugt er?
- Lieblingsspeisen und -getränke:
  Was bevorzugt er? Was mag er gerne, was gar nicht? Was ruft ggf. Übelkeit hervor? Wie viel hat er vor seiner Krankheit durchschnittlich getrunken und gegessen? Welche Bedürfnisse hat er jetzt?
- Rituale, Gewohnheiten und Abneigungen in der Körperpflege:
  Zu welchem Zeitpunkt, zu welcher Tageszeit wurde die Hauptkörperpflege durchgeführt? Wurde eher eine Körperwäsche, eine Dusche oder ein Bad durchgeführt? Welche Einstellungen bestehen hinsichtlich der Durchführung durch eine gleich-

oder gegengeschlechtliche Pflegeperson? Gibt es bevorzugte Pflegeprodukte? Hat sich die entsprechende Vorliebe aktuell verändert?
- Tagesgestaltung:
Welche Wach- und Ruhezeiten beeinflussen den Tag- und Nachtrhythmus? Welche Beschäftigungen werden aktuell noch als sinnstiftend und zufriedenstellend erlebt?
- Spirituelle und religiöse Rituale und Bedürfnisse:
Welche Rituale benötigt der Betroffene aktuell? Gibt es Wünsche und/oder Bedürfnisse, die neu auftreten?[2] Welche Einstellungen bestehen zum Leben und zum Tod (hier sind auch Verknüpfungen mit einer Patientenverfügung oder einer Vorsorgevollmacht zu prüfen)? Gab oder gibt es ein Lebensmotto, das auch die aktuelle Situation beeinflusst?
- Eingebunden-Sein in ein familiäres Umfeld/ in ein soziales Umfeld:
Welche Personen waren und sind für den Betroffenen wichtig? Wer wird gewünscht, wenn eine intensivere Begleitung nötig wird?

Die Nutzung biografischer Daten in der Prozessplanung soll auch ermöglichen, dass der Betroffene sein Leben reflektieren und ggf. durch noch erforderliche Maßnahmen für ihn zufriedenstellend zum Abschluss bringen kann. Die Erzeugung von Bedingungen, die einen gelingenden Lebensabschluss ermöglichen, ist ein wesentlicher Aspekt in der Begleitung sterbender Menschen. Will der Betroffene jedoch nicht über seine Angelegenheiten und Biografie sprechen, wird er nicht dazu gedrängt. Auch eine Ablehnung zu respektieren, gehört zur radikalen Orientierung am Sterbenden.

Bei traurigen oder trauernden Menschen, die ihren biografischen Lebensweg als nicht zufriedenstellend erleben, kann in einem gemeinsamen Gespräch geprüft werden, ob nicht jedes Leben gute und gelingende und weniger positive Anteile hat. In anderen Fällen ist das gemeinsame Aushalten dessen, was war, was nicht mehr bearbeitet oder bewältigt – manchmal sogar nicht ausgesprochen und doch erahnt werden kann …, das Einzige, was für den Begleitenden zu tun bleibt.

5.1.2 Screenings, Assessments und Protokolle

Unter einem **Screening** versteht man eine Art »Rasterfahndung«, die bei jedem Betroffenen angewendet wird, um etwa für ihn zutreffende generelle Risikobereiche zu erkennen, um dann intensivere Analysen per Assessment durchzuführen.

---

[2] Mit dem näher rückenden Tod rückt auch für viele Menschen das Bedürfnis nach einer Krankensalbung, nach Gebeten oder Liedern, nach den spezifischen Ritualen ihres jeweiligen Glaubens stärker in den Vordergrund. Auch Menschen, die lange Zeit keiner Religion angehörten, zeigen jetzt eine solche verstärkte Hinwendung.

In der professionellen Pflege werden Screenings häufig als Vorläuferinstrument angewendet, um ein Risiko auszuschließen oder erste Indizien für bereits bestehende Schäden oder für Risiken zu erkennen. Lässt sich ein Risiko nicht ausschließen, wird das differenziertere Assessment angewendet.

Unter einem **Assessment** wird ein standardisiertes Instrument zur differenzierten und systematischen Erhebung eines bestimmten Einschätzungsbereichs verstanden.

Protokolle dienen dazu …
1. bereits stattgefundene Handlungen aufzuzeichnen, wie z. B. durch die Pflegekraft ausgeführte Veränderungen der Position beim Betroffenen (Bewegungsprotokoll).
2. Ablehnungen von Angeboten zur Flüssigkeits- oder Nahrungsaufnahme durch den Betroffenen oder aufgenommene Mengen oder Größenordnungen zu fixieren (Ess- oder Trinkprotokoll).
3. Kontextfaktoren von Abläufen oder Situationen, z. B. im Sturzprotokoll, zu dokumentieren.

Aufgrund der systematischen Sammlung und Auswertung von protokollierten Informationen soll die Pflegekraft Erkenntnisse über einen ursächlichen Zusammenhang, über die Entstehung von Veränderungen oder zu Risiken gewinnen.

Abhängig von der prognostizierten Lebensdauer und von der Möglichkeit, die gewonnenen Erkenntnisse noch gewinnbringend für den Betroffenen zu nutzen, sollten die Risikoeinschätzungen und Protokolle individuell ausgewählt, eingesetzt und unter der Beachtung der jeweils gesamten Lebens-/Sterbesituation ausgewertet werden. Die Risiken werden dann pflegerisch bewertet und – falls es für den Betroffenen einen Gewinn bringt …, entsprechende Maßnahmen zur Risikoabwendung oder -minimierung geplant. Falls das jedoch nicht (mehr) sinnvoll erscheint, wird das Risiko toleriert. Allerdings muss in der Pflegeplanung eine Begründung für die Unterlassung der Folgehandlung angegeben werden. Eine systematische Risikoeinschätzung ist Ausdruck und Grundlage jeden professionellen Handelns.

Im Hinblick auf eine bestehende Palliativsituation, auf die vorhandenen Probleme und Risiken und auf die Bedürfnisse der Betroffenen, muss hier die Notwendigkeit zur Erhebung und ggf. zur Protokollierung im Hinblick auf jeden Risikobereich für sich gewertet werden. So ist die Einschätzung des Dekubitus- oder Sturzrisikos ggf. wichtiger, als die Einschätzung des Risikos einer sich entwickelnden oder bereits bestehenden Harninkontinenz. Ob eine Risikoeinschätzung vorgenommen wird, ist entsprechend abhängig von der Höhe des Risikos, von den möglicherweise auftretenden Folgen oder von der Einwilligung und dem Wunsch des Betroffenen hier eine Risikominimierung zuzulassen.

> **Praxisbeispiel**
>
> Bei der sterbenden Frau Siemer werden auf ihren Wunsch hin Umlagerungen im Kontext der Dekubitusprophylaxe kaum noch durchgeführt. Jegliches Umlagern hat für die Betroffene größte Schmerzen zur Folge, von denen sie sich kaum mehr erholt.
>
> **Problem:** Es besteht hohe Dekubitusgefahr, insbesondere am Steiß, an den Fersen und den Schulterblättern.
> Dekubitusgefahr kann nicht behoben werden, da dann nicht zu tolerierende Symptome auftreten.
>
> **Ursache:** Frau Siemer kann nicht mehr bewegt und in ihrer Liegeposition verändert positioniert werden. Es besteht daher ein sehr hoher und kontinuierlicher Auflagedruck.
>
> **Symptome:** Bei Bewegungen kommt es zum Durchbruchschmerz und auch zu Anzeichen von Luftnot und Angst. Frau Siemer stöhnt bei jeder Bewegung und Berührung, schreit z. T. »Aua, bitte lasst mich. Ich kann das so nicht«. Ihre Augen sind dann angstverzerrt, die Atmung ist beschleunigt. Wird sie in die Rückenlage zurück gedreht oder die Position gar nicht erst verändert, zeigt sie Anzeichen von Entspannung: entspannte, friedliche Gesichtsmimik, entspannte Muskulatur, gleichmäßige Atmung.

Fazit: Eine Einschätzung und Benennung des Risikos/Problems muss immer erfolgen. Ob jedoch weitere Schritte daraus abgeleitet, also Maßnahmen geplant und eingeleitet werden, hängt ab …
- von der Zustimmung des Betroffenen.
- von der Möglichkeit, Maßnahmen anzuwenden, die nicht zu einem anderen belastenden und gleichwertigen Problem führen würden.
- von der Einschätzung, dass Aktivitäten auch angesichts einer fortgeschrittenen Sterbesituation und eines baldigen Lebensendes (noch) sinnvoll sind.

Lehnt der Betroffene Maßnahmen ab, muss dieses aus der Planung hervorgehen. Hierzu wird eine Erklärung entweder im Problem oder später in der Zielspalte vermerkt (vgl. Kap. 5.2, S. 48).

Assessment zur Initialerfassung der Palliativsituation

Um die Situation des Betroffenen hinsichtlich einer vorhandenen Palliativsituation systematisch einschätzen zu können, ist die Anwendung eines Assessment sinnvoll. Nachfolgend wird das »Assessment zur Initialerfassung der Palliativerfassung« vorgestellt, das sich zurzeit in der Erprobung befindet.

Tabelle 1: Indikatoren nach Stein Husebø (Erfassungsparameter nach Stein Husebø: Die letzten Tage und Stunden, o.J., modifiziert nach Löser)

Indikatoren/Symptome, die auf eine Palliativsituation hinweisen können	Trifft zu	Bemerkung	Relevant für Planung	Nicht relevant
Krankheiten • Fortgeschrittene und weiter fortschreitende Krankheit				
Mehrere lebensbedrohliche Komplikationen (z.B.): • Lungenentzündung • Sepsis • Abnehmende Nierentätigkeit • Aufsteigender Harnwegsinfekt • Lungenödem • Herzrhythmusstörungen mit Aussetzern • Bluterbrechen/Blutige Ausscheidungen • Infizierter Dekubitus ohne Heilungstendenz				
Rückzug von Interesse und Aktivität: • Zunehmende Abneigung/Abwehr gegen Essen und Trinken • Zunehmendes Zurückziehen/Einschränkung sozialer Kontakte • Zunehmende Bettlägerigkeit/Immobilität • Weniger Interesse am Umfeld/Geschehen				
Einschätzung von Personen, die den Betroffenen gut kennen: • Arzt und Pflegekraft vertreten gemeinsam die Einstellung, dass der Betroffene bald sterben wird (Begründung angeben). • Aussagen der Angehörigen, dass sich der/die Betroffene in den letzten Tagen stark verändert hat, liegen vor.				
Die meisten oder alle Indikatoren sind vorhanden.				

Tabelle 2: Weitere Indikatoren bei alten und hochbetagten Menschen

Weitere Indikatoren	Trifft zu	Bemerkung	Relevant für Planung	Planstatus
Mangelzustände: • BMI unter 18,5 (wenn nicht biografische Norm) • Nicht behebbare Exsikkose/wiederholt aufgetretene Exsikkose				
Anzeichen bedrohlicher Funktionsstörungen: • Wiederholt auftretende sehr hohe, oder sehr niedrige, nicht therapierbare Blutzuckerentgleisungen • Wiederholt auftretende nicht therapierbare Blutdruckspitzen • Wiederholte Anzeichen eines Lungenödems • Katabole Stoffwechselsituation (fortschreitende Gewichtsabnahme trotz ausreichender Nahrungszufuhr)				

Behandlungsindikation bei vorliegender Ablehnung gegen die Behandlung:
• Auftreten von Symptomen, deren Behandlung vom/von der Bewohner/in abgelehnt wird:
  – in Patientenverfügung festgelegt
  – mündlich ausgesagt oder
  – nonverbal durch Mimik/Gestik und Verhalten (gezeigte Ablehnung beschreiben).
• Vom Betreuer/Bevollmächtigten ausgehende und mit dem Willen des Betroffenen übereinstimmende ablehnende Bekundung				

Behandlungssinn fraglich: • Behandlung, die das Leben verlängert ohne beim Betroffenen eine ausreichende Lebensqualität zu erzeugen oder die zu einer nicht angemessenen Verlängerung der Sterbesituation führen würde (genau beschreiben, um welche Behandlung es sich handelt).				
Kurative/heilende Behandlung nicht mehr möglich ... laut Aussage des Arztes.				
»Lebenssattheit« bei sehr hohem Alter • Behandlung und lebenserhaltende Maßnahme werden weitgehend/komplett abgelehnt und der/die Betroffene äußert wiederholt keinen Sinn mehr im Leben zu haben/zu sehen und sterben zu wollen.				

Tabelle 3: Ergebnis

Bewertung der Ergebnisse			
Handelt es sich entsprechend der Ergebnisse aus der Einschätzung um eine Palliativsituation?	Ja	Nein	Aktion

Verknüpfung mit der Prozessplanung
Die Indikatoren der Tabellen sind hier nicht im klassischen Sinne als Risiko, sondern als mögliche Anzeichen für das Bestehen einer Palliativsituation zu verstehen.

Im ersten Erfassungsbereich müssten die meisten oder alle Indikatoren vorhanden sein, um von einer Palliativsitution ausgehen zu können. Gleichzeitig müssen ein Arzt und eine Pflegekraft gemeinsam der Meinung sein, dass der Betroffene sterbend ist, um die Diagnose der Palliativsituation entsprechend der Definition von Stein Husebø zu stellen.

Im zweiten Erfassungsbereich (Indikatoren bei alten und hochbetagten Menschen) kann bereits das Vorhandensein eines Indikators ausreichen, um von einer Palliativsituation zu sprechen.

Für die Pflegeplanung ist dann Folgendes wichtig:
- Bei der Auswertung ist gemeinsam mit dem Arzt/Palliativarzt eine Feststellung zu treffen, ob eine Palliative Situation vorliegt. Wenn ja, ist der entsprechende Diagnoseschlüssel, die ICD-Nummer bei den Diagnosen einzupflegen (Z51.5 = Palliative Behandlung/Palliative Betreuung).
- Die Begründung für die Unterlassung/Beendigung von einzelnen oder allen Maßnahmen wird dann innerhalb einer Fallbesprechung geklärt und begründet. Die Begründungen sind in der Planung zu verknüpfen.

5.1.3 Patientenverfügung, Vollmachten, andere Verhaltensbeschreibungen und gesetzliche Betreuung

Ebenfalls zur Informationssammlung gehören Dokumente, in denen der Betroffene festgelegt hat, was er in welcher Situation wünscht oder nicht zulassen möchte. Das zurzeit sinnvollste Dokument ist die **Patientenverfügung.** In ihr werden Regelungen getroffen, die fortlaufend verbindlich sind. Fortlaufend bedeutet hier, dass erst anders gehandelt werden darf, wenn der Betroffene äußert, dass er eine andere Handlung möchte oder wenn dieses an seinem Verhalten erkennbar ist.

Möglicherweise ist die Patientenverfügung des Betroffenen bereits mehrere Jahre alt und erfüllt die heute geforderte Genauigkeit noch nicht. So sollte bei der Übernahme der Pflegesituation ein Blick in dieses Dokument geworfen und der aktuelle Stand geprüft werden.

Wichtige Fragen im Hinblick auf eine vorhandene Patientenverfügung
- Lässt es sich erkennen, was der Betroffene in der Situation X will?
- Welchen Handlungen würde er zustimmen?
- Lässt es sich erkennen, was der Betroffene in der Situation X nicht will?
- Für welche Handlung würde er keine Zustimmung geben?
- Lässt es sich erkennen, ob der Betroffene aktuell noch einmal beraten werden sollte oder ob ein weiterführendes Gespräch mit dem behandelnden Arzt sinnvoll wäre?
  → In der Folge könnte der Betroffene seine Handlungsanleitungen konkretisieren und komplementieren.

Im Bedarfsfall lässt sich, so lange der Betroffene sich noch äußern kann, eine Konkretisierung vornehmen. Hierzu sollte möglichst ein Gespräch zwischen ihm, seinem Hausarzt und dem behandelnden Arzt oder Palliativmediziner organisiert werden.

Bei einer **Vorsorgevollmacht** ist zu prüfen, für welche Bereiche der Betroffene den Bevollmächtigten beauftragt hat. Möglichst jetzt sollte auch überprüft werden, ob der Bevollmächtigte die Wünsche und Bedürfnisse, die Gewohnheiten, Vorlieben und Abneigungen sowie die Wertvorstellungen des Betroffenen kennt. Ist dies nicht der Fall, sollte ein gemeinsames Gespräch genutzt werden, um diese Fragen zu klären und schriftlich in der Prozessplanung zu benennen.

Bei einer Vorsorgevollmacht hat der Betroffene die juristische Zuständigkeit, für sich zu entscheiden, auf den Bevollmächtigten übertragen.

Bei einer **gesetzlichen Betreuung** ist diese Übertragung per Amtsgericht festgelegt worden. Allerdings lässt sich im Betreuungsrecht nachlesen, dass der Betreuer den geäußerten oder mutmaßlichen Willen des Betroffenen bei seinen Entscheidungen beachten muss, sozusagen nicht nach eigenem Gutdünken entscheiden kann. Zudem muss er das Wohl des Betroffenen unter ganzheitlichen Gesichtspunkten beachten. Er ist also beauftragt, möglichst so zu handeln und zu entscheiden, wie es der Betroffene selbst tun würde, wenn er es noch könnte.

Sollte es sich also erkennen lassen, dass der Bevollmächtigte oder Betreuer offensichtlich gegen den geäußerten Willen des Betroffenen oder gegen den an Indizien erkennbaren mutmaßlichen Willen entscheidet und handelt, müssen die Mitarbeiter, die den Palliative Care-Gedanken umsetzen wollen, die radikale Vertretung des Bewohnerwillens leben und versuchen, den Bevollmächtigten/Betreuer davon zu überzeugen, dass hier eine andere Handlung gewünscht ist (vgl. Bundesministerium für Justiz und Verbraucherschutz: Betreuungsrecht. 2014. S. 13). Dazu können sie die Informationssammlung, vorhandene Verfügungen des Betroffenen, den Pflege- und Betreuungsbericht nutzen, in denen Reaktionen auf angebotene Maßnahmen, Äußerungen des Betroffenen, sein Befinden und seine Entwicklung aufgezeigt sein sollten.

Zudem bleibt es Aufgabe der Bezugspflegefachkraft mit dem Bevollmächtigten oder Betreuer zu reflektieren, ob allein der körperliche Zustand und Maßnahmen, die dem Erhalt von Körperfunktionen dienen, beachtet werden sollten. Es gilt zu begründen, ob im Sinne der Ganzheitlichkeit seelische Aspekte, das Selbstbestimmungsrecht und das Gefühl, als Mensch bis zuletzt beachtet zu werden, wesentliche Merkmale einer Prüfung und Entscheidung durch den Betreuer oder Bevollmächtigten sind.

5.2 Ressourcen, Probleme, Risiken

In der Einschätzung der genannten Bereiche Ressourcen, Probleme und Risiken besteht die Gefahr, dass die an der Pflege und Betreuung Beteiligten unterschiedliche Einstellungen haben.

5.2.1 Einschätzungen

Aus Sicht des Betroffenen

Ressourcen, Probleme und Risiken müssen in jedem Fall zunächst aus der Sicht des Betroffenen gedeutet und beschrieben werden. Nicht alle noch vorhandenen Fähigkeiten sind für ihn von Bedeutung. Umgekehrt schätzt er ggf. nicht alle seine Einschränkungen als Problem ein. Immer ist zu hinterfragen: Was bedeutet diese Fähigkeit oder diese Einschränkung für den Betroffenen? Bedeutet der Erhalt einer Fähigkeit für ihn Lebensqualität oder belasten ihn die erforderlichen Maßnahmen eher, sodass ein drohender Abbau oder Verlust von ihm eher hingenommen wird. Nimmt er eine vorhandene oder drohende Einschränkung als Verlust, als Problem wahr oder stellen andere Bereiche wie etwa der Erhalt des Wohlbefindens oder andere Ziele für ihn eine höhere Bedeutung dar?

> **Praxisbeispiel**
>
> Herr Werner hat aufgrund seines Magenkarzinoms starke Schmerzen. Daher wird ihm die Einnahme von Opiaten zur Besserung seines Schmerzzustands angeboten. Allerdings bestünde bei der Einnahme der starken Schmerzmedikation die große Gefahr, als Nebenwirkung eine Harninkontinenz zu entwickeln. Herr Werner bittet um Bedenkzeit, um für sich zu entscheiden, was ihm in seiner finalen Lebensphase mehr Lebensqualität bietet – weniger Schmerzen zu haben oder harnkontinent zu sein.

Aus Sicht der Pflegefachkraft

Neben der Einschätzung und Bewertung durch den Betroffenen, sollte die Pflegefachkraft aus ihrer professionellen Sicht seine Ressourcen, Probleme und Risiken einschätzen. So entstehen möglicherweise zwei verschiedene Sichtweisen, die in der Pflegeplanung untereinander geschrieben werden. Die Pflegefachkraft muss bei ihrer Einschätzung auch potenzielle Risiken oder Schäden beachten, sozusagen jetzt schon Folgezustände vorhersehen, die sich aus einer derzeit bestehenden Einschränkung ergeben können. Hierüber muss sie den Betroffenen aufklären und ihn über mögliche Maßnahmen beraten, damit er sich überhaupt für oder gegen eine Maßnahme entscheiden kann. Bei ihrer Beratung muss sie sich immer darüber im Klaren sein, dass ihre Sichtweise aus der Fremdperspektive resultiert und sie die subjektive Gewichtung bei der Annahme oder Ablehnung der Maßnahmen durch den Betroffenen nicht ohne Weiteres nachempfinden kann.

Aus Sicht des/der Angehörigen

Nicht selten ergibt sich bei den Angehörigen aufgrund ihrer spezifischen Betroffenheit eine dritte Perspektive – Schuldgefühle, eine subjektive Betroffenheit, die Angst, den Sterbenden zu verlieren, führen möglicherweise bei ihnen zu Forderungen nach Maßnahmen. Diese haben für den Betroffenen u. U. gar keine Bedeutung mehr oder machen aus professioneller Sicht keinen Sinn (mehr). Zu akzeptieren, dass der Betroffene keinen Appetit oder keinen Durst mehr spürt oder zuzulassen, dass er sich trotz vorhandener Sturzgefahr weiter alleine bewegen darf, ist für sie nicht immer möglich und schon gar nicht einfach. Bleiben jedoch die verschiedenen Einschätzungen bestehen, können sich daraus Konflikte entwickeln.

> **Praxisbeispiel**
>
> Herr Lose fühlt sich durch seine Kinder zum Essen und Trinken gedrängt. Sie sagen: »Papa, du musst bei Kräften bleiben. Iss bitte ordentlich und trink mindestens einen Liter täglich. Wir haben dir auch deinen Lieblingskuchen frisch gebacken. Du darfst nicht aufgeben«. Herr Lose fühlt sich genötigt, den Kuchen anzunehmen, obwohl er keinen Bissen herunterbekommt. Er möchte seine Kinder nicht enttäuschen und wahrheitsgemäß sagen, dass er nichts mehr essen und trinken kann – die Übelkeit und der Widerwille sind einfach zu groß. Er fühlt sich einsam und zieht sich zurück. Seine Töchter verstehen nicht, dass er nur noch schweigt und den Kuchen letztlich nicht einmal probiert.

5.2.2 Ressourcen

Ressourcen sind in erster Linie Restfähigkeiten beim Betroffenen und eigene Kompetenzen. Auch vorhandene Hilfsmittel zur Kompensation von Risiken oder Einschränkungen und Möglichkeiten des sozialen Umfeldes können unter dem Stichwort Ressourcen beschrieben werden. Ressourcen sollten immer geprüft und beachtet werden. Denn sie ermöglichen, dass der Betroffene nicht nur das, was verlorengeht, was nicht mehr funktioniert, was ihn belastet erlebt, sondern ggf. auch das, was (noch) positiv ist und »geht«.

Für das oben genannte Beispiel von Herrn Lose wären folgende Ressourcen denkbar:
- Die Kinder von Herrn Lose zeigen ein sorgendes Verhalten. Sie sind bemüht, ihrem Vater etwas »Gutes zu tun«, ihn erkennen zu lassen, dass sie sich um ihn kümmern.
- Herr Lose kann seine Wahrnehmungen und Empfinden nachvollziehbar äußern.

5.2.3 Probleme

Probleme sind zunächst Einschränkungen, die eine Gefahr erzeugen oder vom Betroffenen als Verlust, als Bedrohung oder als Traurigkeit auslösend empfunden werden. Einschränkungen, die vom Sterbenden nicht als negativ empfunden werden, müssen nicht grundsätzlich durch entsprechende Maßnahmen kompensiert werden.

Ein Beispiel: Bei dem an starker Schwäche und Müdigkeit leidenden Menschen, der seine Unfähigkeit, nicht mehr alleine das Bett verlassen zu können, nicht als Defizit erlebt, müssen u. U. keine krankengymnastischen Übungen, keine Mobilisationen o. Ä. angewendet werden. Die Einschränkung wird hier als Unfähigkeit beschrieben, die jedoch nicht zu einer Maßnahme führen muss.

5.2.4 Risiken und Risikoeinschätzung

Bei einem Risiko handelt es sich um einen Faktor, Zustand oder eine Situation, der/die zum jetzigen Zeitpunkt noch nicht zu einem Problem oder zu einem Schaden geführt hat. Das Ziel einer Risikoeinschätzung ist es, zu prüfen, ob mögliche Auslöser vorhanden sind und ob sich das Risiko durch entsprechende Handlungen beheben oder zumindest reduzieren lässt. Dann ließe sich die Gefahr, dass aus einem Risiko ein Schaden wird, u. U. effektiv mindern.

Die Risikoeinschätzung erfolgt in drei Schritten:
1. Zunächst wird in einem ersten Verfahren oftmals ein kurzes **Screening** (Testverfahren) angewendet. Nur bei dadurch erkannten Veränderungen oder generellen Risikobereichen wird in einem zweiten Verfahren …
2. ein **Assessment** zur genaueren Einschätzung vorhandener individueller Risikofaktoren angewendet.

3. Als drittes Verfahren bedarf es zudem immer der **pflegerischen Expertise**, d. h. die Pflegefachkraft prüft hinsichtlich des einzelnen Menschen, ob er ein tatsächliches Risiko besitzt oder bei ihm lediglich Risikofaktoren vorhanden sind. Diese könnten ja etwa durch Nutzung von Hilfsmitteln kompensiert werden – beispielsweise eines Rollators bei Gangunsicherheit.

Im Palliative Care-Bereich sind aufgrund der begrenzten weiteren Lebenserwartung und der nicht selten anderen Zielsetzung des Betroffenen zudem die folgenden Fragen zu stellen.

Wichtige Fragen hinsichtlich der Risikoeinschätzung
- Handelt es sich bei dem festgestellten Risiko für den Betroffenen und seine verbleibende Lebenszeit um ein (auch in seinen Augen) relevantes Risiko? Wird der Betroffene beispielsweise die durch seine Bewegungsmüdigkeit bedingte Kontrakturentwicklung innerhalb seines Lebens überhaupt erleben?
- Welche Ziele zu einer angestrebten Risikominimierung werden jetzt in einem besonderen Maße verfolgt? Haben sie hier und jetzt eine Bedeutung und einen Sinn? Ist dies aufgrund bestimmter Merkmale der Palliativsituation nicht mehr der Fall, ist die Begründung schriftlich nachzuweisen.
- Willigt der Betroffene in Maßnahmen ein, die das erkannte Risiko reduzieren oder beheben können? Entscheidet er sich für die Zielsetzung der Risikominimierung oder verfolgt er andere Ziele (Selbstbestimmungsrecht)? → Hier werden die Präferenzen oder Prioritäten des Betroffenen aufgezeigt und der Abwägungsprozess, an dessen Ende eine Entscheidung steht, dokumentiert (vgl. Kap. 12.3, S. 165, u. 12.4, S. 172).
- Kann das vorhandene Risiko durch Maßnahmen reduziert werden, ohne dass das Wohlbefinden hierdurch eingeschränkt würde (Beachtung von Wohlbefinden)?
- Entstehen ggf. aufgrund der Maßnahmen, die zur Risikominimierung eingesetzt werden, neue Probleme, die für den Betroffenen zu einer Einschränkung seiner Lebensqualität oder zu einem anderen Lebensrisiko führen könnten? Entwickelt der Betroffene beispielsweise eine Harninkontinenz, weil er durch das Tragen von Hüftprotektoren seine Hose beim Toilettengang nicht mehr schnell genug herunterziehen kann? Hier sollten beide Risiken gewichtet werden.
- Lassen sich mögliche Maßnahmen aufgrund der pflegerischen Einschätzung als nicht oder nur bedingt geeignet erkennen, wenn andere Ziele bestehen oder sich die Maßnahmen unter professionellen Gesichtspunkten ungünstig auf den Betroffenen auswirken würden? Wenn sterbende Betroffene beispielsweise Schmerzen und Luftnot beim Umlagern bzw. Verändern der Liegeposition erleiden, muss professionell gefragt werden, ob die Vermeidung eines Dekubitus Vorrang vor dem Erhalt von Wohlbefinden durch Liegen ohne Luftnot und Schmerzen hat? Es handelt sich hier um die Einschätzung mittels pflegerischer Expertise.

> **Wichtig!**
>
> Niemals darf eine risikominimierende oder -behebende Maßnahme mit dem Hinweis »Aufgrund der Palliativsituation ...« unterlassen werden. Immer ist das Symptom oder die Situation anschaulich zu benennen, die dazu führt, dass eine sonst als sinnvolle eingeschätzte Maßnahme im konkreten Fall nicht durchgeführt wird.
>
> Die Begründung dafür, dass keine oder nur reduzierte Maßnahmen bei einem erkannten Problem oder Risiko durchgeführt werden, muss immer professionell beschrieben und nachvollziehbar sein. Sie sollte in der Problembeschreibung oder in der Zieldefinition erkennbar sein.

> **Praxisbeispiele**
>
> **Frau Kurt**
>
> **Problem:** Frau Kurt kann aufgrund einer starken Dyspnoe nicht auf der Seite liegen, sie toleriert vollständige Umlagerungen nicht, bekommt dann Luftnot.
>
> **Ressource:** *Mikropositionierungen* zur Minimierung des Auflagedrucks mit einem untergeschobenen Gästetuch (beschreiben, wo es untergeschoben wird) kann sie lt. eigener Aussage aushalten und trotzdem schlafen.
>
> **Herr Klein**
>
> **Problem:** Aufgrund der Auswirkungen seines weit fortgeschrittenen Speiseröhrentumors (laut Aussage der behandelnden Ärztin) bekommt Herr Klein sofort starke Hustenattacken mit Aspirationsgefahr beim Schlucken von Getränken und Speisen.
>
> **Ressource:** Herr Klein empfindet die mit einer Sprühflasche in den Mund eingebrachte Flüssigkeit als angenehm und lässt diese Maßnahme gerne zu. Es liegt ein gemeinsamer Konsens zum weiteren Vorgehen vor: Die Exsikkose- und Kachexiegefahr wird nach Absprache zwischen Herrn Klein, der behandelnden Ärztin und seinen Angehörigen (siehe Beratungsprotokoll) bewusst in Kauf genommen.

Der Prozess des Abwägens und sich ganz bewusst für oder gegen eine Situation oder Maßnahme Entscheidens ist zu dokumentieren. Damit kann im Bedarfsfall nachgewiesen werden, dass gerade die Unterlassung Merkmale des professionellen Handelns zeigt.

Die Risiken sind immer im Hinblick auf ihre Auswirkungen und auf ihre Potenz, aus dem Risiko einen Schaden zu entwickeln, zu beachten. Wie wichtig ist dem Betroffenen die Situation, in der er das Risiko leben darf, im Vergleich zu der Situation, in der durch Maßnahmen zwar das Risiko sinkt, dafür aber seine Freiheit, Selbstbestimmung und Lebensqualität eingeschränkt werden? Wenn es für einen Menschen sehr wichtig ist, trotz einer bestehenden Sturzgefahr weiterhin alleine aufzustehen und sich zu bewegen, ist das gegeneinander zu gewichten und abzuwägen: Sturzrisiko versus Freiheit und Selbstständigkeit.

Beispielfragen zur Einschätzung eines Sturzrisikos und seiner Folgen

- Leiden Sie unter der von Ihnen wahrgenommenen Bewegungseinschränkung und oder eher unter dem Problem, dass Sie nicht mehr sicher allein gehen können?
  Der Betroffene steht an erster Stelle der Befragung; es gilt, die radikale Orientierung am Betroffenen.
- Wie hoch schätzen Sie die Gefahr ein, zu stürzen?
  Bei einem Sturz würde sozusagen aus dem Risiko ein Schaden entstehen? Würde der Betroffene diese Gefahr bzw. die Folgen eines Sturzes bewusst in Kauf nehmen mit dem Ziel, allein laufen zu dürfen? Welche Aussage macht er selbst hierzu? Was sind seine handlungsleitenden Werte? Kann er die Folgen gut einschätzen?
- Möchten Sie, dass wir etwas gegen Ihr Sturzrisiko und die möglichen Folgen unternehmen, beispielsweise …? Oder: Wären diese oder andere Maßnahmen für Sie nicht tolerierbar?
  Genau angeben, welche Maßnahmen angeboten werden und welche nach Einschätzung des Betroffenen tolerierbar sind.
- Was ist jetzt wichtiger für Sie?
  Die Beantwortung dieser Frage sollte möglichst durch den Betroffenen erfolgen. Erst an einer zweiten Stelle sollte eine Fremdeinschätzung durch die Pflegefachkraft und durch den Angehörigen vorgenommen werden. Um die gestellte Frage beantworten zu können, muss der Betroffene allerdings ehrlich beraten und ihm die Vor- und Nachteile sowie die möglichen Folgen der Handlungsweisen aufgezeigt werden. Diese Beratung ist unter der Angabe folgender Informationen schriftlich festzuhalten: Beratungspartner, Inhalt in kurzen Informationen und Entscheidung.
- Wäre es ein Kompromiss für Sie, wenigstens in der Nacht eine Begleitung zu haben, wenn Sie aufstehen möchten? Wäre das akzeptabel?
  Nachts kann z. B. aufgrund der Einnahme einer Schlaftablette die Sturzgefahr deutlich erhöht sein. Eine solche Maßnahme müsste angeboten werden und das Angebot bzw. die Beratung hierzu ist zu dokumentieren.
- Sie möchten Ihr selbstständiges Gehen sicher möglichst lange erhalten. Stellen die hierzu erforderlichen Maßnahmen eher eine Belastung oder Erleichterung in Ihren Augen dar?
  Die Ressource des selbstständigen Gehens kann bei unsicheren Betroffenen auch eine Belastung sein. Vielleicht fühlen sie Sie sich entspannter und sicherer, wenn sie nur in Begleitung laufen oder auf einen Rollstuhl zurückgreifen. Es gilt herauszufinden, welche Bedeutung die Ressource für den Betroffenen hat.

Es gibt verschiedene Perspektiven ... Probleme müssen quasi »in den Schuhen des Betroffenen gehend und mit seinen Augen schauend« betrachtet werden. Sieht er kein Problem, wird als zweite Sicht die Einschätzung der Pflegekraft vorgenommen. Sieht diese ein Problem, stehen nun zwei Perspektiven in der Problemspalte untereinander.

5.2.5 Beschreibung von Problemen/Risiken nach dem PESR-Format

PESR-Schema/-Format

Am sinnvollsten ist die Beschreibung der Probleme und der potenziellen Probleme (= Risiken) anhand des PESR-Schemas:

P = Problem:
Was geht nicht mehr? Was belastet? Was ist gefährdet? Besteht das Problem/Risiko dauerhaft oder nur zeitweise? Kann es der Betroffene mit einem Hilfsmittel oder durch eine Verhaltensweise kompensieren?

E = Etiologie/Ursache:
Hier wird immer die konkrete Ursache benannt – nicht die Palliativsituation ist als alleinige Ursache anzugeben. Was löst das Problem oder das Risiko aus? Verursacht die Auswirkung der fortgeschrittenen Palliativsituation bei diesem Menschen ein Problem/Risiko und wenn ja, inwiefern? Welche Bedingungen, die nicht durch die Palliativsituation bedingt sind, können identifiziert werden?

S = Symptome:
Wie zeigt sich das Problem/Risiko konkret? Woran lässt es sich erkennen? Was sagt der Betroffene? Welche Signale lassen sich in seinem Handeln erkennen?

R = Ressource:
Welche Möglichkeiten/Fähigkeiten (Ressourcen) bestehen beim Betroffenen, mit denen er das Problem kompensieren kann? Kann er einen Teil der Handlung selbst ausführen und seine Bedürfnisse befriedigen? Gibt es Hilfsmittel, die das Risiko reduzieren? Können Menschen aus dem sozialen Umfeld die Probleme oder Risiken reduzieren?

Praxisbeispiel

Bei Frau Wagner besteht aufgrund ihrer Immobilität, der einseitigen Positionierung und ihrer Weigerung, sich lagern zu lassen ein hohes Dekubitusrisiko. Besondere Gefährdungen bestehen im Steißbeinbereich, am Hinterkopf und an den Fersen Frau Wagner liegt nur noch in der Oberkörperhochlage, sie bekommt in der Seitenlage oder bei Oberkörperflachlagerung Luftnot und Schmerzen. Mikrolagerungen werden von ihr nicht toleriert, da sie ein Druckgefühl an den dem Lagerungsmaterial aufliegenden Hautstellen als unangenehm empfindet. Laut des behandelnden Arztes ist diese Symptomatik medikamentös nicht besser einzustellen. Die Dekubitusgefahr lässt sich nicht beheben oder auf ein Minimum reduzieren.

Beispielumsetzung des PESR-Formats

P = Problem:
Dekubitusgefahr aufgrund von weitgehender Immobilität und einseitiger Positionierung. Besondere Gefährdung besteht im Steißbeinbereich, am Hinterkopf und an den Fersen.

E = Etiologie/Ursache:
Frau Wagner liegt nur noch in der Oberkörperhochlage; sie kann aufgrund von Atembeschwerden und Schmerzen in anderen Positionen nicht liegen. Ihre Symptome können medizinisch nicht besser eingestellt werden.

S = Symptome:
Frau Wagner zeigt bei Positionswechseln eine schnellere Atmung, äußert Schmerzen im Bereich der Lunge. Sie empfindet die Position der Oberkörperhochlage nach eigener Aussage als einzige Möglichkeit, um Wohlbefinden zu spüren.

R = Ressource:
Frau Wagner kann weitgehend ohne Schmerzen und Atemnot in der aufrechten Oberkörperhochlage liegen. Sie kann ihre Wahrnehmung äußern und an der Entscheidung über geeignete Positionierungen im Bett zur Erhaltung des Wohlbefindens mitwirken. Sie kennt die möglichen Risiken einer unzureichenden Umpositionierung, ist einwilligungsfähig, kann die Folgen ihrer Entscheidung bewusst reflektieren.*

* Der letzte Teil könnte auch in einem Bedürfnisbereich »Kommunikation« allgemein beschrieben werden, da er sich auch auf alle anderen Bedürfnisbereiche und Entscheidungen auswirkt.

5.3 Konkrete Pflege- und Betreuungsziele

Ziele sind immer als Beschreibungen vorweggenommener Ist-Situationen zu verstehen. Zu beschreiben sind hierbei also konkrete Situationen, die zu einem bestimmten Zeitpunkt erreicht, erhalten oder vermieden sein sollten. Um die Ziele zu erreichen und später überprüfen zu können, müssen sie folgende Merkmale aufweisen.

Ziele müssen …
- realistisch sein: Ein Ziel muss innerhalb der verbleibenden Lebensspanne des Betroffenen und in einem möglichst absehbaren Zeitraum zu erreichen sein. Das Ziel ist daher im Hinblick auf die verbleibende Lebenszeit und unter der Beachtung der aktuell vorhandenen Situationsbedingungen zu prüfen. In einer bestehenden Palliativsituation sollten eher Nah- als Fernziele, eher Erhaltungsziele als Rehabilitationsziele benannt werden.
- überprüfbar sein: Die Zielformulierung muss hierzu Zahlen, Daten, Fakten (ZDF) aufzeigen, die bei der Evaluierung als Vergleichsparameter genutzt werden.
- mit den Vorstellungen des Betroffenen übereinstimmen: Möchte der Betroffene sein Ziel nicht mehr erreichen, weil es für ihn nicht mehr wichtig ist oder andere Ziele in seinen Augen eine höhere Priorität haben, so wird er wahrscheinlich auch die auf dieses Ziel ausgerichteten Maßnahmen ablehnen.

Ziele, die der Betroffene selber formuliert oder die anhand seines Verhaltens, seiner Mimik oder Gestik erkennbar sind, werden als wesentliche Ziele eingestuft, da sie aufgrund seiner subjektiven Einschätzung und Gewichtung entstanden sind und sich darauf beziehen, was für ihn wichtig ist.

Ziele, die die Pflegenden und die Mitglieder des interprofessionellen Teams formulieren, sind dann wichtig, wenn sie auf die mögliche Vermeidung von potenziellen Problemen und auf Gefahren ausgerichtet sind, die innerhalb der bestehenden Lebenszeit zu gravierenden Einschränkungen der Lebensqualität führen würden. Derartige Ziele der Mitarbeiter können nur dann angestrebt werden, wenn Betroffene sich mit ihnen einverstanden erklären. Diese Ziele dürfen ihren eigenen Zielen nicht widersprechen – sie (die Betroffenen) kein Verhalten zeigen, das eine Ablehnung gegenüber den entsprechenden Maßnahmen erkennen lässt. Ein Abwehrverhalten hingegen belegt immer, dass Betroffene eine Maßnahme nicht wünschen oder das angestrebte Ziel für sie nicht mehr bedeutungsvoll ist.

Besonders zu beachtende Zielbereiche
- **Ziele, die eine Beachtung des Selbstbestimmungsrechts aufzeigen.**
  Beispiel: Frau Loll entscheidet selbst, wie viel sie trinken möchte. Sie fühlt sich nicht bedrängt. Hier geht es um die radikale Orientierung am Betroffenen – auch bezüg-

lich der Ziele, die auf die Erfüllung der Kernbereiche von Palliative Care ausgerichtet sind (vgl. Kap. 4, S. 27).
- **Ziele, die der Betroffene formuliert, die extravagant, seltsam oder für die Pflegeperson nicht nachvollziehbar sind.**
  Es handelt sich um Ziele, die auch radikale Orientierung am Sterbenden ausmachen: Es ist sein Leben, sein Sterben und daher kann nur er wirklich wissen, was für ihn noch wichtig ist.
- **Ziele, die auf die Vermeidung, Behebung oder Linderung von Symptomen und Veränderungen ausgerichtet sind, die das Wohlbefinden des Betroffenen reduzieren könnten**.
  Hier geht es um Symptomkontrolle. So sollten etwa auftretende Schmerzen frühzeitig erkannt und verordnete Maßnahmen angewendet werden, damit der Schmerz behoben oder auf eine Stärke von nicht mehr als 3/10 in Ruhe reduziert wird[3].
- **Ziele, die auf einen gelingenden Abschied vom eigenen Leben und von den Menschen, die für den Betroffenen eine Bedeutung haben, ausgerichtet sind**.
  Es geht um Trauerbegleitung. Solche Ziele können das (endliche) Erleben von Situationen sein, die der Betroffene immer schon erleben wollte, aber stets hinausgezögert hat. Solche Ziele können auch darin bestehen, dass Konflikte beigelegt werden, der Sterbende noch Dinge erledigt, die ihm vor seinem Tod wichtig sind. Zudem beinhalten sie, dass Betroffene die Unabänderlichkeit einer Situation annehmen oder Möglichkeiten erfahren, darüber zu sprechen und damit umzugehen.
- **Ziele, die das gemeinsame Dasein und Erleben des Betroffenen und seines/r Angehörigen betreffen.**
  Derartige Ziele können darin bestehen, dass der Angehörige sich als ebenfalls Betroffener erlebt und geeignete Angebote zur Verarbeitung der Situation annimmt. Sie betreffen auch, dass der Betroffene und der Angehörige gemeinsam einen Weg finden/eine Entscheidung treffen, was werden soll, wenn …

Wichtige Fragen im Prozess der Zielfindung
- Was ist jetzt wichtig für Sie?
- Was wollen Sie noch tun oder erreichen?
- Was hatten Sie immer vor und haben es nicht geschafft?
- Was belastet Sie, weil Sie es noch nicht getan, noch nicht erledigt haben?
- Was muss noch erledigt sein, damit Sie Frieden und Ruhe finden können?
- Was soll sein, jetzt oder bald, in Ihrem Leben, im Sterben, im Tod oder nach dem Tod? → Diese Frage ist im Hinblick auf die verschiedenen Bedürfnisbereiche im Sterben zu stellen.

---

[3] Mit einer **Schmerzskala** misst man die subjektive Schmerzstärke des Betroffenen. Gebräuchlich ist beispielsweise die numerische Rating-Skala (NRS), auf der Betroffene mithilfe von Zahlen von 0–10 (0 = keine Schmerzen, 10 = extreme Schmerzen) angeben, wie stark sie ihre Schmerzen empfinden.

5.4 Maßnahmen

Maßnahmen sind die Handlungen, die notwendig sind, um Ressourcen zu erhalten, Probleme oder Risiken zu vermeiden, zu beheben oder zu lindern. Maßnahmen dienen der Zielerreichung oder der Sicherung des Wohlbefindens.

Dabei werden nur die Maßnahmen beschrieben, die durch die Mitarbeiter der Einrichtung angewendet werden. Handlungen, die z. B. durch begleitende und betreuende Angehörige stattfinden oder durch Mitarbeiter eines ambulanten Hospiz- oder Begleitdienstes bzw. durch andere Mitglieder des interprofessionellen Teams erbracht werden, sind als Ressourcen zu beschreiben.

> **Wichtig!**
>
> Im Bereich von Palliative Care ist zu beachten, dass alle Maßnahmen möglichst darauf ausgerichtet sind, die Kerngedanken der Palliative Care-Philosophie zu beachten und die so entstehenden Ziele zu erreichen (vgl. Kap. 4, S. 27).

5.4.1 Anforderungen an die Beschreibung der Maßnahmen

Eine Maßnahme ist immer eine Handlung. Es wird etwas getan. Die Beschreibung muss hierbei handlungsleitend sein, d. h. daran muss erkennbar sein:
- Was wird gemacht? → Art der Handlung
- Wann oder wie oft wird es gemacht? → Zeitpunkt, Häufigkeit
- Wie wird es gemacht? → Durchführung. Je spezifischer eine Handlung ist, umso genauer muss sie beschrieben werden. Sie muss so formuliert sein, dass jeder Mitarbeiter anhand des Plans eine Leistung in der gleichen Güte ausführen könnte.
- Womit wird es gemacht? → Ggf. ist hier das erforderliche Material zu benennen.
- Wo wird es gemacht? → In welchem Raum? An welchem Ort? An welcher Lokalisation beim Betroffenen, z. B. hinsichtlich einer vorhandenen Wunde.
- Wie lange wird die Maßnahme angewendet? → Zeitraum pro Anwendung
- Wer macht es? → Erforderliche Qualifikation beim jeweiligen Anwender

Als Maßnahmen werden die Handlungen beschrieben, die regelhaft oder bei wiederkehrenden Bedarfen angeboten werden. Sie werden angewendet, sofern sie der Betroffene nicht ablehnt, solange sich das Problembild nicht ändert oder eine Überprüfung im Sinne des Qualitätsmanagements (PDCA-Zyklus) eine Veränderung notwendig macht.

Beschrieben werden nur die Maßnahmen, die von Mitarbeitern der Einrichtung auszuführen sind. Maßnahmen, die von anderen Mitgliedern des interdisziplinären Teams oder von den Angehörigen regelhaft ausgeführt werden, sind in der Spalte der Ressourcen zu vermerken. Die Begründung hierfür liegt darin, da ansonsten ein Abzeichnen/Quittieren der Leistungen durch die Pflegekraft erforderlich wird. Diese hat die Maßnahme aber nicht selber durchgeführt, sie darf sie folglich nicht abzeichnen.

Maßnahmen der Kommunikation und Kooperation mit externen Mitgliedern des multiprofessionellen Teams, die regelhaft stattfinden sollen, werden ebenfalls geplant und möglichst terminiert (z. B. Visiten).

Maßnahmen können auch als Bedarfsangebote geplant werden. In diesem Fall muss aber in der Problembeschreibung kenntlich gemacht werden, dass es sich um »zeitweise auftretende Probleme« handelt. Es wird dann konkret benannt, um welches Problem es sich handelt und ob es Gelegenheiten, Zeiten oder sonstige kausale Zusammenhänge gibt, die das Problem auftreten lassen. In der Formulierung gibt es dafür mehrere Möglichkeiten der Darstellung:
- Je nach Tagesform …
- Tritt wiederholt nach … auf, dass …
- Nach der Anwendung von … zeigt sich …

Die Maßnahmen sollten in jedem Fall mit den vom Betroffenen geäußerten Anliegen, Vorlieben, Gewohnheiten und Abneigungen übereinstimmen, wie sie in der Informationssammlung oder Biografie beschrieben sind. Dies bedeutet: Der Ablauf soll die Gewohnheiten, Vorlieben, Abneigungen und Rituale des Betroffenen beachten. Es ist notwendig, diese Informationen zu beachten. Unabhängig davon, ist es zudem erforderlich, mögliche Veränderungen in punkto Entscheidungen, Vorlieben und Abneigungen im biografischen Verlauf des Lebens – jetzt des Sterbens – zu beobachten. Zeigt sich eine Veränderung der Bedürfnisse, ist der Handlungsplan anzupassen. – Kein Mensch ist zuvor schon einmal gestorben – niemand weiß daher im Voraus, was er im Sterben möchte. Man kann es sich gewissermaßen nur vorstellen, muss aber das Risiko eingehen, dass sich die eigene Vorstellung als unwahr oder nur bedingt richtig erweist, wenn die Zeit des Sterbens und damit die reale Erkenntnis gekommen ist.

Menschen wenden sich im Sterben häufig wieder verstärkt der Religion oder ihrer Suche nach Gott zu. Eine in der Informationssammlung beschriebene Entscheidung des Betroffenen, dass er keinen Kontakt zu einem Seelsorger haben und auch keine Krankensalbung in Anspruch nehmen möchte, muss unter den aktuellen Gegebenheiten mit dem Betroffenen besprochen, durch Beobachtung geprüft und ggf. neu entschieden werden. In jedem Fall sollte der Betroffene das erneute Angebot bekommen.

> **Wichtig!**
>
> Dauerhaft oder wiederholt auftretende Probleme erfordern eine geplante Handlung, bei akut auftretenden Problemen wird mit ad hoc-Maßnahmen gehandelt.

Plan für alle Fälle

Eine Besonderheit im Bereich von Palliative Care stellt der sogenannte **Plan für alle Fälle** dar. Zusammen mit dem behandelnden Arzt sowie anderen Mitgliedern des interprofessionellen Teams werden darin Maßnahmen geplant, auf die dann bei spezifischen Problemen zurückgegriffen werden kann. Im Bereich der Problembeschreibungen der Pflegeplanung werden dann die möglichen Probleme als »Risiko von ...« benannt und in der Maßnahmenspalte wird auf den »Plan für alle Fälle« verwiesen (vgl. Kap. 8, S. 92).

Zusätzliche geplante Maßnahmen

Im Bereich von Palliative Care sollten auch konkrete Angaben zur **Symptomkontrolle** benannt werden. Während im Problem vorhandene oder potenzielle, also zu erwartende Symptome und ihre Auswirkungen auf den Betroffenen beschrieben werden, ist im Bereich der Maßnahmen möglichst konkret zu benennen, welche Symptome wie oft, wann und ggf. wie erfragt oder beobachtet werden sollen. Ferner sollte definiert sein, wo und wie die gewonnenen Erkenntnisse zu dokumentieren sind. Zur Auswahl steht die Möglichkeit einer Dokumentation auf einem Assessment, im Protokoll oder im Pflege- und Betreuungsbericht. Weiterhin müssen **Maßnahmen zur Prophylaxe, Behebung oder Linderung von Symptomen** geplant werden.

Maßnahmen, die für die Angehörigen regelhaft erbracht werden, die letztlich ja auch der Erhaltung oder der Wiederherstellung von Wohlbefinden beim Betroffenen dienen, können z. B. im Bedürfnisbereich »soziale Bereiche« beschrieben werden. Hier stellt der Palliative-Care-Bereich eine echte Ausnahme dar. Gewöhnlich werden Probleme der Angehörigen und Angebote, die für diese regelhaft gemacht werden, nicht in der Prozessplanung aufgenommen, da der Angehörige nicht der Vertragspartner in der Leistungserbringung ist. Laut WHO-Definition sind die Angehörigen in Palliativsituationen jedoch die zweite Bezugsgruppe, auf die sich alles Handeln richtet (vgl. Kap. 1, S. 12).

Wichtige Fragen für die Maßnahmenplanung

- Welche Maßnahmen sind für Sie wichtig? Im weiteren Verlauf muss immer wieder neu geprüft werden: Was ist für den Betroffenen wichtig? Welche Handlungen sollen eher unterbleiben? Welche Maßnahmen sollen wir anbieten, eine zeitweise auftretende Ablehnung aber akzeptieren?

- Wie soll die Maßnahme konkret ausgeführt werden?
- Gibt es Rituale, die wir beachten sollen?
- Worauf ist besonders zu achten, weil es für Sie wichtig ist?
- Was ist in jedem Fall zu vermeiden?
- Wann, zu welchem Zeitpunkt/Tageszeit soll die Maßnahme angeboten werden?
- Wie oft soll die Maßnahme angeboten werden?
- Von wem soll die Maßnahme ggf. durchgeführt werden? Auch auf Vorlieben oder Abneigungen des Betroffenen achten, ob die Handlung durch eine gleichgeschlechtliche oder gegengeschlechtliche Person durchgeführt werden soll.
- Soll ggf. eine Maßnahme wiederholt angeboten werden, weil der Betroffene öfter gefragt werden möchte? Gleichzeitig muss eingeplant sein, dass er bei Ablehnung nicht gedrängt und sozusagen sein Selbstbestimmungsrecht missachtet wird. Auch eine Unterlassung kann eine geplante Maßnahme sein.
- Sollen Angehörige Maßnahmen übernehmen? Wenn ja, welche sind dies?
- Welche Maßnahmen sollen innerhalb des Symptommanagements organisiert und angewendet werden?

5.5 Durchführung der geplanten Handlungen

Grundsätzlich ist die Pflege- und Betreuungsplanung nun als eine Art Vereinbarung mit dem Betroffenen anzusehen, nach der die Maßnahmen verbindlich und regelhaft angeboten und bei Zustimmung durch den Betroffenen durchgeführt werden. Allerdings besteht gerade im Bereich von Palliative Care häufig die Problematik, dass sich die Bedürfnisse, Problem- und Symptombilder und der Zustand des Betroffenen schnell und häufig ändert. Der geplante Handlungsplan »passt« dann u. U. nicht mehr. Entsprechend muss vor der Durchführung von Maßnahmen immer eine Überprüfung erfolgen und der Betroffene gefragt werden, ob die Handlung, wie geplant durchgeführt oder angewendet werden soll. Ggf. stehen aktuell andere Bedürfnisse im Vordergrund und es erscheinen andere Handlungen sinnvoller. Ist eine derartige Befragung des Betroffenen nicht möglich, erfolgt die Beobachtung entsprechender Indizien, die eine potenzielle Zusage oder Ablehnung (z. B. Entspannungszeichen oder Abwehrverhalten) des Betroffenen zeigen.

Aktuell veränderte und durchgeführte sowie geplante und unterlassende Maßnahmen werden im Pflegebericht benannt, die entsprechenden Begründungen für die Abweichung oder Unterlassung beschrieben, die Auswirkungen auf den Betroffenen beobachtet und ebenfalls dokumentiert. Für den Fall, dass nun aus der Unterlassung gravierende Risiken entstehen, sollte die Fachkraft in der Begründung beschreiben, dass sie dieses Risiko erkannt hat, dass die Maßnahme aber dennoch unterbleibt.

> **Praxisbeispiel**
>
> Frau Mumme wird heute Morgen nicht aus dem Bett in den Liegerollstuhl gesetzt. Sie gibt an, dass ihr schwindelig und gar nicht gut sei. Ihr Blutdruck liegt bei 100/60 mm/Hg. Sie kann auch nicht auf die Seite gelagert werden, da ihr dann sofort schwindelig wird. Eine Mikrolagerung lehnt sie auch nach Beratung über das erhöhte Dekubitusrisiko ab. Die Dekubitusgefahr wird in Kauf genommen, um das Liegen ohne Schwindel zu ermöglichen. Als ich ihr sage, dass sie zunächst so liegen bleiben kann und ich später die Maßnahme neu anbiete, sagt sie: »Ach, das ist gut. Danke.«

> **Besonderheit der Handlungsplanung, bei Aufnahme eines Betroffenen im terminalen Zustand**
>
> Wird der Betroffene schon in einem terminalen Zustand in die Einrichtung aufgenommen, oder zeigen sich ständig wechselnde Anforderungen an die Pflege, Versorgung und Betreuung besteht auch die Möglichkeit, nur eine reduzierte Planung anzulegen. Hier ist dann aufgrund der ständigen Veränderungen der bestehenden Bedürfnisse, Probleme oder Ziele, die Unmöglichkeit einer umfassenden Planung zu benennen und der Pflegebericht als eine Art Tagebuch zu nutzen.
>
> So werden insbesondere Beobachtungen zu Bedürfnissen, Wohlbefinden, Problemen, Symptomen, Wünschen des Betroffenen sowie die dann ausgewählten, angebotenen und angewendeten Maßnahmen – einschließlich der Wirkung für den Betroffenen – kontinuierlich, nachvollziehbar und prozesshaft im Pflegebericht beschrieben.
>
> Ein Beispiel für eine entsprechende Planung findet sich im Kap. 12.4, S. 72.

5.6 Evaluation

»Evaluation ist ein aus der Psychologie stammender Forschungszweig. Ursprünglich findet der Begriff ›Evaluierung‹ seine Wurzeln in der lateinischen Sprache. *Valeo, -ere* bedeutet so viel wie »soundso viel gelten, wert sein«. (Georges 1976, S. 3356).

Im Duden findet sich die Begriffsführung unter der Vorstellung eines »fachgerechten Abschätzens« (DUDEN 2003, S. 423). Eine schöne Erklärung beschreibt Evaluation »als eine Maßnahme, bei welcher die Spreu vom Weizen getrennt wird. Bildlich gesprochen wäre auch zusagen, dass bei der Evaluation der Wert einer Sache oder einer Handlung mit Blick auf das gesetzte Ziel in Gold aufgewogen wird«. Hat die Maßnahme zum Ziel geführt, würde der Handelnde symbolisch viel Gold bekommen, ist das Ziel aber nur zeitweise oder sogar gar nicht erreicht, gibt es auch nur wenig oder gar kein Gold. Da das Gold aber vom Handelnden gewünscht wird, muss der Handlungsplan überprüft und ggf. angepasst werden (Löser 2008, S. 126 ff.).

> **Wichtig!**
>
> Im Pflege- und Betreuungsprozess bedeutet die Evaluation das Bewerten des bisherigen Pflegeverlaufs. Es geht um die Einschätzung, wie gut die Maßnahmen zum Erreichen der angestrebten Ziele geeignet sind bzw. im Rückblick waren. Folgend sollen daraus Erkenntnisse für die weitere Prozessgestaltung gewonnen werden.

Grundsätzlich lassen sich zwei verschiedene Zeitpunkte benennen, an denen eine Evaluation im Rahmen der Pflegeplanung stattfindet:

1. **Evaluation während der Durchführung der Maßnahme:** Gemeint ist die Evaluation als Bewertung der Eignung und Güte einer Maßnahme in dem Moment, wenn sie durchgeführt wird. Während der Anwendung der Handlung beobachtet die ausführende Kraft, ob die Ziele, die mit dieser Maßnahme erreicht werden sollen, auch erreicht werden. Das kann beispielsweise Folgendes sein: Wohlbefinden, Risikoreduktion, Vermeidung von Symptomen oder wenigstens deren Linderung etc.
2. **Evaluation der Prozessplanung:** Gemeint ist hier die Evaluation der gesamten Prozessplanung. Dafür wird sozusagen aus der Vogelperspektive – außerhalb einer Pflege- oder Betreuungshandlung – die Güte der Pflege, Betreuung und Versorgung überprüft. Dies geschieht durch eine Evaluation der Pflegeprozessdokumentation im Rahmen einer Pflegevisite, Fallbesprechung, ethischen Fallbesprechung oder auch in der Beratung mit dem Betroffenen und/oder seinen Angehörigen.

5.6.1 Evaluation während der Durchführung der Maßnahme

Diese auch »tägliche Evaluation« oder »Evaluation als handlungsbegleitende Maßnahme« genannte Evaluation wird jeden Tag und bei jeder Maßnahme durchgeführt. Aktuell, also bereits in der Handlungsdurchführung, kann am besten erkannt werden, ob der Betroffene wirklich einen Benefit – also einen Gewinn oder Nutzen – aus der Maßnahme zieht. Ist dies nicht der Fall, muss über die Eignung der Maßnahme, so wie sie geplant ist, erneut reflektiert werden. Ggf. muss sie künftig unterlassen oder in einer anderen Weise, zu einem späteren Zeitpunkt oder nur teilweise umgesetzt werden.

Wichtige Fragen bei der täglichen Evaluation
- Nimmt der Betroffene diese Maßnahme jetzt, so wie sie geplant ist, an oder wünscht er deren Unterlassung, Änderung oder ein erneutes, späteres Angebot?
- Passt die Maßnahme zu seinen aktuellen Bedürfnissen?

- Wurde akut eine Maßnahme erforderlich, die nicht geplant war? Was ist der Grund dafür?
- Lässt es sich erkennen, dass noch andere Maßnahmen einzuplanen sind, damit das Ziel künftig erreicht werden kann?
- Ließ sich innerhalb der Handlungsdurchführung erkennen, dass der Zustand zu der Zeit stabil ist oder wurden Indizien beobachtet, die darauf hinweisen, dass aktuell neue Symptome, Beschwerden oder Veränderungen entstehen? → In diesem Fall könnte die Pflege- oder Betreuungskraft schon erkennen, dass die Maßnahmen, die heute noch wertvoll und richtig waren, morgen vielleicht schon nicht mehr ausreichen. So könnte jetzt schon reagiert und etwa der Arzt erneut eingeschaltet, der »Plan für alle Fälle« überprüft, erforderliche Medikamente beschafft werden. Die Evaluation beinhaltet an dieser Stelle ein »Driften zwischen den Zeiten«. Das bedeutet: Nahezu gleichzeitig reflektiert die Pflege- oder Betreuungskraft den Zustand des Betroffenen und die Wirkung der Maßnahme, wie sie gestern oder letzte Woche war – also in der Vergangenheit– und wie sie aktuell (Gegenwart) ist und wie sie wahrscheinlich morgen oder in ein paar Tagen – in der Zukunft – sein wird. Auf diese Weise lässt sich ein prospektives, ein auf die Zukunft gerichtetes Handeln anwenden. So werden Krankenhauseinweisungen möglichst vermieden.
- Sind die gesetzten Ziele im Hinblick auf das Wohlbefinden, auf die radikale Orientierung am Sterbenden, auf ein effektives Symptommanagement, auf eine Begleitung in der lebensbegleitenden Trauer und auf eine Angehörigenbegleitung erreicht?

5.6.2 Evaluation der Prozessplanung

Hier wird in zyklischen Abständen bei gleichzeitiger Prüfung der Wechselwirkung der einzelnen Prozessschritte evaluiert. Da eine umfassende und die Wechselwirkung der einzelnen Prozessanteile beachtende Evaluation während der Durchführung einer Handlung durch den Mitarbeiter oft schwierig ist, sollte in individuell festzulegenden Abständen eine Evaluation außerhalb von Pflege- und Betreuungsleistungen, sozusagen aus der Vogelperspektive vorgenommen werden. Die gleichzeitige Durchführung der Pflege-/Betreuungshandlung und der Evaluation ist oft kaum möglich. Die Mitarbeiter müssen sich auf die Kommunikation und Interaktion mit dem Betroffenen konzentrieren und können ihr Denken und ihre Wahrnehmung nicht auf alle Bereiche gleichzeitig ausrichten. So entstehen verstärkt sogenannte blinde Flecken, also Bereiche, die außerhalb der Wahrnehmung liegen und die entsprechend nicht erkannt werden.

Neben den unten genannten Fragen zur Evaluation der Prozessplanung lassen sich auch spezifische Verfahren anwenden, mit denen die blinden Flecken möglichst reduziert oder ausgeschlossen werden sollen.

Spezifische Verfahren wären:
- Pflegevisite (vgl. Kap. 10.1, S. 110)
- Fallbesprechung (vgl. Kap. 10.2, S. 116)
- Ethische Fallanalyse (vgl. Kap. 10.3, S. 118)
- Multiprofessionelle Besprechung (vgl. Kap. 10.4, S. 121)
- Kollegiale Beratung (vgl. Kap. 10.5, S. 122)

In der zyklischen Evaluation wie auch in den übrigen genannten Verfahren wird der Gesamtprozess und die Entwicklung des Bewohnerzustands, des Pflege- und Betreuungsverlaufs und die potenzielle Eignung der vorhandenen Planung evaluiert.

Wichtige Fragen zur Evaluation der Prozessplanung – Bereich Informationssammlung, Problem-, Ressourcen- und Risikoformulierung …

- Haben sich biografische Vorlieben, Gewohnheiten, Rituale, Abneigungen geändert, sodass die geplanten Maßnahmen nicht mehr mit den aktuellen Bedürfnissen übereinstimmen?
- Sind neue Bedürfnisse entstanden oder haben sich die bisher erkannten geändert?
- Sind neue Probleme aufgetreten, die eine Anpassung des Handelns erforderlich gemacht haben? Oft sind diese neuen Probleme an wiederholt beschriebenen, zusätzlichen Leistungen der gleichen Art im Pflegebericht erkennbar. Sind z. B. potenzielle Probleme nun zu aktuell vorhandenen Problemen geworden?
- Hat sich der Zustand oder die Ressourcensituation ggf. auch verbessert, sodass bislang durchgeführte Maßnahmen nun nicht mehr oder für eine bestimmte Zeit nicht mehr erforderlich sind?
- Hat sich das Wohlbefinden des Betroffenen geändert?
- Wurden kürzlich Medikamente angeordnet, die nun ihre Wirkungen zeigen? Führen sie zu neuen oder veränderten Problemen, zu einer Verbesserung des Zustandes?
- Haben sich die Risiken verändert, sodass die Entscheidungen hinsichtlich der Maßnahmen zur Risikominimierung (oder zu deren Unterlassung/Reduktion) neu überdacht und ggf. Maßnahmen verändert werden müssen? Welche Einstellungen hat der Betroffene hierzu?
- Besteht eine Interaktion (Wechselwirkung) zwischen verschiedenen Symptomen, die bislang nicht beachtet wurde? → Bei vorhandenen Schmerzen kann es z. B. zu Luftnot kommen, bei gravierender Obstipation zu Unruhe. Jedes Symptom kann potenziell Auswirkungen auch auf andere Bereiche haben und andere Beschwerden nach sich ziehen. Diese sind dann zu prüfen.

**Wichtige Fragen zur Evaluation der Prozessplanung
– Bereich Ziele ...**

- Haben sich die Ziele des Betroffenen verändert? Werden hierdurch neue Maßnahmen oder die Unterlassung/Reduktion bisher geplanter erforderlich? Die Akzeptanz von Maßnahmen steht immer in einem direkten Zusammenhang zu den Zielen des Betroffenen. Haben sich diese geändert, wird er Maßnahmen ggf. ablehnen. Wurden die zuvor formulierten Ziele nicht erreicht, weil sie ggf. keine Ziele des Betroffenen, sondern eher Ziele der Mitarbeiter oder der Angehörigen waren (oft erkennbar an Abwehrverhalten), müssen die eigentlichen Ziele des Betroffenen unbedingt berücksichtigt und das bislang formulierte Ziel geändert werden.
- Sind die ehemals formulierten Ziele für den Betroffenen noch wichtig? Im Vollzug des Lebensverlaufs und insbesondere in der Phase des Sterbens, verändern sich Prioritäten. Aspekte, die ggf. noch vor einem Monat ganz wichtig für den Betroffenen waren, haben nun ihre Bedeutung verloren. Möglicherweise ist die Körperpflege nicht mehr wichtig. Dafür rücken nun ggf. andere Ziele in den Vordergrund wie die Lebensrückschau und einen inneren Frieden durch die Klärung noch offener Lebensgeschäfte zu erreichen.
- Sind die Ziele noch realistisch? Ggf. lässt es sich aufgrund des fortschreitenden Sterbeprozesses erkennen, dass der Betroffene die gesetzten Ziele nicht mehr erreichen wird.

**Wichtige Fragen zur Evaluation der Prozessplanung
– Bereich Maßnahmen ...**

Wurden wiederholt oder dauerhaft neue, zusätzliche oder veränderte Maßnahmen erforderlich, weil es plötzlich Ziele beim Betroffenen gab, die vorher nicht bestanden oder weil aktuell neue, veränderte Probleme oder Ressourcen entstanden?

- Welche Handlung wurde warum, wann, wie oft, wie lange, durch wen und wie angewendet?
- Sind die Maßnahmen in der Einschätzung des Betroffenen geeignet oder ungeeignet? Führen sie ggf. zu Unbehagen? → In diesem Fall wird der Betroffene sie ggf. ablehnen, was auch im Pflege- und Betreuungsbericht regelmäßig nachzulesen sein müsste.
- Stehen die Maßnahmen mit seinen biografischen Vorlieben, Abneigungen in einem Widerspruch und möchte er sie eigentlich nicht?
- Haben sich alle Kollegen an den aufgestellten Handlungsplan gehalten oder wurde sehr oft eine andere Maßnahme angewendet? In diesem Fall ist zu prüfen, in welcher Weise die verschiedenen Handlungen konkret angewendet wurden. Ebenfalls zu prüfen ist, ob eine erkennbare Abweichung in der Durchführung der Handlung aufgrund einer verbal geäußerten Entscheidung oder infolge von non-verbal erkennbaren Signalen der Ablehnung des Betroffenen vorgenommen wurde. Ist die entsprechende Begründung ersichtlich oder lagen beliebige Entscheidungen einzelner Mitarbeiter vor?

Wenn die Ziele nicht oder nicht mehr vollständig erreicht werden, sind die Maßnahmen über die W-Fragen (was, wann, wie, wer, welche, wo, wie viele, warum etc.) zu prüfen. Ferner gilt es zu ermitteln:
- War die Maßnahme geeignet, um das Ziel zu erreichen?
- Ist der »Plan für alle Fälle« noch aktuell? Eignen sich die geplanten Bedarfsmaßnahmen immer noch, wenn aktuell oder künftig Probleme auftreten, die jetzt noch nicht vorhanden sind?
- Bei allen Maßnahmen, die nun notwendig und erforderlich erscheinen, ist immer wieder neu zu prüfen, ob das Selbstbestimmungsrecht beachtet und ob das Wohlbefinden so weit wie möglich hergestellt oder erhalten werden konnte oder ob der Handlungsplan zukünftig noch geeignet ist.
- Sind die Maßnahmen geeignet, um neu auftretende Symptome möglichst schnell zu erkennen und dann – wie auch die bereits bestehenden Symptome – gezielt effektiv behandeln und beheben zu können (= Symptommanagement)?
- Erscheinen künftige Maßnahmen sinnvoll, die bislang nicht erforderlich waren oder die der Betroffene bislang abgelehnt hat? Diese Frage ist insbesondere im Hinblick auf die Umsetzung der Handlungen aus den Expertenstandards und auf Maßnahmen zur Risikominimierung zu stellen. Je gravierender ein Risiko oder Problem und je stärker eine vorhandene oder potenzielle Auswirkung auf das Wohlbefinden ist, umso häufiger sind entsprechende Maßnahmen anzubieten, eine Beratung durchzuführen und in letzter Konsequenz aber auch die Ablehnung zu akzeptieren.[4]
- Sind ggf. erneute oder jetzt erforderlich werdende Absprachen mit anderen Mitgliedern des interprofessionellen Teams oder des Netzwerks zu treffen, um ein möglichst effektives und auf die Bedürfnisse und Ziele des Betroffenen abgestimmtes Gesamtangebot an Maßnahmen zu erstellen?
- Ist es sinnvoll, die Kommunikations- und Interaktionsprozesse systematisch zu planen, damit die Beteiligten das angestrebte Vorgehen kennen?

5.6.3 Zusammenfassende Evaluation

Zusammenfassend steht die Evaluation unter der folgen Kernfrage:
Ist die bislang geplante Pflege, Betreuung und Versorgung angemessen im Hinblick auf die Situation des Betroffenen, auf die gesetzten Ziele von Palliative Care wie auch auf die individuellen Ziele des Betroffenen?

Zur Beantwortung können die folgenden Teilaspekte abgefragt werden. Die Fragen sollen mit Blick auf die zuvor formulierten Ziele und vor allem auch unter der Beach-

---

[4] Wichtig ist hier immer die Dokumentation der Beratung (Beratungspartner, Anlass, kurz Inhalt und Entscheidung. Bei gravierenden Gefährdungen sollte explizit der Hinweis erkennbar sein, dass mit dem Betroffenen auch die möglichen Folgen der Unterlassung besprochen wurden)

tung der Einschätzung durch den Betroffenen und seines Angehörigen beantwortet werden:
- Konnten und können in der Zukunft angestrebte Ziele erreicht werden?
- Ist die größtmögliche Lebensqualität erreicht worden oder lässt sich diese durch weitere Maßnahmen oder durch eine Veränderung der geplanten Strategien erreichen?
- Sind Entscheidungen des Betroffenen stets beachtet und sein Selbstbestimmungsrecht auch im Zweifel gegenüber Dritten vertreten worden (»radikale Orientierung am Betroffenen«)?
- Sind durch prophylaktische, behebende oder lindernde Maßnahmen Symptome, die die Lebensqualität einschränken, effektiv angegangen worden (Bereich Symptommanagement)?
- Hat der Betroffene eine Unterstützung bekommen in der für ihn zufriedenstellenden Bearbeitung seines endlichen Lebens?
- Konnten Maßnahmen bewirken, dass er noch Anteile seines »ungelebten« Lebens leben kann, dass er die Trauer über »ungelebtes« Leben, über Konflikte, über Bereiche, die er nun nicht mehr ändern oder nachholen kann, aussprechen oder sogar bearbeiten kann (Bereich Trauerarbeit)?
- Sind auch die Probleme und Bedürfnisse des/der Angehörigen ausreichend beachtet worden (Bereich Angehörigenarbeit)?
- Lässt sich die Zusammenarbeit mit den anderen Mitgliedern des interprofessionellen Teams als effektiv und möglichst sinnvoll für den Betroffenen einschätzen oder müssen Prozesse hier verändert werden? Sind alle Beteiligten optimal informiert über die Wirkung des jeweils eigenen Bereiches, die Wirkung der Handlungen der anderen Beteiligten, wie auch der Gesamtwirkung allen Handelns? Haben sich die Mitglieder gegenseitig unterstützt und gestärkt oder bestehen Vorbehalte gegenüber den Personen oder dem Handeln der anderen (Bereich Netzwerkarbeit und Interdisziplinarität)?
- Kann die bestehende Planung und Vorgehensweise unverändert fortgesetzt werden oder bedarf es einer Anpassung?

5.6.4 Fazit zur Evaluation

Vielfach wird die Evaluation ausschließlich als ein Soll-Ist-Vergleich im Hinblick auf die Zielerreichung vorgenommen. Dies ist zunächst ein richtiger und wichtiger Blickwinkel. Durch die Darstellung der Evaluationserkenntnisse wird nachvollziehbar dargestellt, ob die Ziele erreicht wurden oder nicht.

Ein solches, ausschließliches Vorgehen berücksichtigt jedoch nicht die komplexe Handlungsstruktur der Pflege. Ebenso wenig wird die interdependente Wirkung einzelner Teilprozesse berücksichtigt, also die gegenseitige Abhängigkeit und Wechselwirkung. Daher bliebe die Evaluation lediglich in dem Resümee hängen »Das Ziel wurde erreicht oder wurde nicht erreicht«, es konnten keine Anpassungen vollzogen werden. Die Pflege und Betreuung bliebe statisch und unflexibel – nicht auf die wechselnden Bedürfnisse des Betroffenen eingehend.

Um dies zu vermeiden, ist es wichtig, sowohl einzelne Prozessphasen und -schritte als auch den Gesamtprozess zu betrachten, zu evaluieren und jeweils eine qualitative Beschreibung vorzunehmen. Dazu wird kurz zu den Bereichen eine Stellung eingenommen und diese im Evaluationsbogen oder im Pflegebericht vermerkt.

> **Wichtig!**
>
> Evaluation ist ein Kernprozess, ohne den sich eine professionelle Pflege und Betreuung nicht praktizieren lässt.

Wenn das Ziel nicht (vollständig) erreicht wurde
Wurde ein Ziel nicht erreicht, ist immer zu hinterfragen, welche Ursache dazu geführt hat und was getan werden kann, damit es bald erreicht ist. Dazu sind die die Teilprozesse des Regelkreises zu betrachten (siehe Abb. 2). Grundsätzlich kann die Ursache in jedem einzelnen Kreis liegen.

Folgende Fragen dienen der Auffindung der Ursachen:
- Gab es Informationen, die zum Zeitpunkt der Prozessplanung nicht vorlagen oder nicht bekannt waren, z. B. Diagnosen, Medikamenteneinsatz, biografische Vorlieben, Abneigungen und Gewohnheiten? Hat sich hier etwas verändert?
- Müssen die Probleme, Ressourcen oder Risiken geändert werden? Haben Pflegende ggf. diese Bereiche anders eingeschätzt als der Betroffene und dieser möchte nun die angebotenen Handlungen nicht annehmen, weil etwa der Erhalt einer Ressource für ihn nicht mehr relevant ist oder ein bestehendes oder drohendes Problem für ihn nicht als problematisch erlebt wird?
- Soll folgend das Ziel verändert werden, weil es ggf. zu hoch und somit unrealistisch war oder weil es vom Betroffenen nicht mehr als für ihn wichtig wahrgenommen wird. Folgend erkennt er den Sinn oder die Wertigkeit einer Maßnahme nicht und lehnt diese daher ab.
- Eignen sich die Maßnahmen zur Zielerreichung? Wollte der Betroffene die Maßnahmen auch oder konnte er sie nicht zulassen, weil sie mit seinen Vorstellungen nicht übereinstimmten, weil sie zu Nebenwirkungen führten, die bei ihm zu einer Einschränkung des Wohlbefindens führten?
- Wurde die Maßnahme ggf. zum falschen Zeitpunkt, in der falschen Art und Weise, durch die falsche Person, am falschen Ort durchgeführt? War die Maßnahme aus einem anderen Grund nicht mehr zielführend?

- Haben sich alle Kollegen und Kolleginnen an den Handlungsplan gehalten oder in unterschiedlicher Art und Weise gehandelt, wurden jeweils andere Maßnahmen durchgeführt?

Rückblickend lässt sich feststellen: Die Ziele, die in der Handlungsplanung formuliert wurden, sind als vorweggenommene Beschreibungen von Ist-Situationen zu sehen, also von Situationen, die genau angeben: »So soll es sein« und/oder »Das und das soll zum Zeitpunkt xy erreicht sein«.

Werden die beschriebenen Situationen nicht, nicht vollständig oder nicht immer erreicht, sind die Gründe dafür in den einzelnen Prozessschritten zu identifizieren. In jedem Fall ist schriftlich zu formulieren, ob der bisherige Prozess ohne Veränderungen fortgesetzt werden wird oder inwiefern Veränderungen stattfinden sollen.

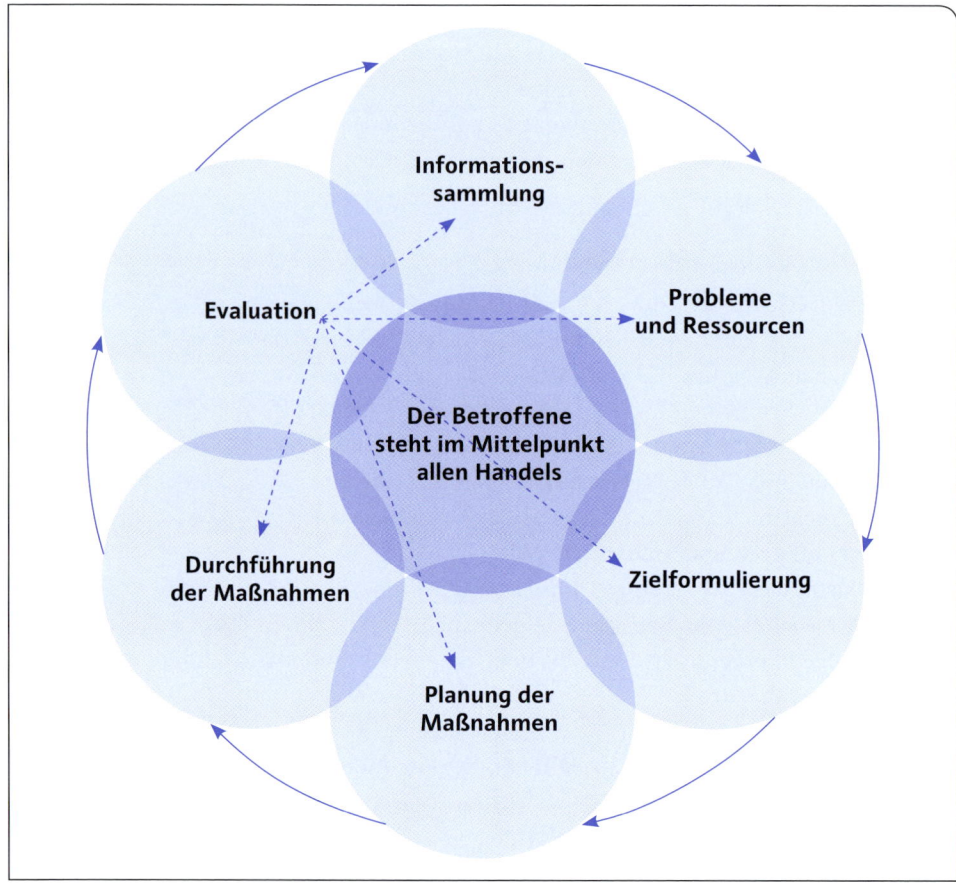

Abb. 3: Regelkreis der Prozessplanung im Blickwinkel der Teilschritte der Evaluation

6 KURZANLEITUNG PFLEGE- UND BETREUUNGSPLANUNG

Die nun folgende Kurzanleitung soll bei der Erstellung neuer Planungen helfen, indem zu den verschiedenen Bereichen einer Planung hier Kernfragen gestellt werden, die es zu beantworten gilt.

Tabelle 4: Teilprozesse unter dem Aspekt passender, relevanter Fragestellungen

Teilprozesse	Relevante Fragestellungen
1. Beachtung der Kernziele Kernmerkmale der Hospiz-/Palliative-Care-Versorgung 1. Radikale Orientierung am Sterbenden 2. Effektives Symptommanagement 3. Interdisziplinarität und Netzwerkarbeit 4. Qualitätsentwicklung 5. Sterbebegleitung 6. Trauerarbeit 7. Angehörigenarbeit (vgl. Kap. 3.2, S. 20)	• Finden alle Maßnahmen unter der Beachtung der radikalen Orientierung am schwerkranken/sterbenden Menschen statt (insbesondere Beachtung der Individualität und Selbstbestimmung/Ablehnung)? • Sind insbesondere auch Maßnahmen eins effektiven Symptommanagements beachtet (Beobachtung vorhandener und potenzieller Symptome, Symptomdokumentation, Auswertung, Einschätzung der Probleme, Kommunikation mit dem Arzt oder anderen Mitgliedern des interdisziplinären Teams, Umsetzung der Anordnungen, zeitnahe Wirkungskontrolle mit Dokumentation der Ergebnisse, ggf. erneute Kontaktaufnahme)? • Sind auch spirituelle und psychosoziale Anteile beachtet? • Sind die Netzwerkarbeit und die Aktivität im interdisziplinären Team erkennbar (geplante Gespräche, Dokumentation, Auswertung der Gespräche u. ggf. Einleitung komplexerer Gespräche, Interaktions- oder Kommunikationsformen wie Fallanalyse oder ethische Fallbesprechung, Pflegevisite)? • Sind Prozesse zur Begleitung der Trauerarbeit erkennbar (auch der lebensbegleitenden Trauerbegleitung)? • Sind auch Prozesse der Angehörigenarbeit geplant, umgesetzt und evaluiert?
2. Stammblatt	• Finden sich alle in den Feldern erfragten Informationen? • Sind Hilfsmittel eingetragen, die der Betroffene benötigt? • Ist die aktuelle Pflegestufe mit Datum erkennbar? Stimmt diese noch? • Lassen sich Besonderheiten erkennen wie Diagnosen (ICD-10-Diagnose Palliative Behandlung: Z51.5) oder – falls vorhandenen – Integration von SAPV (Spezialisierte ambulante Palliativversorgung) • Ist es erkennbar, ob der Betroffene eine Patientenverfügung, Vorsorgevollmacht, Betreuungsvollmacht hat und sind diese Entscheidungen eindeutig formuliert? Stimmen sie aktuell noch? • Ist das Palliativnetz eingeschaltet oder stimmt der Betroffene der Aufnahme zu?

Teilprozesse	Relevante Fragestellungen
	• Ist der ambulante Hospizdienst oder andere Partner aus dem Netzwerk integriert? Möchte der Betroffene dieses? • Ist es erkennbar, ob die Angehörigen jederzeit angerufen/ informiert werden wollen? • Ist es erkennbar, welche Person in der Sterbephase kommen und begleiten soll? Gibt es besondere Wünsche? • Ist das Bestattungsunternehmen bekannt? • Übernehmen Angehörige die Wäscheversorgung (im Hospiz)?
3. Anamnese/Erhebung Pflegebedarf Die wesentlichen Informationen werden direkt nach Aufnahme – spätestens innerhalb von drei Tagen – erfragt?	• Sind alle Lebensbereiche erhoben oder gibt es Kernbereiche, die nun für den Betroffenen wesentlich und wichtig sind? • Lassen sich Gewohnheiten, Vorlieben und Abneigungen sowie Rituale erkennen (biografische Daten)? Wichtig: In jedem Fall mindestens Schlafgewohnheiten, bevorzugte Liegeposition, Vorlieben beim Essen und Trinken und Vorlieben bei der Körperpflege erfragen. • Ist der spirituelle und psychosoziale Teil ausgefüllt? Ist bekannt, was der Betroffene will? Wie sind seine Bedürfnisse nach religiösen und spirituellen Aktivitäten/ nach Gemeinschaft/Integration und Beschäftigung? • Sind Selbsteinschätzungen erkennbar? Was will der Betroffene? Was ist ihm wichtig? • Sind Einschätzungen, Wünsche und Entscheidungen der/des Angehörigen erkennbar? • Lässt es sich erkennen, welche Kommunikationsmöglichkeiten der Betroffene noch hat? Wichtig: Einschränkungen sind in jedem Fall einzutragen. • Ist es erkennbar, ob der Betroffene im Rahmen der geforderten Selbstbestimmung Wünsche und Bedürfnisse zeigen/ äußern und er die Folgen seiner Entscheidungen verantwortlich erkennen kann? • Lassen sich Ressourcen und Probleme in ihrem genauen Umfang erkennen (nur wichtig im Hinblick auf die Bereiche, die ein gutes Leben bis zuletzt und friedliches und in Selbstbestimmung gestaltetes Sterben sichern, behindern oder gefährden)? • Ist es erkennbar, wie der sich Aufnahmezustand des Betroffenen zeigt (Grad der Hilfebedürftigkeit)? • Ist es erkennbar, ob ein Bereich in die Pflegeplanung übernommen wurde? • Ist der Betroffene in seiner individuellen Situation und mit seiner Selbstbestimmung erkennbar? • Ist der Betroffene als Teil eines komplexen Systems – Familie/Freunde – erkennbar? Übernehmen Anverwandte Handlungen in Betreuung und Begleitung? Was benötigen sie? Woran leiden sie?

Kurzanleitung Pflege- und Betreuungsplanung | 73

Teilprozesse	Relevante Fragestellungen
	• Fragen für die Bereiche »mit den existenziellen Erfahrungen des Lebens umgehen können«, »Integration von Pflegebedürftigkeit, Kranksein und Sterben«, »Umgang mit Sterben und Tod«, »Umgang mit Krank-Sein, Pflegebedürftig-Sein und Sterben«: Gibt es Ziele, die der Betroffene noch hat? Welche Handlungen können Lebensqualität auslösen? Welche schränken diese erheblich ein? Welche Ziele verfolgt der Betroffene nicht mehr (z.B. Wiederherstellung oder Optimierung der Kontinenz/ normaler BMI oder Gewichtszunahme)?
4. Assessments • Sturzrisikoerfassung • Trinkprotokoll • ergänzende Einschätzung/ Assessment zur Dekubitusrisikoerfassung • Schmerzassessment • Schmerzverlaufsprotokoll **! Wichtig!** Werden Assessments nicht angewendet, muss das explizit in der Dokumentation begründet werden. Der Grund darf dabei nicht allein lauten: »Frau/Herr...befindet sich in der Palliativsituation.« **! Wichtig!** Ist ein Risiko erkannt, ohne dass ein Handlungsplan zur Eliminierung/ Reduktion eingesetzt wird, muss dieses fachlich und nachvollziehbar begründet sein.	Es müssen Einschätzungen vorgenommen werden zu den folgenden Risiken (sonst Begründung dokumentieren, warum das nicht erfolgt ist): • Dekubitusgefahr • Sturzgefahr (Wichtig: Ist auf Wunsch des Betroffenen ein Bettgitter im Einsatz, muss auch das dokumentiert werden.) • Ernährung/Exsikkosegefahr/Flüssigkeitsaufnahme • Kontinenzsituation (Hier genügt ggf. die Feststellung und Benennung des Kontinenzprofils.) • Schmerzsituation (mindestens Stärke, Lokalisation, Qualität und Verlauf). Die Auswahl eines Assessment muss, wenn verschiedene zur Verfügung stehen, begründet werden. • Symptome Allgemein: • Sind die relevanten Assessments ausgefüllt und das Risiko für den Bereich eingeschätzt? Falls es der Betroffene zulässt, sind die Entstehung von Schäden und die daraus erfolgenden Folgen wie Schmerzen etc. für den Betroffenen zu beachten. Ihm sind angemessene Maßnahmen (ggf. ein Kompromiss) anzubieten. Werden bei einem vorliegenden Risiko/Schaden keine Maßnahmen angewendet, muss eine Beratung angeboten werden und die Begründung für die Ablehnung in der Planung (und aktuell im Bericht) kenntlich gemacht werden. Hier sind drei mögliche Kerngründe zu nennen: 1. der Betroffene lehnt die Maßnahme trotz Beratung über die möglichen Folgen ab 2. die in anderen Fällen sinnvolle Maßnahme würde bei diesem Menschen zu neuen Problemen führen, die seine Lebensqualität einschränken könnten (z.B. vollständige Lagerungen in der Finalsituation/ Entstehung von Luftnot und Schmerzen) entsprechend der eigenen pflegerischen Facheinschätzung ist diese Maßnahme jetzt nicht mehr sinnvoll (z.B. Flüssigkeitssubstitution/ pharyngeales Absaugen in der Finalphase, da hierdurch die Ödembildung und die Entstehung von Death Rattle begünstigt würden)

Teilprozesse	Relevante Fragestellungen
5. Pflegeplanung Probleme/Ressourcen/ Risiken Nutzen Sie das PESR-Schema: P= Problem (auch Risiko) E= Etiologie/Ursache oder bedingender Faktor S= Symptome R= Ressource **! Wichtig!** Die Risikoeinschätzung und -beschreibung ist immer erforderlich, um sich bewusst und gezielt für Maßnahmen zu entscheiden oder bewusst zu beschließen und zu begründen, dass keine Maßnahmen erfolgen sollen. Dabei ist neben der Aussage zu den Ergebnissen des Assessments eine pflegerische Experteneinschätzung vorzunehmen ... handelt es sich um ein Risiko oder um Risikofaktoren, die kompensiert sind?	• Sind alle Aktivitätsbereiche bearbeitet? Oder wurde die Planung in einem hauptsächlichen Bereich abgearbeitet? Ist ein Betroffener in einem Aktivitätsbereich selbstständig und benötigt/möchte keine Hilfe, genügt der Eintrag in der Pflegeanamnese. • Sind die Informationen aus der Anamnese in die Pflegeplanung eingearbeitet (insbesondere Gewohnheiten, Vorlieben, Abneigungen)? • Sind die vorhandenen Ressourcen erkennbar (ist erkennbar, ob der Betroffene noch selber Wünsche äußern kann und dies auch tut und ob er die Folgen seiner Entscheidungen kalkulieren kann*)? • Lässt sich eine differenzierte Problem-/Ressourcen-/Risikobeschreibung anhand des PESR-Schemas erkennen? • Sind auch regelhaft oder wiederholt auftretende Probleme oder Ressourcen sowie Risiken beschrieben, die folgend zu Maßnahmen der sozialen Betreuung/Ergotherapie/Seelsorge führen? Kontinuierliche oder wiederholt auftretende Probleme müssen hier in der Vorplanung benannt werden. • Ist das beschriebene Problem auch ein Problem des Betroffenen oder eher nur für die Pflegenden (wenn der Betroffene etwa in einem Mangelzustand kein Problem sieht, muss das dokumentiert werden)? • Ist es erkennbar, ob die Angehörigen/Bezugspersonen die vom Betroffenen geäußerten Probleme und Anliegen genauso sehen wie er (ansonsten: Abweichungen beschreiben oder zwei Sichtweisen untereinander dokumentieren)? • Ist erkennbar, ob das Problem nur zeitweise auftritt? (Formulierungshilfen hier: »wiederholtes Auftreten von ...«, »zeitweise auftretendes ...«, »je nach Tagesform ...«)? • Sind Aussagen zu den Risikoeinschätzungen im Bereich Expertenstandards gemacht (das Risiko muss immer benannt werden, es kann allerdings beschrieben sein, dass dieses für den Betroffenen kein Problem/Anliegen mehr bedeutet)? • Ist es erkennbar, ob die Betreuung ausreichend und gut durch die Familie übernommen und geleistet werden kann oder es weiterer Betreuungsangebote durch die Einrichtung oder ergänzende Dienstleister bedarf (Art der Betreuung und Betreuende konkret als Ressource aufnehmen – wer, wie oft, wann etc.)? • Ist es erkennbar, wenn der Betroffene im Palliativnetz eingeschrieben ist (Ressource)? • Ist es erkennbar, ob ein Palliativmediziner/Schmerztherapeut zusätzlich zum Hausarzt einbezogen ist?

* Die Fähigkeit, selbst Bedürfnisse äußern zu können, Ablehnung oder Zustimmung äußern oder zeigen zu können und Entscheidungen selbst treffen zu können, hierbei auch die möglichen Folgen seiner Entscheidung einsehen und kalkulieren zu können, sollte als Kernressource im Bereich »Kommunikation/kommunizieren können« benannt werden. Sie wirkt sich auf alle anderen Bereich aus.

Teilprozesse	Relevante Fragestellungen
	Besonderheiten: • Sind potenzielle Pflegerisiken erkennbar (z.B. der aktuelle Ernährungszustand) und sind diese/r aktuell oder künftig relevant? • Sind Faktoren und Zusammenhänge erkennbar, die die Lebensqualität beeinflussen können? • Besteht eine Sturzgefährdung, Dekubitusgefahr, Pneumoniegefahr etc.? Die Gefahren sollten erkannt werden. Allerdings genügt – wenn keine Maßnahmen angewendet werden sollen – der Eintrag in der Zielformulierung: Ziel wird nicht verfolgt da Ziel XY eine höhere Priorität hat. • Haben erkannte Defizite, Probleme und Risiken jetzt aktuell für den Betroffenen eine Bedeutung? Ist beispielsweise das Ernährungsmanagement oder eine mögliche Optimierung der Kontinenzsituation aktuell für ihn wichtig? Die Selbsteinschätzungen des Betroffenen sind in wörtlicher Rede darzustellen. Bei genau begründeter Ablehnung erfolgen auch keine Maßnahmen (ein Querverweis auf die Informationssammlung/Erhebung Pflegebedarf reicht hier aus).
6. Zielformulierung **! Wichtig!** Werden ansonsten wichtige und sinnvolle Ziele im Bereich des Risikomanagements nicht verfolgt, muss dies explizit in der Dokumentation begründet werden. Der Grund darf hier nicht allein lauten: »Frau/Herr...befindet sich in der Palliativsituation.« Eher wäre zu schreiben: »Aufgrund der fortgeschrittenen Sterbesituation, körperlicher Schwäche, Luftnot oder ...«	• Zeigt das Ziel die Formulierung eines angestrebten Ist-Zustandes (eine vorweggenommene Ist-Situation)? Beispiele: »Herr ... isst soviel er will und was er mag. Er fühlt sich nicht bedrängt«, »Frau ... bekommt täglich das Ausmaß und die Art an Pflege, die von ihr festgelegt wird«, »Die Selbstbestimmung und Handlungsautonomie von Herrn ... ist berücksichtigt, er wird nicht bedrängt.« • Enthält das Ziel »ZDF« (= Zahlen, Daten, Fakten), um es später überprüfen zu können? • Ist das Ziel realistisch? • Will der Betroffene das Ziel auch erreichen oder zeigt sich Abwehrverhalten (dann lieber ein kleineres Ziel nehmen, andere Maßnahmen einsetzen)? Die Lebensqualität hat in der Palliativsituation in jedem Fall Vorrang vor dem Erhalt von Normalität und vor der Vermeidung von Schäden. • Passt das Ziel zum beschriebenen Problem? Zeigt es eine Verbesserung der dort beschriebenen Situation oder wenigstens einer Erhaltung des beschriebenen Zustands, wenn dies für den Betroffenen wichtig ist? Oder ist es eher auf den Erhalt oder die Wiederherstellung von Lebensqualität ausgerichtet? • Sind auch Ziele im spirituellen und psychosozialen Bereich relevant und benannt? Bei Zielen, die eigentlich logisch wären, im speziellen Fall aber nicht mehr sinnvoll erscheinen, eignet sich der Eintrag: Ziel xy hat keine Priorität mehr, weil ... Das ist stets gut zu begründen: Was ist der individuelle Grund, das Ziel nicht mehr zu verfolgen.

Teilprozesse	Relevante Fragestellungen
	Beispiel: »Frau K. hat kein Interesse mehr an der Normalisierung ihres BMI, sie möchte nur noch essen, worauf sie Appetit hat und wann sie möchte.« Wird ein Ziel gegen ein anderes abgewogen und bekommt Vorrang, kann auch dies begründet werden. Beispiel: »Das Ziel »Erhalt einer intakten Haut, langer Auflagedruck ist vermieden« hat keine Priorität mehr im Vergleich zum Ziel »Frau .... liegt ohne Schmerzen und Luftnot«. Eine Zielformulierung kann auch sein: »Betroffener bekommt die Pflege die entsprechend seiner Tagesform und seiner aktuellen Bedürfnislage angemessen ist (von ihm eingeschätzt).« **Bei der Unterlassung der folgenden Maßnahmen sind die dazu führenden Ziele/Begründungen insbesondere und konkret zu benennen:** • Maßnahmen, die ansonsten sinnvoll oder vorgeschrieben wären • Flüssigkeitssubstitution trotz niedriger Trinkmenge • Absaugen bei bestehendem Todesrasseln • Strategien zur Optimierung der Ernährungssituation • Vollständigen oder gänzlichen Positionswechsel zur Dekubitusprophylaxe • Maßnahmen zur Medikamentenverabreichung (Ausnahmen angeben) usw. (siehe auch Kap. 12.3, S. 165)
7. Maßnahmenplanung- und durchführung*	Sind die Maßnahmen nachvollziehbar beschrieben? Ist erkennbar: • Was wird gemacht? • Wie oft wird es gemacht? • Werden vielleicht sogar zwei Pflegende benötigt? Wenn ja, warum (den Grund im Problem kenntlich machen)? • Wie wird es gemacht (Ablauf)? • Womit wird es ggf. gemacht (Material)? • Wo wird es gemacht (Lokalisation = Raumangabe, z.B. im Bett oder am Waschbecken. Oder Lokalisation am Betroffenen = etwa bei Wunden die genaue Angabe, wo sie sich befinden)? • Wie lange dauert es (bei höherem Zeitaufwand: Angabe der benötigten Zeit)? • Ob regelhaft vorgeplante Kommunikationen, z.B. mit dem Arzt als Visiten, regelmäßige Gespräche mit den Angehörigen vorhanden sind?

* Auch Maßnahmen der Sozialen Betreuung/Ergotherapie/Seelsorge sind vorzuplanen, wenn entsprechende Mitarbeiter in der Einrichtung angestellt sind und diese bestimmte Maßnahmen/Handlungen regelmäßig anwenden. Führen die Handlungen Personen durch, die kein Dienstverhältnis mit der Einrichtung haben (z.B. Ehrenamtliche, externe Therapeuten oder Pflegende eines ambulanten Pflegedienstes mit SAPV-Zulassung), werden die Maßnahmen/Handlungen nur als Ressource beschrieben. Das gilt für regelhaft oder wiederkehrend auftretende Probleme immer, für Probleme, die je nach Tagesform vorkommen, werden keine Maßnahmen terminiert. Sie sind dann im Bericht zu benennen – hier Angabe des Problems, des Bedürfnisses, Begründung für die Auswahl der Maßnahme, Wirkung. Oder sie werden als Bedarfsmaßnahmen geplant.

Teilprozesse	Relevante Fragestellungen
	• Ob Maßnahmen zur Erhaltung, Herstellung von Wohlbefinden, Selbstbestimmung, Vermeidung von Schäden geplant sind? • Ob die Maßnahmen auf ein effektives Symptommanagement, auf eine menschlich helfende Trauerbegleitung und auf eine tragende Unterstützung und Begleitung der Angehörigen abzielen? • Ob die Unterlassung von Maßnahmen/die Möglichkeit der Anpassung im Problem oder im Ziel begründet ist? • Ob begründet ist, wenn Schritte ausgelassen oder sogar ganze Expertenstandards außer Acht gelassen werden? • Ob die Entscheidungen und Prioritäten des Bewohners beachtet und in die Maßnahme integriert sind? • Ob es erkennbar ist, wenn eine oder mehrere Maßnahmen zunächst versuchsweise durchgeführt wurden? Bei Nicht-Gelingen, Unterbrechung oder Abbruch dieser Maßnahmen muss die Begründung dafür auch im Problem und in der Zielformulierung integriert werden! • Ob Beratungen nach Aufnahme, im Verlauf des Pflegezeitraums oder bei Veränderungen erkennbar geplant sind? Ansonsten sind diese wenigstens im Anschluss zu dokumentieren • Ob erkennbar ist, dass die Prozessplanung das Ergebnis eines Aushandlungsprozesses zwischen dem Betroffenen und dem Mitarbeiter der Einrichtung/ Bezugspflegefachkraft ist (Eintrag im Beratungsblatt)?
8. Leistungsnachweise/ Bestätigungen	• Sind die vorgeplanten Maßnahmen quittiert? • Sind Abweichungen erkennbar gemacht (zweites Handzeichen)?
9. Pflegebericht	• Ist der Pflegeprozess als roter Faden erkennbar? • Lässt sich das Befinden des Betroffenen erkennen (Achtung: Insbesondere auch auf die Ziele der Symptomkontrolle, Lebensqualität und der radikalen Orientierung am Sterbenden, der Trauerbegleitung und der Angehörigenarbeit achten)? • Wird auf medizinische und pflegerische Probleme reagiert (z.B. auf Blut im Urin, Schmerzen, Fieber etc.) oder lässt sich die Begründung dafür erkennen, dass keine Maßnahmen eingeleitet werden? • Lässt sich ein geregeltes Symptommanagement erkennen? Konnten potenzielle Symptome verhindert oder aktuell schon vorhandene Symptome effektiv behandelt und so reduziert oder behoben werden? • Lassen sich nicht vorgeplante aber aktuell durchgeführte Maßnahmen einschließlich der Begründung hierfür und ihre Wirkung erkennen?

Teilprozesse	Relevante Fragestellungen
	- Lassen sich die Entwicklungen des Betroffenen erkennen? Erfolgten bei Veränderungen des Zustandes Überprüfungen der Maßnahmen und wurde die Planung ggf. angepasst? - Lässt sich bei erhöhtem Zeitaufwand die tatsächlich erforderliche Zeit erkennen? - Lassen sich Erschwernisfaktoren erkennen? - Sind die Zeitabstände der Eintragungen angemessen? - Lassen sich Arztvisiten und deren Auswirkung erkennen? - Finden sich wiederholt Einträge zur Situation des Wohlbefindens und der Lebensqualität (Achtung: Bei Betroffenen mit Bewusstseinsbeeinträchtigungen immer schreiben »... zeigt Anzeichen von ... «, «... wirkt ... » und dann die Anzeichen beschreiben: Bei Betroffenen mit vorhandener Kommunikationsfähigkeit immer schreiben »Laut eigener Aussage ...« oder »Frau ... sagt ...«)? - Finden sich Eintragungen zur Kommunikation, zur Aktivität und zum Befinden der Angehörigen? Sie sind die zweite Gruppe der Betroffenen (siehe WHO-Definition, Kap. 1.1, S. 12).

Evaluation	- Sind die angebotenen und durchgeführten Maßnahmen hinsichtlich ihrer Wirkung und Eignung evaluiert?
	- Wurden sie angepasst, wenn sie nicht zu der erzielten Wirkung führten?
	- Lassen sich Selbsteinschätzungen des Betroffenen zur Zufriedenheit mit der Gesamtversorgung oder mit einzelnen Maßnahmen erkennen?
	- Lassen sich Aussagen von Angehörigen erkennen?
	- Finden sich Aussagen zur Zielerreichung (war die geplante Maßnahme »Gold wert«)?
	- Finden sich als vertiefende Verfahren in schwierigen Situationen:
	  – Fallbesprechungen?
	  – Ethische Fallbesprechungen
	  – Pflegevisiten am Bett?
	  – Multiprofessionelle Besprechungen?
	  – Kollegiale und kooperative Beratungen?
	- Werden die Ergebnisse der Evaluation dann handlungsleitend für die weitere Prozesssteuerung in der Pflegeplanung genutzt (= PDCA-Zyklus)?

7 EXPERTENSTANDARDS IN DER PALLIATIVE CARE

7.1 Vorliegende Expertenstandards

Wissenschaftlich begründet und in juristisch unklaren Situationen als Gutachterrichtlinie anerkannt, wurden von einem Expertenteam des DNQP (= Deutsches Netzwerk für Qualitätssicherung in der Pflege) sogenannte Expertenstandards erstellt. Diese sollen insbesondere in komplexen Situationen Orientierung und Anleitung zum richtigen Vorgehen geben und aufzeigen, wie ein entsprechender professioneller Handlungsablauf sicherzustellen ist, um Risiken zu erkennen, zu minimieren oder deren Folgen zu vermeiden bzw. zu reduzieren.

Aktuell gibt es für die folgenden Themenkomplexe einen Expertenstandard:
1. Dekubitusprophylaxe
2. Sturzprophylaxe
3. Entlassungsmanagement
4. Schmerzmanagement (a) bei chronischen Schmerzen/(b) bei akuten Schmerzen
5. Förderung der Harnkontinenz
6. Ernährungsmanagement
7. Chronische Wunden
8. Erhaltung und Förderung der Mobilität in der Pflege

Alle Standards gelten ab dem Zeitpunkt der Herausgabe grundsätzlich als verpflichtend zur Umsetzung in allen Einrichtungen des Gesundheitswesens. Sie liegen nicht im Freiwilligkeitsbereich einer einzelnen Einrichtung, sondern müssen umgesetzt werden. Insbesondere mit den Prüfungen nach dem Pflege- und Transparenzgesetz, wie auch bei Qualitätsprüfungen nach §§ 112, 114, Elftes Sozialgesetzbuch (SGB XI) überprüft der MDK (Medizinische Dienst der Krankenversicherung) die Umsetzung der vorgegebenen Umsetzungsrichtlinien.

Dieses bedeutet jedoch nicht, dass die Handlungsschritte eines Expertenstandards in jedem Fall und auch gegen den Willen eines Betroffenen umgesetzt werden dürfen oder müssen. Dem gegenüber steht das Grundgesetz als die Verfassung Deutschlands. Das Selbstbestimmungsrecht des Menschen ist zu beachten. Das wiederum impliziert sogar ein Recht auf Selbstgefährdung, so lange dieses nicht zu einer akuten Lebensbedrohung oder zu einer massiven Gefährdung für andere Menschen führt. In den bereits überarbeiteten Expertenstandards (Dekubitusprophylaxe, Schmerzmanagement und Sturzprophylaxe) wird auch von den Experten deutlich hervorgehoben, dass die Präferenzen des Betroffenen handlungsleitend sein müssen.

7.1.1 Inhalte der Expertenstandards

Von seinem Aufbau ist jeder jedes Expertenstandards ein sogenannter Makrostandard, d. h. er bezieht sich auf länderübergreifende und grundlegende ethische Normen oder das berufliche Wertesystem. Folgende Aspekte werden geregelt:
- Erforderlichen Dispositionen (Erfordernisse, Voraussetzungen, Strukturen)
- Organisationsabläufe innerhalb des Managementprozesses zum genannten Thema
- Anzuwendende Handlungsschritte (= Prozess)
- Angestrebte Ergebnisse

Nicht festgelegt sind hingegen:
- Jeweilig spezifische Erfassungsinstrumente (es liegen lediglich Empfehlungen vor)
- Rigorose Intervallbeschreibungen zur Anwendung von Analyseverfahren und Evaluationen (außer: bei Übernahme des pflegerischen Auftrages oder bei Auftreten eines entsprechend zum Thema passenden Schadens oder erkennbaren Risikos oder bei Veränderung des Pflegezustandes)
- Konkrete Anordnungen zur Anwendung von kleinschrittigen Maßnahmen (nur Empfehlungen, die aus der Literaturrecherche abgeleitet wurden)

7.2 Themenübergreifende Handlungsschritte der jeweiligen Expertenstandards

Unabhängig vom jeweiligen Thema lassen sich in den Expertenstandards verschiedene Prozesse/Organisationshandlungen erkennen, die einem immer gleichen Schema entsprechen.

Tabelle 5: Grundlegende Prozesse der Expertenstandards

Strukturen/Vorbedingungen	Prozesse/Handlungen	Ergebnisse
• Die Pflegefachkraft verfügt über aktuelles Wissen zu ... • Die Einrichtung gibt ein geeignetes Erfassungsinstrument und Dokumentationsinstrumente vor, verfügt über eine interprofessionelle Verfahrensanweisung zu ...	Die Pflegefachkraft schätzt • zu Beginn des pflegerischen Auftrages, • bei Veränderungen des Pflegezustandes, • bei einem aufgetreten Schaden das Risiko von ... ein und wiederholt dies in individuell festzulegenden Abständen. In den meisten Expertenstandards führt sie • ein initiales Screening als grobe Einschätzung einer bestehenden Mängel- oder Risikosituation durch (»Rasterfahndung« für alle Betroffenen). • ein umfassendes Assessment bei erkannten Veränderungen oder Risiken beim Betroffenen durch. • eine zusätzliche pflegefachliche Einschätzung durch (handelt es sich um ein wirkliches Risiko oder nur um Risikofaktoren, die jedoch vom Betrioffenen oder durch ein Hilfsmittel kompensiert sind).	Eine aktuelle Einschätzung zum Risiko/Problem XY liegt vor. **Hinweis:** Wenn das Risiko nicht eingeschätzt wurde, kann die Pflegekraft auch nicht erkennen, ob zwingende Maßnahmen erforderlich sind. Sie kann den Betroffenen dann nicht beraten und ihm Maßnahmen anbieten, die er annehmen oder ablehnen darf **Fazit:** Eine Einschätzung der Risikosituation ist vorzunehmen. Neben der Einschätzung per Assessment ist die professionelle Einschätzung durch die Pflegekraft vorzunehmen. Zusätzlich sollte eine Einschätzung durch den Betroffenen erfragt werden (= Selbsteinschätzung). **Palliative Care speziell:** Liegt keine Risikoeinschätzung vor, sollte die Unterlassung begründet werden (vgl. Kap. 7.3.1., S. 84 f.).
• Die Pflegefachkraft verfügt über das erforderliche Wissen zum Management von ... • Die Einrichtung verfügt über eine multiprofessionelle Verfahrensregelung zum Managementprozess.	Die Pflegefachkraft steuert den entsprechenden Prozess unter Berücksichtigung der erkannten Ergebnisse aus der Einschätzung.	• Der Betroffene erhält einen gemanagten Prozess, der seinem Bedarf aber vor allen seinen Bedürfnissen gerecht wird. • Der Prozess führt zu einer/m Minimierung/Ausschluss möglicher Risiken oder Folgen. • Der Prozess muss so geartet sein, dass auch das Selbstbestimmungsrecht des Betroffenen/ seine Abwehr geachtet wird.

Strukturen/Vorbedingungen	Prozesse/Handlungen	Ergebnisse
• Die Pflegefachkraft verfügt über das erforderliche Wissen, geeignete Strategien zur Vermeidung, Behebung oder Linderung des Problems umzusetzen. • Die Einrichtung verfügt über ein geeignetes Konzept und ggf. über die entsprechenden Materialien zur Umsetzung von ...	• Die Pflegefachkraft plant gemeinsam mit dem Betroffenen und /oder seinem Angehörigen/Betreuer Maßnahmen zur Unterstützung von .../Reduktion der Gefahren von .../Optimierung des Zustandes ... • Die Pflegefachkraft bezieht bei Bedarf weitere Berufsgruppen ein. • Die Pflegefachkraft berücksichtigt die Prioritäten des Betroffenen. **Palliative Care speziell:** Die Pflegefachkraft prüft gemeinsam mit dem Betroffenen und ggf. seinen Angehörigen/ primären Bezugspersonen mögliche Handlungen und entscheidet möglichst mit ihm zusammen, ob diese anzuwenden sind oder ob ein bestehendes Risiko toleriert werden soll. Hier ist die radikale Orientierung am Sterbenden zu beachten!	• Der Handlungsplan wird aufgrund eines gemeinsamen Aushandlungsprozesses zwischen dem Mitarbeiter und dem Betroffenen erstellt. • Es liegt ein geeigneter Handlungsplan vor, der das Risiko möglichst minimiert, Schäden oder Folgen möglichst verhindert oder in ihrem Ausmaß reduziert, der die Präferenzen des Betroffenen beachtet.* oder • die Präferenzen des Betroffenen, die zu einer Ablehnung führen, aufzeigt bzw. die Begründung für die Unterlassung sinnvoll begründet darstellt. Wenn ansonsten sinnvolle oder geforderte Maßnahmen nicht geplant und durchgeführt werden, muss die *schriftlich nachgewiesene* Begründung dafür erkennbar sein. Begründungen wären z.B.: • Ablehnung durch den Betroffenen • Entstehung eines anderen Problems aufgrund der Maßnahme, die eigentlich ein Risiko reduzieren soll (hier angeben, welches Problem entstehen und warum dieses als gravierender eingeschätzt wurde als das bestehende Risiko) • Maßnahme ist aufgrund einer professionellen Reflexion als nicht geeignet eingeschätzt (Gründe hierfür sind anzugeben)

* Nicht alles, was machbar ist, muss auch gemacht werden. Alle Handlungen sind als eine Art Dienstleistungsangebot zu verstehen, die der Betroffene annehmen oder ablehnen kann. Die Präferenzen des Betroffenen, d.h. seine Bedürfnisse, seine Entscheidungen müssen bei der Planung von Maßnahmen beachtet werden.

Strukturen/Vorbedingungen	Prozesse/Handlungen	Ergebnisse
• Die Pflegefachkraft verfügt über Informations-, Beratungs- und Anleitungskompetenz zum Thema XY. • Die Einrichtung stellt entsprechende Unterlagen zur Verfügung.	Die Pflegefachkraft berät, informiert und schult den Betroffenen sowie seine Angehörigen/Betreuer hinsichtlich vorhandener Risiken, möglicher Maßnahmen, Folgen bei Unterlassung von Maßnahmen und ihren Alternativen.	• Der Betroffene und/oder seine Angehörigen/Betreuer sind angemessen informiert, beraten oder geschult. Die Kerninformationen zur Beratung sind dokumentiert (Beratungspartner, Inhalt und Entscheidung). • Betroffene und/oder seine Angehörigen/Betreuer kennen das Risiko sowie mögliche Folgen bei Anwendung oder Unterlassung der Maßnahme. **Hinweis:** Der Betroffene kann ja nur verantwortlich über die Annahme oder Ablehnung einer Maßnahme entscheiden, wenn er die jeweiligen Vor- und Nachteile einer Handlung kennt. **Fazit:** Beratungen sind insbesondere dann gründlich zu dokumentieren, wenn der Betroffene sich für ein Handeln entscheidet, welches gefährliche Auswirkungen hat.
Die Pflegefachkraft verfügt über die Kompetenz (das ist mehr als Können, es heißt auch Tun!), kann kompetent die Wirksamkeit, Angemessenheit der Maßnahmen und den Problemverlauf sowie die Entwicklung des Betroffenen evaluieren.	Die Pflegefachkraft evaluiert gemeinsam mit dem Betroffenen und ggf. Angehörigen/primären Bezugspersonen die Wirksamkeit der eingeleiteten Maßnahmen in einem individuell festzulegenden Zeitabstand und richtet ihr Vorgehen nach den je aktuellen Erkenntnissen aus.	Der vorhandene Handlungsplan ist evaluiert. Der Betroffene erfährt eine Aktualisierung der Handlung, wenn die entsprechende Notwendigkeit erkennbar ist und von ihm gewünscht oder zugelassen wird.

7.3 Spezifische Anforderungen an Expertenstandards

Grundsätzlich ist die Anwendung der getroffenen Vorgaben der Expertenstandards in die Palliative Care zu übernehmen, wenn …
1. der Betroffene mit einem entsprechenden Vorgehen einverstanden ist.
2. aus professioneller Sicht durch die Anwendung für den Betroffenen ein Erhalt oder Gewinn an Lebensqualität erwartet wird oder er ansonsten davon profitiert.
3. Gefährdungen oder Folgen eines daraus entstehenden Schadens keine absolute akute Lebensbedrohung auslösen.
4. wenn aus professioneller Sicht keine Gründe gegen die Anwendung sprechen.

7.3.1 Gründe, die gegen die Anwendung des kompletten Expertenstandards oder für den Ausschluss bestimmter Handlungsschritte sprechen

Bereich Selbstbestimmung

Die Anwendung der genannten Schritte aus dem Expertenstandard ist zu unterlassen oder nur bedingt durchzuführen, wenn …
- ein Betroffener trotz Beratung über die Zusammenhänge und Konsequenzen die Durchführung des kompletten Handlungsablaufs oder einzelner Schritte nicht wünscht. Die Ablehnung ist dann möglichst mit Begründung durch den Betroffenen sowie unter Angabe angebotener Alternativen oder Kompromisse zu dokumentieren. Stichpunkte: Selbstbestimmung/radikale Orientierung am Sterbenden.
- in einer Patientenverfügung konkrete Aussagen gegen die Durchführung der entsprechenden Handlung vermerkt sind. Stichpunkt: Selbstbestimmung.
- die Angehörigen bei Menschen mit stark eingeschränktem Bewusstsein, die sich nicht mehr selbst äußern können, über eine entsprechende Vollmacht zur Entscheidung verfügen und sie die Anwendung des Expertenstandards oder einzelner Handlungsschritte untersagen. Sie müssen dafür über den Sinn der einzelnen Handlungsschritte und über die angestrebten Wirkungen sowie über die möglichen Folgen bei Unterlassung entsprechender Schritte beraten werden. Diese Beratung muss dokumentiert sein. Gleichzeitig ist davon auszugehen, dass die Entscheidung des bevollmächtigten Angehörigen nicht gegen den gezeigten oder mutmaßlichen Willen des Betroffenen gerichtet ist.

Bereich Pflegerische Expertise

Neben der Anwendung eines Assessments wird in jedem Fall die pflegefachliche Einschätzung benötigt, d. h. die sogenannte pflegerische Expertise. Die Anwendung der genannten Schritte aus dem Expertenstandard ist zu unterlassen oder nur bedingt durchzuführen, wenn …

- der Sterbeprozess zum aktuellen Zeitpunkt bereits weit fortgeschritten ist und der Sinn einer Risikoerhebung oder Prophylaxe zum Risiko XY fragwürdig wird.
- im fortgeschrittenen Sterbeprozess klar erkennbar andere Handlungen an Priorität gewinnen – z. B. menschliche Begleitung anstelle von Maßnahmen zur Förderung von Harnkontinenz.
- aus professioneller Sicht die Umsetzung prophylaktischer Handlungen zu einer zusätzlichen Belastung für den Betroffenen führen würden, z. B. die Anwendung eines Hüftprotektors zu unbequemem Liegen im Bett führt.
- durch die Maßnahme, die prinzipiell der Risikoreduktion dient (Risikoreduktion = Reduktion von Faktoren, die ein Risiko bedingen oder verstärken) ein anderes, für den Betroffenen schwerwiegenderes Problem auftreten würde. Das könnten beispielsweise sein: die Anwendung einer vollständigen Lagerung/Bewegungsanwendung führt zur Entstehung von gravierender Luftnot und Schmerzen sowie der Unfähigkeit, in der eingenommenen Lage ohne Einschränkungen der Lebensqualität liegen zu können. Hier werden die verschiedenen Möglichkeiten gegeneinander abgewogen und die nun sinnvollere ausgewählt. Die Unterlassung der ansonsten sinnvollen oder empfohlenen Maßnahme wird dokumentiert und begründet.

Die Unterlassung der Umsetzung von Teilprozessen oder des Organisationsablaufs eines kompletten Expertenstandards erfolgt also nur, wenn mindestens einer der drei folgenden Gründe erkennbar ist:

- **Ablehnung durch den Betroffenen:** Der Betroffene lehnt die Handlung ab.
- **Maßnahme löst andere Probleme aus:** Wenn eine Maßnahme, die ansonsten sinnvoll ist, in einem anderen Bereich neue schwerwiegende Probleme oder eine Einschränkung der Lebensqualität auslöst, kann sie nicht mehr als uneingeschränkt angemessen eingeschätzt werden.
- **Professionelle Einschätzung, dass die Maßnahme jetzt nicht (mehr) sinnvoll ist:** Aufgrund einer professionell zu begründenden Einschätzung der Mitarbeiter des interdisziplinären Teams oder einer spezifischen Berufsgruppe. Die Handlung macht hier keinen Sinn, ggf. finden sich in einer Situation andere Prioritäten wie etwa andere Zielsetzungen beim Betroffenen.

> **Wichtig!**
>
> Die Unterlassung darf nur mit einer entsprechenden, nachvollziehbaren und begründenden Dokumentation erfolgen. Ist diese vorhanden, liefert sie den Rechtfertigungshintergrund für die Unterlassung. Von einem sogenannten fahrlässigen Handeln ist dann nicht mehr ohne Weiteres zu sprechen, weil die Unterlassung professionell begründet ist.

4 Handlungsschritte

1. Sinnvollen Einsatz prüfen
Individuell den Gesundheitszustand und die Lebens- und Sterbesituation des Betroffenen klären und prüfen, ob die Durchführung des Pflegestandards und die daraus resultierenden Assessments oder Maßnahmen im Sinne des Betroffenen sind, die Ergebnisse noch zu seinem Wohl genutzt werden können und ob seine Zustimmung vorliegt.

2. Beratung
Individuell jeden Betroffenen/und oder seinen Angehörigen befragen, ob entsprechende Handlungen durchgeführt werden dürfen, ob das Thema für ihn wichtig ist und Priorität besitzt. In einer derartigen Beratung sollten die Themen hinsichtlich ihrer Bedeutung in der Palliativsituation und individuell im Hinblick auf den Betroffenen gewichtet werden. Er muss allerdings bei dieser Frage auch über die möglichen Folgen einer Unterlassung entsprechender Maßnahmen aufgeklärt sein.

3. Durchführung nach Einwilligung ... Unterlassung bei Ablehnung
Liegt eine Einwilligung durch den Betroffenen vor, werden die Handlungsschritte durchgeführt und ihre Wirkung evaluiert. Willigt der Betroffene nicht ein, werden die Entscheidung des Betroffenen zur Unterlassung entsprechender Schritte sowie die durchgeführte Beratung dokumentiert (entweder auf einem Beratungsprotokoll oder in der Pflegeprozessplanung mit einem ausführlicheren Eintrag im Pflegebericht).

4. Wiederholte zyklische Evaluation des Vorgehens
Die getroffenen Entscheidungen zur Anwendung oder zur Unterlassung von Assessments oder Managementprozessen oder Handlungsschritten sind immer wieder neu zu reflektieren, zu evaluieren und ggf. bei Verschlechterung des Zustandes beim Betroffenen, bei Veränderung der Pflegesituation oder bei der Zunahme des Risikos die Entscheidung zu überprüfen und zu revidieren.

7.4 Spezifische Anforderungen an die Dokumentation

Insbesondere, wenn die Vorgaben entsprechend des Expertenstandards nicht durchgeführt werden können/sollen, bedarf es einer guten Dokumentation. Dazu sind die unterschiedlichen Bereiche der Pflegeprozessplanung zu betrachten.

In der Informationssammlung/Pflegeerhebung
In der Informationssammlung sind die individuellen Bedürfnisse, Vorlieben und Abneigungen zu erfassen und zu benennen (etwa: Herr Buch mag nicht mehr trinken, er ekelt sich vor dem Gefühl, etwas im Mund zu haben.). Insbesondere die Abneigungen gegenüber bestimmten Maßnahmen, die sich aus der Sterbesituation, aus der

bestehenden fortgeschrittenen Erkrankung, aus der Veränderung von Prioritäten beim Betroffenen ergeben, sind zu benennen.

Zudem ist die Selbsteinschätzung des Betroffenen zu berücksichtigen: »Ich weiß, dass ich zu wenig trinke, aber was soll das auch in meiner Situation. Ich will und kann einfach nicht mehr trinken.«

Dann erfolgt sie die Einschätzung des Pflegezustandes im Rahmen der pflegerischen Expertise:
- Was geht?
- Was geht nicht?
- Was macht einen Sinn?
- Was erscheint sinnlos, weil andere Handlungen und andere Ziele wichtiger erscheinen?

Schließlich gilt es, Einschätzungen zu den existenziellen Erfahrungen des Betroffenen vorzunehmen:
- Welche Entscheidungen hat der Betroffene für sich selbst getroffen?
- Was ist ihm wichtig?
- Wovor fürchtet er sich?
- Was lehnt er generell ab?
- Welche Handlung will er konkret in dieser Situation und welche nicht?
- Welche Gründe hat er für die Ablehnung?
- Was würde alternativ gehen?

Hier könnte auch die konkrete Ablehnung gegenüber der Durchführung eines Assessments oder spezifischer Maßnahmen zur Minimierung eines Risikos bzw. zur Vorbeugung des Schadens aufgeführt werden. Gibt es noch andere Maßnahmen zur Risikominimierung, die jetzt angewendet werden könnten? Sollte bereits eine Beratung hierzu erfolgt sein, muss der Hinweis auf das entsprechende Dokument und Datum dokumentiert werden.

7.4.1 In der Pflegeprozessplanung

Ressourcen-/Problem- und Risikoformulierung
Die Fähigkeit zur eigenen Willensbekundung und Entscheidung sowie die Fähigkeit, Risiken und die Auswirkungen auf die eigene Situation selbst einzuschätzen, sollte im Bereich »Kommunizieren« als **Ressource** beschrieben sein.

Der konkrete Grund, warum ein Assessment nicht durchgeführt wird, ist im **Problem** zu benennen. Wird ein Risiko nur von den Pflegenden als Risiko eingeschätzt, hat aber für den Betroffenen keine Bedeutung? Oder lehnt er die Durchführung eines Assessments ab? Dann wird dieses in der Problemspalte beschrieben.

Das **Risiko** ist zu nennen, dabei können mögliche Grenzen aufgezeigt und das Risiko strategisch eingeschätzt werden.

> **Praxisbeispiel**
>
> Frau Kuhn trinkt durchschnittlich nur 600 ml/Tag. Es besteht Exsikkosegefahr. Das Risiko kann jedoch nicht objektiv eingeschätzt werden, da Frau Kuhn die Anwendung eines Trinkprotokolls ablehnt. Sie ist über das potenzielle Exsikkoserisiko und die Folgen informiert – siehe Beratungsprotokoll.

Zielformulierung

Hier ist das jeweils individuelle Ziel des Betroffenen unter der Berücksichtigung des Risikos/des bestehenden Problems zu benennen. Das Bedürfnis des Betroffenen wird hierbei als höherwertig geachtet als der pflegerische Bedarf.

> **Praxisbeispiel**
>
> Die Ablehnung von Frau Kuhn gegenüber einem Trinkprotokoll ist beachtet, sie trinkt entsprechend ihren Bedürfnissen. Sie erfährt keine Fremdbestimmung.
> Oder: Das Selbstbestimmungsrecht von Frau Kuhn ist beachtet, auf das Trinkprotokoll wird trotz der Gefährdung verzichtet.
> Es könnten auch weitere spezifische Ziele aus dem Palliativ- und Hospizbereich genannt werden (siehe Kap. 4.1, S. 28).

Maßnahmenformulierung/Tagesstruktur

Stehen Kompensationsstrategien zur Verfügung, die das Risiko anders als ansonsten üblich reduzieren können (= Alternativlösungen oder Kompromisslösungen), ist deren Einsatz mit dem Betroffenen zu besprechen und bei seiner Einwilligung in der Maßnahmenbeschreibung zu dokumentieren. Dabei gilt:

1. Maßnahmen, die auf die Erhaltung des Selbstbestimmungsrechts und die Erhaltung oder Wiederherstellung einer möglichst weitgehenden Lebensqualität zielen, haben immer Priorität. Sie sind jedoch abhängig davon, wie weit der Sterbeprozess fortgeschritten ist – zeitweise ist das Angebot einer Kompromisslösung sinnvoll.

2. Dauert eine Palliativsituation möglicherweise noch mehrere Monate, muss der Betroffene wiederholt in einem individuellen Intervall über die vorhandenen Risiken und die Möglichkeiten zur Minimierung – einschließlich der Vor- und Nachteile – beraten werden. Seine Entscheidungen sind mit den zugrunde liegenden Begründungen des Betroffenen zu dokumentieren.
3. Als Maßnahme kann auch geplant werden: „Maßnahme xy wird angeboten, Einwilligung erfragt, Ablehnung aber akzeptiert."

> **Wichtig!**
>
> Das Intervall für die **Beratungen** ist nach folgender Empfehlung zu klären und festzulegen: Je gefährlicher ein Problem oder Risiko ist, je schneller sich ein Zustand in Richtung Gefährdung entwickelt oder je stärker die Lebensqualität des Betroffenen durch das Problem XY eingeschränkt ist oder eingeschränkt sein wird, wenn der Zustand X auftritt, desto häufiger muss beraten werden.

Belegte – also dokumentierte – Beratungen zeigen, dass der Betroffene in individuell festzulegenden Abständen erneut informiert und gefragt wurde. So wird es ersichtlich, dass es hier nicht um eine schlichte Unterlassung ansonsten vorgeschriebener Prozesse geht. Vielmehr wird erkennbar, dass die Präferenzen des Betroffenen erfragt und bei der Entscheidung berücksichtigt werden, so, wie es in den Expertenstandards gefordert ist. Der Vorwurf der Fahrlässigkeit wäre hier nicht gerechtfertigt.

7.4.2 Im Pflegebericht

Der Pflegebericht dient der Verlaufsbeschreibung, der Darstellung des Befindens des Betroffenen, seiner Reaktionen auf Angebote und Maßnahmen und der Beschreibung der Entwicklung von Risiken. Auch die Kooperation mit dem Betroffenen, seinen Angehörigen und den Mitgliedern des interprofessionellen Teams wird hier abgebildet.

Im Hinblick auf die Anwendung von Handlungen oder auf eine mögliche Unterlassung von Handlungen aus den Expertenstandards sind im Pflegebericht folgende Einträge sinnvoll:

Tabelle 6: Sinnvolle Berichtseinträge bei Unterlassungen

Wenn der Standard komplett umgesetzt wird	Wenn der Standard nicht oder nur in Teilbereichen umgesetzt wird
• Reaktionen auf die Frage, ob der Betroffene die Durchführung eines entsprechenden Verfahrens zulässt. Erscheint für ihn der zu vermeidende Zustand eine wichtige Zielsetzung zu sein oder will er eher in Ruhe gelassen werden? Haben andere Ziele für ihn Vorrang? • Verweis, wenn ein Assessment durchgeführt wird und kurze Beschreibung, welche Risiken in der Hauptsache erkannt wurden (möglich wäre auch der Verweis auf das entsprechende Dokument). Beispiel: »Heute hat Frau Kuhn laut Trinkprotokoll bis 17.00 Uhr nur 600 ml getrunken, bitte wiederholt Getränke im Spät- und Nachtdienst (wenn sie wach ist) anbieten. • Ziele, die der Betroffene und/oder seine Angehörigen als Priorität ansehen. Dienen sie eher zur Risikovermeidung oder -reduktion oder dem Erhalt der Selbstbestimmung (Anerkennung der Abwehr etc.)? • Reaktionen auf durchgeführte Maßnahmen • Aushandlungsprozess, die Suche nach Kompromissen und deren Ergebnisse • Interaktionen mit dem Betroffenen und/oder seinen Angehörigen • Veränderungen im fortschreitenden Prozess des Sterbens • Änderung der Prioritäten und Auswirkung auf die Pflegeprozessplanung • Reaktionen und Entscheidungen auf Beratungen	• Welche Faktoren werden im Verlauf der Pflege beobachtet, die ein bestimmtes Risiko erkennen lassen? • Welche Maßnahmen wurden dem Betroffenen angeboten? • Über welche Inhalte wurde er beraten? • Welche Einschätzungen und Prioritäten hat der Betroffene? (Aussagen des Betroffenen möglichst in wörtlicher Rede dokumentieren.) • Welche Entscheidungen wurden von ihm selbst und im gemeinsamen Abstimmungsprozess getroffen? • Kann und konnte die Lebensqualität des Betroffenen durch Unterlassung der empfohlenen Maßnahmen aus dem Expertenstandards (möglichst weitgehend) aufrechterhalten werden? Auswirkungen von Unterlassungen sind zu beschreiben. • War vorher erkennbar, dass die Durchführung ansonsten empfehlenswerter Maßnahmen die Lebensqualität erheblich eingeschränkt oder sogar zu neuen Problemen geführt hätte? (Abwägungsprozess dokumentieren.) • Wurden die Angehörigen in die Entscheidung einbezogen? (Beratungen dokumentieren.) • Wurde der Arzt in die Entscheidung einbezogen? • Lässt es sich erkennen, dass das Risiko ganz bewusst in Kauf genommen wurde, um andere Ziele zu erhalten, wie z.B. das Recht auf Autonomie im Bereich von Selbstbestimmung und Handlung (Gesetzte Prioritäten dokumentieren und begründen)? • Wurde der Betroffene immer wieder neu befragt und ihm die Maßnahmen bzw. Kompromisse angeboten? Hat er die einmal getroffene Entscheidung dann wiederholt? • Wurden nach einer Zunahme des Risikos, bei Veränderung der Pflegesituation oder bei erkennbaren ersten Anzeichen eines aufgetretenen Schadens, die bisher geplanten Maßnahmen neu überdacht und neu entschieden? (Steuerung nachvollziehbar dokumentieren, Evaluation als Prozess und mit Ergebnis dokumentieren.) • Lässt es sich nachvollziehbar erkennen, wenn der Betroffene sich trotz Beratung auch weiterhin für das Risiko oder den Schaden entscheidet und die angebotenen Maßnahmen ablehnt?

7.4.3 Fazit zur Dokumentation

In den Fällen, in denen der Betroffene erforderliche oder sonst sinnvolle Maßnahmen ablehnt oder diese in den Augen von Angehörigen, Ärzten oder Pflegenden nicht mehr sinnvoll erscheinen, sollte das professionelle, an den besonderen Zielen von Palliative Care sich ausrichtende und das reflektierte Vorgehen aus der gesamten Dokumentation hervorgehen.

In schwierigen oder komplexen Problemsituationen sollte in jedem Fall – ergänzend zu der Evaluation – eine Fallbesprechung oder bei ethisch nicht eindeutigen Situationen eine ethische Fallbesprechung durchgeführt werden.

Bei einem vorhandenen und weiterhin tolerierten Risiko oder im Falle eines bereits aufgetreten Schadens, sollte erkennbar sein, dass dies durch die Entscheidung und/oder das Verhalten des Betroffenen oder infolge einer pflegefachlich begründeten Entscheidung auftrat und ggf. weiterhin auftreten wird. Es ist sicherzustellen, dass dies nicht die Folge einer Fahrlässigkeit der Einrichtung/der Pflegenden ist. Hier ist in jedem Fall einer erneute Risikoeinschätzung und die Prüfung erforderlich, ob der Handlungsplans geändert werden muss.

8 DER PLAN FÜR ALLE FÄLLE

Bei dem Plan für alle Fälle handelt es sich um einen vorausschauenden Plan. Er wird im Vorfeld für die Betroffenen angelegt und beinhaltet alle erforderlichen Maßnahmen, die in der kommenden Zeit wichtig sein könnten und geplant werden sollten. Es geht darum, Fälle/Szenarien zu konstruieren, einzuschätzen und vorab zu planen, die kommen könnten aber zum Planungszeitpunkt noch gar nicht eingetreten ist.

8.1 Ziel des Plans

Das hauptsächliche Ziel des Plans für alle Fälle besteht darin, durch ein prospektives (vorausschauendes) Vorbereiten und Bereithalten aller erforderlichen Medikamente, Hilfsmittel und anderer Bedingungen, die Notwendigkeit einer Krankenhauseinweisung möglichst zu verhindern. Der palliativ betroffene Mensch soll möglichst so zu Hause, d. h. in seiner eigenen Wohnung, in der Wohnung der Angehörigen – falls er dort untergebracht ist …, im Hospiz oder im Heim sterben können. Ein Krankenhausaufenthalt in der Sterbesituation kann in vielen Fällen als nicht angemessen und auch als vom Betroffenen nicht erwünscht eingeschätzt werden. Geeignete Maßnahmen, die bei auftretenden Problemen und Komplikationen eingesetzt werden können, sind so bereits im Vorfeld organisiert und sind dann vorhanden, wenn der Fall der Fälle eintritt. Sie können dann gewissermaßen ohne eine zeitliche Verzögerung umgesetzt werden.

8.2 Organisation/Erstellen des Plans

Wie wird der Plan für alle Fälle erstellt? Bereits bei der Aufnahme, bei der Übernahme des pflegerischen Auftrags oder bei Erkennen einer aufgetretenen Palliativsituation wird mit dem behandelnden Arzt Kontakt aufgenommen. Gemeinsam wird nun geprüft, welche potenziellen medizinischen Probleme im weiteren Krankheits- und Sterbeverlauf auftreten können und welche Maßnahmen bereits jetzt für diese Situation angeordnet werden können.

Wichtige Fragen zur Organisation
- Welche Probleme können unter der Beachtung der vorhandenen, wahrscheinlich weiter fortschreitenden Krankheiten, Therapien oder Situationen auftreten? (Hierbei auch an die interaktionelle Wirkung verschiedener Krankheiten denken.)
- Welche Probleme werden ggf. zusätzlich aufgrund des Alters des Betroffenen auftreten?
- Welche Probleme und Komplikationen können aufgrund der sozialen, religiös-spirituellen Situation und Bedürfnislage des Menschen auftreten?

Für die wahrscheinlichen oder nicht auszuschließenden Probleme werden nun quasi »Maßnahmen und Medikationen auf Vorrat« geplant, verordnet und organisiert. So ist alles vorbereitet, wenn der »Fall der Fälle« eintritt, d.h. wenn die schon als Risiko eingeschätzte Verschlechterung auftritt, wenn sich ein medizinisches Problem in der Nacht, am Wochenende entwickelt oder der behandelnde Arzt nicht schnell zu erreichen ist. Die Pflegenden können dann auf den Plan zurückgreifen und prüfen, ob es sich um den Bedarf handelt, der hier schon eingeschätzt und mit einer entsprechenden Verordnung versehen ist. Ist das so, kann der Plan zum Einsatz kommen. Auf diese Weise wird dann möglicherweise der Anruf beim Notarzt und die daraus so oft resultierende Krankenhauseinweisung vermieden.

8.3 Vernetzung mit der Pflegeplanung

In der Pflegeplanung werden die prospektiven Probleme als **potenzielle Probleme** beschrieben. Beispiel: Gefahr der Entstehung von Luftnot/Dyspnoe bei weiterem Fortschreiten des Bronchial-Karzinoms.

Im **Ziel** wird beispielsweise vermerkt: »Anzeichen einer eintretenden/zunehmenden Luftnot sind schnellstmöglich erkannt, das Ausmaß reduziert bzw. die Dyspnoe behoben. Herr Lau bekommt nach eigener Aussage ausreichend Luft/zeigt keine Anzeichen von Luftnot.«

Im **Maßnahmenplan** wird dann auf den Plan für alle Fälle verwiesen. Beispiel: »Zusätzliche Maßnahmen bei auftretender Dyspnoe – siehe Plan für alle Fälle«.

In vielen Einrichtungen werden die Betroffenen in Absprache mit einem Palliativmediziner bei eingeschätzter Palliativsituation in ein sogenanntes Palliativ-Netz eingeschrieben. Hierbei handelt es sich um einen Verbund von in Palliativer Therapie ausgebildeten Medizinern, die häufig sogar eine 24-stündige Rufbereitschaft und eine Ansprechbarkeit für alle Patienten anbieten, die im Netz eingeschrieben sind.

Zweifelt die Pflegefachkraft, ob es sich wirklich um eine Situation handelt, in der der Plan für alle Fälle eingesetzt werden soll, kann sie sich dort durch einen Telefonanruf rückversichern.

9 DIE DOKUMENTATION

Die Pflegeplanung ist – wie im Begriff schon enthalten …auf die Zukunft ausgerichtet. Sie gibt an wie es sein soll, wie Pflege, Behandlung und Betreuung gestaltet werden sollen. Es sind also ein nach Vorne gerichteter Blick und Soll-Zustand beschrieben.

Im Gegensatz dazu beinhaltet die Dokumentation Einträge zu einem Ist-Zustand oder zur Vergangenheit: »*So ist es wirklich jetzt und hier*« bzw. »*So war es.*« Einträge der Dokumentation beziehen sich somit immer auf etwas, was gerade ist oder war. Aufgrund der Einträge soll es erkennbar werden, ob die Planung gerechtfertigt war, ob sie funktioniert hat oder anders gehandelt werden soll. Die Einträge in der Dokumentation beziehen sich auf:

1. die Gegenwart
   Sie geben Auskunft über Veränderungen oder veränderte Handlungen, Situationsbeschreibungen, zum Befinden des Betroffenen, zu seinen Bedürfnissen, zu den Ergebnissen und Wirkungen von Handlungen. Sie zeigen auf, wie die Situation jetzt gerade ist.
2. die Vergangenheit
   So war es heute Morgen, heute Mittag, gestern oder zu diesem oder jenen vergangenen Zeitpunkt. In diesem Fall geht es um einen »rückwärts« gerichteten, reflektierenden Blick auf das Gewesene.

Aufgrund der Beschreibungen in den verschiedenen Ebenen wird der sogenannte rote Faden erkennbar, also ein Verlauf.

9.1 Teile der Dokumentation

In den verschiedenen Einrichtungen gibt es wegen der Vielfalt vorhandener Dokumentationssysteme viele verschiedene Dokumente. Die übergeordnete Gemeinsamkeit zeigt sich jedoch an den folgenden Kerndokumenten.

1. **Dokumente zur Erfassung und Einschätzung von Informationen**
   Pflegeanamnese, Biografie, Risiko-Assessments: Hier werden verschiedene Informationen dokumentiert, um Informationen einerseits gebündelt zu sammeln und darzustellen. So werden Veränderungen in einem zeitlichen Verlauf offenbar. Zudem stehen die gesammelten und ausgewerteten Erkenntnisse bereit zur Erstellung oder Überarbeitung der Pflege- und Betreuungsplanung.
2. **Dokumente als Nachweis für durchgeführte Leistungen** (= quantitativer Nachweis von Leistungen und Abläufen)
   Hier ist zu unterscheiden, ob noch jeweils einzelne Leistungen quittiert werden oder ob mit einer Sammelquittierung die Leistungen für eine ganze Schicht oder

einen umfassenden Arbeitsprozess en bloc dokumentiert wird, wie etwa bei der Tagesstrukturierten Pflegeplanung.
3. **Dokumente für qualitative Eintragungen** (= Beschreibungen)
Pflegeberichte, Beratungsprotokolle, Pflegevisitenprotokolle, Evaluationsbögen, Protokolle für Fallbesprechungen und Ethische Fallbesprechungen usw.
Hier ist immer der Zusammenhang zwischen der gegebenen Situation oder einer Entwicklung zu beschreiben. Berücksichtigt werden müssen dabei die Bedingungsfaktoren, die Auswirkungen auf die unterschiedlichen Bedürfnisbereiche, Überlegungen zum weiteren Vorgehen, Überlegungen zur Kooperation mit Netzwerkpartnern oder auch die qualitative Bewertung des Behandlungs- und Pflegeverlaufs.

Zur Dokumentation können gehören

1. Pflegeanamnese/Informationssammlung
2. Biografie
3. Risiko-Assessments
4. Leistungsnachweise/Protokolle
5. Pflege- und Betreuungsbericht
6. Beratungsprotokolle
7. Evaluationsbögen
8. Protokolle für Fallbesprechungen
9. Protokolle für Ethische Fallbesprechungen
10. Pflegevisitenprotokolle

9.2 Allgemeine Anforderungen der Dokumentation

Bei jeder Dokumentation handelt es sich um ein Nachweisdokument, das im Bedarfsfall auch zu juristischen Klärungsprozessen herangezogen wird. Daher müssen folgende Kernkriterien eingehalten werden:
1. **Kurze, knappe aber aussagefähige Formulierungen**
Dies wird erreicht durch das Beschreiben von ZDF = Zahlen, Daten, Fakten.
2. **Fortlaufende Beschreibungen** (der »rote Faden«)
Beschreibungen sollen immer Bezug nehmen, auf das was vorher, z.B. in der letzten Schicht, erkennbar war, auf vergleichende Problembeschreibungen. Die Frage lautet hierbei: Wie zeigte sich das Problem gestern oder heute Morgen? Wie stark war es zu diesem Zeitpunkt? Wie ist es jetzt? Auf diese Weise lässt sich auch der Verlauf von Bedürfnissen erkennen? Welche Bedürfnisse hatte der Betroffene heute Morgen? Was möchte er jetzt? Was lehnt er nun ab?

3. **Darstellungen sachlicher Inhalte: Keine Wertungen, keine Stigmatisierungen, keine Vermutungen!**
   Einträge, die geäußerte Bedürfnisse, Festlegungen oder Absagen des Betroffenen wiedergeben, werden immer als Aussagen des Betroffenen vorgenommen, z. B. »Frau Kunz sagte, dass sie gerne ein Eis essen würde« oder als Beschreibung der beobachtbaren Indizien, etwa: »Frau Kunz schaute immer wieder auf das Eis, das ihre Tischnachbarin Frau Leile in der Hand hatte und griff danach. Als sie auch ein Eis bekam, zeigte sie einen freudigen Gesichtsausdruck.«
4. **Begründungen für die Unterlassung ansonsten notwendiger Handlungen**
   Insbesondere dann, wenn Maßnahmen nicht angewendet werden, die ansonsten als fachlich angemessen oder gefordert eingeschätzt werden, die eine lebensverlängernde Wirkung haben oder der Aufrechterhaltung normaler Körperfunktionen dienen, muss die Begründung eindeutig aus der Dokumentation hervorgehen. Sie muss belegen, dass sie nicht aufgrund einer Fahrlässigkeit sondern gezielt, bewusst und im Hinblick auf Palliative Care auch fachlich begründet geschah.
5. **Beschreibungen von Kontexten**
   Unter einem Kontext werden der Zusammenhang oder Faktoren verstanden, die eine Situation, ein Ereignis oder ein Ergebnis beeinflussen oder bedingt haben. Häufig lassen sich so etwa Reaktionen eines Menschen oder entstandene Schäden rückblickend in ihrer Entstehung nachvollziehen.
6. **Verweise auf andere Dokumentationsanteile**
   Eine Doppeldokumentation ist in jedem Fall zu vermeiden. Im Pflege- und Betreuungsbericht sollen daher eher Verweise und allenfalls ein zusammenfassender Vermerk dokumentiert sein, wenn der betreffende Inhalt bereits an anderer Stelle dokumentiert ist. Hierbei ist immer das konkrete Dokument oder die entsprechende Lokalisation (z. B. ATL 3/AEDL 5/Lebensbereich XY) anzugeben.

9.3 Spezielle Anforderungen der Dokumentation

9.3.1 Pflegeanamnese/Informationssammlung

Dieser Teil geht gewöhnlich der Planung voraus. Er beinhaltet aber immer einen Blick auf die Ressourcen, Einschränkungen, Probleme und Risiken, die der Betroffene aktuell hat oder in der Vergangenheit hatte. Zur Erfassung dieser Daten ist eine Befragung der Betroffenen und/oder Angehörigen notwendig. Ferner kann auf Informationen von anderen Quellen wie den Mitarbeitern einer Einrichtung oder Betreuungskräften zurückgegriffen werden. Bei der Erfassung/Befragung ist ganz besonders darauf zu achten, wer der Informationspartner ist und welche spezielle Perspektive er einnimmt.

Informationen vom Betroffenen selbst

Diese Informationen, können vom Betroffenen als objektiv eingeschätzt werden, da sie von ihm selbst stammen. Bei Angaben zu Schmerzen ist die Schilderung des Betroffenen immer so anzunehmen, wie er sie äußert. Bei der Schilderung biografischer Daten besteht aber die Gefahr, dass der Betroffene Hinweise zu längst verlorenen Fähigkeiten gibt, weil es zu sehr schmerzt, diese nicht mehr selbst ausführen zu können. Oft werden auch Hilfebedarfe als peinlich wahrgenommen und eine Fassade aufgebaut – auch aufgrund von Verdrängungsmechanismen. So wird die Hoffnung genährt, dass der »alte« Zustand der Selbstständigkeit wiederkommen könnte. Die Selbsteinschätzung des Betroffenen kann somit von der Auskunft durch befragte Angehörige oder den Beobachtungen durch die Mitarbeiter abweichen. Trotz der möglichen Abweichungen in den Aussagen, geben die Selbstauskünfte der Betroffenen, viel über seine Einschätzungen, Wünsche, Hoffnungen und Befürchtungen preis.

Informationen von den Angehörigen

Diese Informationen sollten immer einer Überprüfung unterzogen werden. Das begründet sich nicht in einem grundsätzlichen Misstrauen den Angehörigen gegenüber, sondern in den stets erfolgten Wirklichkeitskonstruktionen und unterschiedlichen Sichtweisen. Die als Wirklichkeit oder Realität eingenommene Einschätzung und Beurteilung erfolgt immer im Kopf, d.h. im Bewusstsein des einzelnen Menschen. Angehörige geben nicht selten Informationen zu einem Zustand des Vaters/der Mutter an, wie er/sie vor vielen Jahren erlebt wurde, wie er sich zeigte, als noch keine Krankheit und kein Alter zu Veränderungen führte.

Eine Fehlinterpretation kann auch dadurch bedingt sein, dass der Angehörige es mental (in seinen Gedanken) nicht zulassen kann, dass der Betroffene für ihn »schlimme Dinge« äußert oder tut oder dass er nun eben stirbt. Dieser Mensch soll, so möchte es der Angehörige häufig, einfach so bleiben, wie er immer war. Alles andere schmerzt zu sehr.

Beobachtungen durch Mitarbeiter

Beobachtungen unterliegen hier genau wie bei den Angehörigen immer einer Wirklichkeitskonstruktion, die eine besondere Fokussierung, z.B. durch fachliche Sichtweisen beinhaltet. Diese Fokussierung hat aber auf der anderen Seite immer auch »tote Winkel«, die aufgrund der spezifischen Sichtweise der Beobachtenden nicht gesehen werden können. Insofern gelten auch Beobachtungen der Mitarbeiter immer nur als eine Sichtweise von vielen möglichen. Erst durch die Befragung des Betroffenen, durch einen Abgleich mit seinen Reaktionen oder durch ein vergleichendes Gespräch im Team kann eine Verifikation, also eine Sicherung, der eigenen Sichtweise passieren. Natürlich kann im Gegenzug auch eine Falsifikation, also ein Widerruf der Erkenntnis, vorgenommen werden.

Zeitpunkte, auf die sich die Informationen beziehen

Möglicherweise beziehen sich die Informationen eher auf die Vergangenheit als auf die Gegenwart. Insbesondere, wenn lange bzw. kontinuierlich Gewohnheiten, Rituale, Fähigkeiten oder Probleme bestanden, sind diese nahezu immer abrufbereit.

Immer sollte daher nachgefragt werden, ob das, was gerade berichtet wird, jetzt so ist oder ob es sonst (d.h. früher) so war? Im Bedarfsfall müsste dann durch weitergehende Fragen und/oder Beobachtungen geklärt werden:
- Wie ist es denn jetzt?
- Was fällt Ihnen aktuell schwer?
- Was ist Ihnen momentan besonders wichtig?
- Was soll in jedem Fall sein?
- Was würde Ihnen jetzt am meisten helfen?

Art der Informationen

Alle Informationen, die aufgrund einer **Selbstauskunft durch den Betroffenen** gegeben werden, sollten möglichst als solche kenntlich gemacht sein – zum Beispiel indem sie in wörtlicher Rede oder indirekter Rede dokumentiert werden.

> **Praxisbeispiel**
>
> Frau Amber sagt: »Ich möchte gerne aufrechter liegen.« »Mir fällt es besonders schwer zu atmen, wenn ich flach liege.« Oder: Frau Amber sagt, dass ihr das Atmen schwer fällt, wenn sie flach liegen soll.

Informationen, welche durch die **Angehörigen** ausgesprochen werden, sollten als Fremdaussage kenntlich gemacht werden.

> **Praxisbeispiele**
>
> Laut ihrer Tochter will Frau Kreisel immer auf dem Rücken liegen.
>
> Laut Herrn Glinz (Sohn von Frau Xusa) liegt bei ihr eine absolute Abneigung gegen Milchprodukte vor.

Beobachtungen, welche die **Mitarbeiter** machen, sind als solche zu kennzeichnen, indem lediglich die Indizien, also die Beobachtungsmerkmale und die Situation, in der diese auftraten, benannt werden.

> **Praxisbeispiel**
>
> Beim Drehen auf die linke Seite, stößt Frau Lies meine Hand weg und stöhnt. Als sie wieder auf dem Rücken lag, zeigt sich ein zufriedener Gesichtsausdruck.

Alle Informationen sollten möglichst mit **Zahlen, Daten, Fakten (ZDF)** also nachvollziehbar beschrieben werden.

Wertungen sind zu unterlassen, ebenso stigmatisierende Einträge. Hier sind immer eher die Aussagen des Betroffenen oder die Indizien zu beschreiben, die beobachtet wurden.

Informationen sind fortlaufend und prozesshaft zu beschreiben. Es soll sich ein roter Faden zwischen den verschiedenen Tagen oder Einträgen erkennen lassen. Folgeeinträge sollen problemhafte Beschreibungen von der vorangegangenen Schicht aufgreifen und anzeigen, wie der aktuelle Stand ist.

Bei Protokollen (außer Fallbesprechungsprotokoll) ist immer eine Bilanz zu ziehen. So soll bei etwa Trinkprotokollen abends eine Bilanz gezogen werden, ob das gesetzte Ziel, d. h. die angestrebte Flüssigkeits- oder Trinkmenge erreicht wurde.

9.3.2 Beschreibungen im Biografieblatt

Im Biografiebogen werden die spezifischen Gewohnheiten, Vorlieben und Abneigungen, die Rituale und das dokumentiert, was den Menschen in seiner Individualität ausmacht.

Alle Informationen, die zur Erstellung einer Pflegeplanung erforderlich sind und die spezifischen und individuellen Bedürfnisse, Probleme und Risiken eines Menschen in der Palliativsituation belegen, sind hier besonders wichtig. Ferner sollen alle Hinweise aufgenommen werden, die bei der Lösungssuche unterstützen.

Insbesondere Schilderungen und Hinweise, die von den Angehörigen gegeben werden, sind dabei immer zu überprüfen. Möglicherweise besitzen sie eine spezifische Sichtweise und interpretieren Gegebenheiten auf ihre Art, die nicht zwingend mit der des Betroffenen übereinstimmt.

Bei der Erfassung und Dokumentation der biografischen Daten ist es wichtig zu berücksichtigen, dass sich lebensbiografische Vorlieben, Gewohnheiten und Abneigungen immer wieder ändern können. Insbesondere in der Palliativsituation – ganz besonders kurz vor dem Tod – äußert der Betroffene möglicherweise Bedürfnisse, die neu und andersartig sind und nicht zu seinem bisherigen Leben passen. Andere Bereiche erscheinen hingegen u. U. für ihn nicht mehr so wichtig.

9.3.3 Risiko-Assessments

Die einzusetzenden Risiko-Assements werden gezielt ausgewählt. Zunächst werden die im Assessment genannten Risikofaktoren im Hinblick auf den Betroffenen geprüft.

Dann erfolgt der Einsatz der Assessment in 2–4 Schritten:
1. Ist ein Faktor vorhanden, wird er markiert.
2. In einem zweiten Schritt werden die einzelnen Risikofaktoren geprüft und die Frage beantwortet: Handelt es sich hierbei um einen Faktor, der ein Risiko auslöst oder ist es eher ein Faktor, der vorhanden aber kompensiert ist?
In letzterem Fall läge kein Risiko vor. Diese positive Erkenntnis ist zu dokumentieren und die Einschätzung zu begründen.
3. Liegt hingegen ein Risiko vor, wird in einem dritten Schritt geprüft und mit dem Betroffenen abgestimmt, ob eine Handlung zur Risikominimierung erfolgen kann oder soll. Einige Dokumente weisen hierzu eine Bemerkungsspalte auf. Möglicherweise ist die Beschreibung zu diesem Handlungsschritt aber schon nicht mehr auf dem Assessment-Dokument möglich. Sie wird dann direkt in der Planung oder auf dem Beratungsprotokoll dokumentiert. Dieser Abstimmungs- und Aushandlungsprozess mit dem Betroffenen sollte erkennbar, d. h. schriftlich nachgewiesen sein.
Lehnt ein Betroffener die Anwendung eines Assessment ab oder macht die Handlung aus der Sicht der professionellen Pflegekraft keinen Sinn (mehr), muss die Begründung für die Unterlassung benannt und dokumentiert werden.
4. Im Falle einer begründeten Unterlassung zur Risikominimierung sollten ggf. eine Fallbesprechung im Team und/oder eine Beratung des Betroffenen stattfinden.
Die jeweiligen Ergebnisse sind zu dokumentieren.

9.3.4 Leistungsnachweise

Leistungsnachweise erfordern in der Regel nur ein Handzeichen, welches als Nachweis zu sehen ist, dass die Leistungen oder die Maßnahmen in einem festgelegten Arbeitszeitraum (etwa Früh-, Spät- oder Nachtdienst) so durchgeführt wurden, wie sie geplant waren.

Wurden einzelne Maßnahmen nicht oder verändert durchgeführt, muss ggf. – je nach Dokumentationssystem – der Eintrag in einer zweiten Zeile unter »Abweichungen vom Pflegeplan« vorgenommen und die Begründung, die Art und Weise der Abweichung wie auch die Wirkung auf den Betroffenen anschließend im Pflege- und Betreuungsbericht beschrieben werden.

Das Handzeichen ist hierbei nur ein quantitativer Nachweis. Es belegt sozusagen nur, dass die Leistung durchgeführt wurde. Hingegen erfolgt durch eine beschreibende Darstellung im Bericht eine qualitative Beschreibung der Abweichung, ihrer Begründung und Wirkung. Beide Dokumentationsanteile ergänzen sich hier.

9.3.5 Pflege- und Betreuungsberichte

Der Pflege- und Betreuungsbericht ist, wie der Name schon aussagt, ein Bericht über die Pflege und Betreuung und über deren Auswirkungen. Es handelt sich hierbei um eine Art Tagebuch, welches die Entwicklung des Betroffenen, Besonderheiten und Zusammenhänge verschiedener Art darstellt.

Folgende Eintragungen sind besonders im Bereich von Palliative Care sinnvoll:

1. **Einschätzung von Symptomen**
   Zu dokumentieren sind, welche Anzeichen sich zeigen, die für das Vorhandensein einer Palliativsituation sprechen.
2. **Befinden des Betroffenen**
   Wie geht es dem Betroffenen heute? Was sagt er selbst? Welche Anzeichen sprechen dafür, dass es ihm gut oder schlecht geht?
3. **Probleme**
   Welche Probleme zeigen sich aktuell? Welche zeigen Veränderungen im Prozess? Welche Probleme sind aktuell neu aufgetreten? Welche Einstellungen hat der Betroffene zu seinen Problemen?
4. **Risiken**
   Welche Risiken entstehen durch die Krankheit, die Therapie, den Lebenszustand oder durch das Verhalten des Betroffenen? Gibt es auch Risiken, die durch die Unterlassung von Maßnahmen entstehen? Wird das Risiko akzeptiert und ganz bewusst zugelassen? Kann das Risiko durch andere Maßnahmen reduziert werden, in die der Betroffene einwilligen würde?
5. **Symptome**
   Welche Anzeichen des Krankheits- oder Sterbeprozesses zeigen sich aktuell, welche zeigen Veränderungen im Prozess? Zeigen sich neue, bisher nicht aufgetretene Symptome? Welche sind das und wie stark sind sie ausgeprägt? Wie zeigen sie sich konkret? Welche Selbsteinschätzung hat der Betroffene zu seinen Symptomen? Symptome sind hier nicht mit Problemen gleichzusetzen. Möglicherweise hat der Betroffene ein Symptom, leidet aber nicht darunter (z. B. Appetitlosigkeit, nachlassendes Durstgefühl).

6. **Bedürfnisse**
   Was möchte der Betroffene? Was sind seine Anliegen? Was sagt er oder welche Anzeichen lassen sich anhand von Mimik, Gestik, Verhalten erkennen, die Rückschlüsse zu seinen Bedürfnissen liefern könnten?
7. **Der Sterbeprozess**
   Welche Anzeichen lassen sich erkennen, die dafür sprechen, dass der Betroffene bald sterben wird? Gibt es belastende Anzeichen und entsprechende Hinweise?
8. **Maßnahmen**
   Gibt es Maßnahmen, mit denen Symptome, die das Wohlbefinden einschränken könnten, verhindert, behoben oder wenigstens reduziert werden: Welche Maßnahmen wurden bei welchen Symptomen prophylaktisch, behebend oder lindernd durchgeführt? Welche Wirkung zeigten die Maßnahmen jeweils?
   Es sind kurzfristige und dauerhafte Wirkungen zu beschreiben.
9. **Reaktionen auf Begleitmaßnahmen**
   Diese Maßnahmen beziehen sich oft auf die Begleitung in der Annahme und Akzeptanz der drohenden Verlustsituation. Dabei geht es oft auch um das gemeinsame Aushalten der Unabänderlichkeit oder der Traurigkeit bei bereits erfolgten Verlusten. Begleitende Maßnahmen können den Betroffenen und/oder die Angehörigen betreffen. Immer ist die Art der Begleitsituation, das konkrete Angebot (wie und was?) und die Wirkung zu beschreiben.
10. **Lebensverarbeitende Abschiedsleistungen und Trauer**
    Hierbei sind sowohl Betroffene als auch Angehörige involviert. Lebensbegleitende Trauer meint insbesondere die Trauer, die weit vor dem Tod auftritt, wenn Verluste des eigenen Zuhauses, der Selbstständigkeit, von Körperfunktionen, Zukunftsperspektiven oder Rollenveränderungen bewusst wahrgenommen werden. Auch bei den Angehörigen können derartige lebensbegleitende Trauerprozesse auftreten.
    Im Bericht ist zu beschreiben, auf was sich die Trauer bezieht, was angeboten und angewendet wurde und welche Wirkung sich zeigte.
11. **Wahrung des Selbstbestimmungsrechts des Betroffenen bzw. die radikale Orientierung am Sterbenden**
    Mögliche Ablehnungen gegenüber angebotenen (ggf. auch geplanten) Maßnahmen, die durch Mimik, Gestik oder Verhalten geäußert werden, sind zu beschreiben. Immer sind das Angebot und die Situation, in der die Ablehnung auftrat, ggf. angewendete Analysen zur Ursache, Alternativ- oder Kompromissangebote, die Annahme der Ablehnung und die Auswirkungen dieser Akzeptanz auf den Betroffenen und sein Wohlbefinden mit zu berücksichtigen und zu dokumentieren.
12. **Kompromisse**
    Nicht immer kommt es zur kompletten Unterlassung einer Maßnahme. Der Betroffen möchte u. U. die Maßnahme nur nicht im vollen Umfang. Dabei können die Art und Weise, wie sie geplant ist, die Person, die sie anwenden möchte, oder der Zeitpunkt eine Rolle spielen. Die Begründung der Absage des Betroffenen ist immer zu hinterfragen, um ihm ein Kompromissangebot zu unterbreiten. Das

neue Angebot ist dann hinsichtlich der Art des Kompromisses, der neuen Entscheidung des Betroffenen und der Auswirkungen auf seinen Zustand, seine Situation oder sein Wohlbefinden zu beschreiben.

13. **Reaktionen und Bedürfnisse der Angehörigen**

    Angehörige haben zuweilen ihre eigenen Vorstellungen zu Zielen, zu vorhandenen Situationen und zu geeigneten Maßnahmen, die den Betroffenen oder auch sie selbst angehen. Immer sind die Reaktionen, Bedürfnisse oder Einschätzungen des Angehörigen zu beschreiben. Das dann gemeinsam oder im Team beschlossene Vorgehen wird beschrieben und begründet. Die Auswirkungen sind zu prüfen und ggf. ist die Maßnahme anzupassen, wenn sie letztlich nicht im Sinne des Betroffenen ist oder seinem Wohlbefinden dient.

14. **Maßnahmen für die Angehörigen**

    Maßnahmen, mit denen die Angehörigen direkt und konkret unterstützt werden, sind – wenn sie ad hoc stattfinden – im Pflege- und Betreuungsbericht zu beschreiben. Es wird dokumentiert, was der Auslöser für die Maßnahme war, welche Maßnahme konkret angeboten und angenommen bzw. abgelehnt wurde. Welche Wirkung zeigte sich beim Angehörigen?

    Werden die Maßnahmen dauerhaft angewendet, sollten sie in der konkreten Handlungsplanung aufgenommen werden.

15. **Abschließende und retrospektive Evaluation**

    Die Bewertungen einzelner Maßnahmen oder der kompletten Handlungsplanung sollten in zyklischen (regelmäßigen) Intervallen, die individuell vorgeplant sind, angewendet werden. Immer ist die Frage zu stellen, ob wirklich die bestmögliche Situation für den Betroffenen erzielt werden konnte oder es weitere Handlungsoptionen gibt.

16. **Netzwerkarbeit und Kommunikation mit anderen Berufsgruppen**

    Insbesondere die Prozesse der Kommunikation und Interaktion, also Zusammenarbeit, sollten beschrieben werden. Es gilt zu klären: Wer wurde informiert? Über was wurde er informiert? Welche Handlung wurde gemeinsam besprochen? Welche Wirkung zeigte sich aufgrund ihrer Anwendung? Wie wird das gemeinsame Vorgehen bewertet? Eventuell erfolgen Querverweise auf Dokumente zur Kommunikation.

17. **Ergebnisse der Evaluationen**

    Die Ergebnisse aus Evaluationen lassen sich als Begründung dafür nehmen, dass die Handlungsplanung gut geeignet ist, um für den Betroffenen die bestmögliche Situation zu erzielen. In diesem Fall sollte in einer qualitativen Beschreibung begründet werden, warum die Planung weiterhin Gültigkeit hat. Muss die Planung hingegen angepasst werden, so müssen die Gründe dafür formuliert werden. Dies kann sich in allen Teilprozessen finden: Dieses oder jenes ist neu aufgetreten oder hat sich verändert – der Betroffene schätzt das Problem XY, die Ressource XY oder das Risiko XY neu ein. Für ihn hat aktuell dies oder das eine höhere Bedeutung, sein Ziel hat sich geändert, die Maßnahme führt zu unerwünschten Auswirkungen und wird vom Betroffenen nicht mehr toleriert oder gewünscht. Vielleicht stehen aktuell andere Maßnahmen aufgrund höherwertiger Probleme im Vordergrund. Auch wenn sich erkennen lässt, dass Phänomene oder Bedürfnisse nicht nur ad hoc und vereinzelt auftreten, sondern regelhaft, Maßnahmen daher kontinuierlich angewendet werden (müssen), sollten diese in die Planung übertragen werden. Sie gehören nun zu einem dauerhaften Regelplan und müssen nicht mehr täglich mit der Art des Problem oder Bedürfnisses, der Art der Maßnahme und ihrer Wirkung im Bericht beschrieben werden.

18. **Vernetzung mit anderen Dokumenten**
    Alle Dokumente innerhalb der Planung und alle Beschreibungen stehen in einem gemeinsamen Zusammenhang. Wurden Informationen auf einem anderen Dokument, Protokoll oder auf einem anderen Assessment verschriftlicht, so kann im Pflegebericht ein Querverweis vorgenommen werden. Z. B. Arztvisite: Ergebnis siehe Ärztlicher Kommunikationsbogen, Medikamentenblatt, Planung – Bereich 3.

> **Tipp**
>
> Weitere Informationen zum Pflegebericht finden sich in der Publikation »Pflegeberichte endlich professionell schreiben«.
> (Angela Paula Löser, 5., aktualisierte Auflage. Hannover: Schlütersche Verlagsgesellschaft 2013)

9.3.6 Beratungsprotokolle

Auf diesen Dokumenten werden jegliche Beratungen dokumentiert. Auf diese Weise lassen sich Beratungsprozesse, Ansprechpartner aber auch die gemeinsam getroffenen Entscheidungen prozesshaft nachvollziehen. So kann bei der nächsten Beratung der rote Faden wieder aufgenommen werden. Inkongruenzen (Nichtübereinstimmungen) in den Absprachen, Dopplungen oder Informationsdefizite lassen sich so vermeiden.

In bedrohlichen und belastenden Zeiten und Situationen kann es bei Betroffenen und Angehörigen– möglicherweise als Ausdruck einer Überbelastung – zu psychischen Abwehrmechanismen kommen. Diese dienen der Kompensation. Werden nun wiederholte Beratungen und Informationen im Beratungsprotokoll beschrieben und macht der Betroffene bzw. der Angehörige hierbei immer wieder den Eindruck als »wüsste er von nichts« kann dieses als Ausdruck einer solchen Überlastung gesehen werden. Der betroffene Mensch macht so ggf. auf einen weiterführenden Beratungsbedarf oder eine Begleitung aufmerksam. Hier sollten dann anknüpfende Gespräche mit Mitarbeitern der Einrichtung, dem Arzt, einem Psychologen oder Seelsorger geführt werden.

Dokumentationssysteme per EDV beinhalten häufig die Möglichkeit, Beratungen im Pflegebericht zu dokumentieren und den entsprechenden Eintrag zu kategorisieren, also einem Thema zuzuordnen. Später lassen sich dann durch Einsetzen der Filterfunktion alle Einträge zu Beratungen extrahieren und übersichtlich wie auf einem Beratungsprotokoll fortlaufend darstellen.

Inhaltliche Anforderungen – Beratungsanlässe
Beratungen können grundsätzlich zu jedem erdenklichen Thema angeboten werden. In der Palliativsituation gibt es die folgenden typischen Beratungsanlässe:
- Inhaltliche Klärung von Patientenverfügungen: Was möchte der Betroffene? Was hat er früher festgelegt?
- Reichweite von Vollmachten/Entscheidungsspielräume
- Angestrebte Ziele: Hierbei werden jeweils die Ziele der einzelnen Betroffenen abgefragt und beschrieben. Diese können beim Betroffenen und beim Angehörigen durchaus verschieden sein.
- Entscheidungsempfehlungen, die der Arzt dem Pflegeteam mitgeteilt hat.
- Erkennbare Verläufe der jüngeren Vergangenheit und wahrscheinliche Weiterentwicklungen: Hierbei ist insbesondere auf die Phänomene und Symptome einzugehen, die im Verlauf des Sterbens auftreten könnten.
- Vom Kranken gewünschte Handlungen mit den hierdurch auftretenden Konsequenzen.
- Mögliche Maßnahmen: Diese sind jeweils mit Vor- und Nachteil und mit entsprechenden Folgen für den weiteren Verlauf zu besprechen. Wichtig sind hier insbesondere Maßnahmen, die die Angehörigen übernehmen können, die ihnen ggf. auch die Begleitung und Betreuung des Sterbenden erleichtern.
- Maßnahmen, die unterlassen werden oder werden sollten, weil sich hieraus ungünstige Folgen für den Betroffenen ergeben würden (z. B. vollständige Flüssigkeitszufuhr in der Terminalphase).
- Beratungen zu Entlastungsmöglichkeiten für die Angehörigen.
- Veränderungen der Prozessplanung einschließlich der Begründungen hierfür.

Anforderungen an die Beschreibung der Beratung
In jedem Fall sind die folgenden Inhalte zu dokumentieren:
- der Beratungspartner: Wer wurde beraten?
- der Beratungsinhalt in Stichworten: Zu was oder zu welchen Fragen wurde beraten?
- die gemeinsam getroffene Entscheidung bzw. das Ergebnis der Beratung: Was wurde vereinbart? Wie sollen zukünftige Handlungen aussehen? Welche Ziele sind zu verfolgen usw.?

9.3.7 Evaluationen

Anforderungen an die Beschreibung von Evaluationsergebnissen im Bereich von Palliative Care
→ In der Evaluation soll bewertet und beschrieben werden, ob die gesetzten Ziele erreicht wurden, ob der Handlungsplan weiter geeignet ist.

Die Ergebnisse aus einer solchen Evaluation sollen dann zu der weiterführenden Frage führen:
Kann die Planung einschließlich der dort aufgeführten Probleme, Risiken, Ressourcen, Ziele und Maßnahmen auch künftig als geeignet eingeschätzt werden, um die generellen Ziele von Palliative Care und die individuellen Ziele des Betroffenen zu erreichen oder bedarf es einer Änderung?

Anforderungen an die Beschreibung der Evaluationsergebnisse
Immer sollte eine beschreibende Darstellung der Erkenntnisse aus der Evaluation erfolgen. In wenigen Sätzen sollte hier eine qualitative Aussage zur Zielerreichung, zum Zustand des Betroffenen, zur Veränderung oder zur Ausprägung der Symptome, zum Wohlbefinden beim Betroffenen und seinem sozialen Umfeld dargestellt werden. Ferner erfolgt die Bewertung der Passung zwischen diesen Bedingungen und den geplanten und angewendeten Maßnahmen.

Die Beschreibungen sollten sich beziehen auf:
- Die Ergebnisse, die mit den Angeboten erzielt werden konnten (Zielerreichung).
- Die Eignung der Strukturen: Ob sich etwa mit einem eingesetzten Hilfsmittel eine Maßnahme leichter oder für den Betroffenen besser durchführen ließ?
- Die Eignung der Prozesse/Handlungen, die angeboten bzw. umgesetzt wurden.

Die drei genannten Evaluations- bzw. Beschreibungsbereiche sollten immer auf eine komplette Palliative Care-Versorgung bezogen werden – hier sind die Pflege, Betreuung, Versorgung und die medizinische Therapie zu beachten.

Dokumentation von Evaluationsergebnissen
Grundsätzlich ist es immer sinnvoll, einen kurzen qualitativen Satz und seine Begründung zu beschreiben. In verschiedenen Dokumentationssystemen, die noch mit Papierdokumenten arbeiten, bleibt jedoch in der Evaluationsspalte dafür nur wenig Platz. Ist diese Spalte mit Einträgen gefüllt, wird in den Einrichtungen nicht selten das ganze Dokument abgeschrieben, was ein sinnloser Arbeitseinsatz ist. Es besteht hier die Möglichkeit in der Evaluationsspalte auf dem Planungsblatt nur einen kurzen zusammenfassenden Satz, ein Fazit, zu benennen. Im Pflegebericht kann dann eine möglicherweise ausführlichere, in jedem Fall konkrete Beschreibung vorgenommen werden. Dort ist der Platz schließlich unbegrenzt.

Die Zusammenhänge könnten folgendermaßen aussehen:

Tabelle 7: Beschreibung der Evaluationsergebnisse

Evaluationsspalte/Spalte Bemerkung in der Planung (nur kurzes Resümee)	Pflegebericht/ Kurze Darstellung zum Resümee
Anpassung von AEDL X, Problemänderung	Frau U. neigt zu immer häufigeren Durchfällen. Im letzten Monat zeigte sie an durchschnittlich 3 Tagen in der Woche bis zu 5-mal/Tag wässrige Stühle. Änderung Problem: siehe Punkt XY und Maßnahmen in der Planung.
Anpassung von AEDL X, Ressourcenänderung	Herr K. kann inzwischen wieder bis zu 2 Stunden im Ruhesessel liegen. Änderung der Ressource: siehe Punkt XY in der Planung.
Ziel erreicht, Maßnahmen wie bisher	Die Haut von Frau L. zeigt nach Anwendung der Ölbäder keine Hautrötungen und Kratzspuren mehr. Die Maßnahmen sind daher erfolgreich und werden weiter durchgeführt.
Zieländerung, da Maßnahmen abgelehnt werden und Maßnahmenänderung (Ziel hieß bislang: Sturzbedingtes Frakturrisiko ist reduziert)	Frau K. lehnt das Tragen des Hüftprotektors weiterhin ab. Sie zieht sich die Hose innerhalb einer halben Stunde nach Ankleiden wieder aus, zeigt durch hochgezogene Augenbrauen und Murren, dass sie die Hose nicht mag. Zieländerung und Maßnahmenänderung: siehe Punkt XY in der Planung.
Zieländerung, da Maßnahmen unwirksam (Ziel hieß: trockene Haut) Neues Ziel: Irritationen der Haut sind vermieden/intakte Haut (Herr P. fühlt sich in seiner Abwehr wahrgenommen, nicht fremdbestimmt. Ist über die möglichen Folgen seiner Abwehr informiert.)	Bei Herrn P. zeigt das Anlegen der Pantshose keine Wirkung. Er zieht sie am Vormittag nach Aussage der Ehefrau bis zu 3-mal aus. Die Haut ist folglich nass. Er akzeptiert nach Aussage der Frau die Hose nicht und würde auch jedes andere Inkontinenzprodukt ablehnen, da er es unmännlich findet. Zieländerung und Maßnahmenänderung: siehe Punkt XY in der Planung.
Zieländerung, da Ressource zugenommen hat (Ziel heißt: Frau K. kann mithilfe von zwei Pflegenden vom Bad zum Bett gehen)	Frau K. kann inzwischen mithilfe von zwei Pflegenden vom Bett zum Bad gehen. Eine weitere Mobilitätsoptimierung scheint angemessen. Neue Ziele und Maßnahmen: siehe Punkt XY in der Planung
Zieländerung, Ziel wird abgelehnt (Ziel hieß: Herr Z. nimmt die Schmerzmedikation nach Zeitplan ein, ist weitgehend schmerzfrei)	Trotz mehrfacher täglicher Motivationsarbeit lehnt Herr Z. es ab, die Schmerzmedikamente regelmäßig ein zunehmen. Zieländerung: siehe Punkt XY in der Planung.

Evaluationsspalte/Spalte Bemerkung in der Planung (nur kurzes Resümee)	Pflegebericht/ Kurze Darstellung zum Resümee
Maßnahmenänderung, Maßnahmen unwirksam (Maßnahme war: abends das rechte Knie mit Salbe xy eincremen)	Die Anwendung der Salbe xy am Knie hat sich bei Frau W. als unwirksam erwiesen. Nach biografischer Erhebung wird ab sofort täglich abends ein Krautwickel angelegt. Maßnahmenänderung: siehe Punkt XY in der Planung.
Maßnahmenänderung, Maßnahmen werden abgelehnt (Ziel hieß: Frau C trinkt durchschnittlich 1000 ml pro Tag)	Frau C. lehnt die Nahrungsaufnahme sowie die Flüssigkeitszufuhr ab. Nach Absprache mit den Angehörigen und dem Hausarzt soll Frau C. nur so viel trinken, wie sie möchte (Problem und Konsequenz werden hier als neues Pflegeproblem geplant). Zieländerung und Maßnahmenänderung: siehe Punkt XY in der Planung.
Ziel teilweise erreicht/ Maßnahmenerweiterung	Bei Herrn Y. wird zusätzlich einmal am Tag eine Wärmeanwendung im Kreuzbeinbereich vorgenommen, um die Wirkung der Schmerzsalbe zu verstärken. Nach zweimaligem Versuch gibt er an, eine wohltuende Wirkung zu verspüren. Maßnahmenerweiterung: siehe Punkt XY in der Planung.
Maßnahmenreduktion, da Problemänderung	Bei Frau X. wird der Rollator für die Gehübungen nicht mehr benötigt. Sie hat nicht mehr die Kraft, um am Rollator zu gehen. Maßnahmenänderung und Zieländerung: siehe Punkt XY in der Planung.

9.3.8 Kooperationen mit Netzwerkpartnern

Palliative Care bedeutet Interdisziplinarität und Netzwerkarbeit: Die verschiedenen Beteiligten der jeweiligen Berufsgruppen arbeiten innerhalb, oft auch außerhalb der Einrichtung in einem Kooperationsverhältnis, welches immer unter der Beachtung der Situation des Sterbenden organisiert wird.

Damit jeder Mitarbeiter für sich und im Verbund möglichst sinnvoll, effektiv und im Sinne des Betroffenen arbeitet, bedarf es …
- einer umfassenden Information des jeweiligen Partners über die eigene Problemsicht sowie über geplante oder als sinnvoll eingeschätzte Maßnahmen und über die Anforderungen an ein funktionierendes Zusammenwirken der verschiedenen Beteiligten.
- des ständigen Austauschs von Informationen, etwa der erkannten Probleme oder Risiken, zu geplanten Handlungen, gesetzten Zielen und zur Wirkung angewendeter Maßnahmen. Die an den Netzwerkpartner vermittelten Informationen sollen

diesen handlungsfähig machen. Handlungsfähigkeit bedeutet dabei, sich immer wieder neu im Handlungsverbund auszurichten. Hierfür ist Wissen über das eigene Handeln, über aktuell eingesetzte Handlungen, über erzielte Wirkungen von Maßnahmen und über weitere Handlungsmöglichkeiten der anderen Partner erforderlich.
- gemeinsamer Analyse- und Planungsprozesse, z. B. in interprofessionell durchgeführten Fallbesprechungen.

Insbesondere in den empfindlichen Schnittstellenbereichen, also dort, wo eine Berufsgruppe in ihrer Kompetenz und in ihren Handlungsmöglichkeiten endet und eine andere Berufsgruppe hinzuzieht, wird ein Informationsaustausch benötigt. Die Art des Netzwerkpartners, Begründungen für die Information oder Kommunikation, die entsprechenden Informationen wie auch die Entscheidung sind zu dokumentieren.

Wichtige Fragen zur Kooperation mit Netzwerkpartnern
- Wer wurde informiert oder muss noch informiert werden (Berufsgruppe, Name des Netzwerkpartners)?
- Warum wurde er informiert? Welcher Anlass führte zur Information?
- Wann wurde der Netzwerkpartner informiert (Datum und Uhrzeit)?
- Welche Handlung wird erfolgen?
- Welche Wirkung zeigte sich (der Eintrag kann erst nach erfolgter Handlungsanwendung durch den Netzwerkpartner erfolgen)?
- Wird eine regelhaft geplante Maßnahme künftig erfolgen (wenn ja: Eintrag in der Planung)?
- Sind regelhafte Informationsprozesse geplant, z. B. wöchentliche Visiten durch den Arzt? Dann sollte eine geregelte Maßnahme geplant werden?

Die entsprechenden Informationen sollten in einem Beratungsblatt, im Dokument »Fragen an den Arzt« oder im Pflege- und Betreuungsbericht dokumentiert werden. Bei der Dokumentation ist insbesondere darauf zu achten, dass der sogenannte rote Faden entsteht und rückblickend einen Zusammenhang darstellt. Dies bedeutet: Auf jede Anfrage bei einem Netzwerkpartner muss eine Antwort oder die Beschreibung eines gemeinsam geplanten weiteren Vorgehens dokumentiert sein.

10 VERNETZUNG DER PFLEGE- UND BETREUUNGSPROZESSPLANUNG

10.1 Pflegevisite

Die Pflegevisite ist ein Besuch bei und ein Gespräch mit dem Pflegebedürftigen, hier dem Menschen in der Palliativsituation. Erweiternd kann auch der Angehörige an der Pflegevisite teilnehmen.

Die Pflegevisite stellt somit einen Prozess dar, bei dem die folgenden **vier Ziele** angestrebt werden:
1. Die Beteiligten erörtern aktiv und gemeinsam im Gespräch die **bestehende Situation**, die aktuelle und ggf. die potenzielle Problematik, die angestrebten Ziele und mögliche Maßnahmen. Ein solches Vorgehen erfüllt die Forderung nach einem Aushandlungsprozess, der auf Demokratie und Partizipation basiert.
2. Die **Qualitätskontrolle und -sicherung**: Auf diese Weise kann es gelingen, gemeinsam den bestmöglichen Weg mit dem/für den schwerkranken bzw. sterbenden Menschen aber auch für seine Angehörigen zu finden. Die angestrebten Ziele werden mit denen in der Realität erreichten Situationen verglichen = Soll-Ist-Abgleich. Die Fragestellungen und Überprüfungsbereiche beziehen sich auf die spezifischen Ziele von Palliative Care sowie auf die erreichten Ergebnisse der konkreten Planung (vgl. Kap. 3 und Kap. 4, S. 19 und S. 27). Es sollen so Erkenntnisse über das best practice gewonnen werden, das dann folgend beim einzelnen Betroffenen wie auch für die Veränderung von Standards und Verfahrensanweisungen genutzt werden kann.
3. Die **Überprüfung der Qualifikationen** des Mitarbeiters oder der Einrichtung im Allgemeinen.
4. Die **Reflexion** von positiven Verläufen, gut gemanagten Situationen, um daraus Zufriedenheit und Kraft für die Fortsetzung der eigenen Arbeit abzuleiten oder zu erkennen, ob das Vorgehen künftig verändert werden sollte.

Methodisch lassen sich **drei verschiedene Formen** einer Pflegevisite benennen:
1. **Ein Gespräch mit dem Betroffenen und oder seinen Angehörigen.**
   Dieses erfüllt weitgehend die Forderung nach einer Partizipation und Einbindung des Betroffenen in alle Entscheidungs- und Handlungsprozesse.
2. **Ein Gespräch mit dem Angehörigen/Betreuer über den Betroffenen.**
   Diese Form wird angewendet, wenn der Betroffene nicht mehr in der Lage ist, sich selbst an einem klärenden und entscheidungsfindenden Gespräch zu beteiligen oder er sogar Angst bekommen würde, weil er die Fragen und die Anforderungen, die an ihn gestellt werden nicht mehr verstehen kann, z. B. bei einer fortgeschrittenen Demenz.

3. **Die Auswertung der Pflegeprozessplanung (ggf. mit Überprüfung einzelner Bereiche direkt am Betroffenen in einer Pflegevisite).**

Die Pflegeprozessplanung und insbesondere die Pflege- und Betreuungsberichte können herangezogen werden, um einen Vergleich zwischen der Situation des Betroffenen in der Vergangenheit (Wie war es vor wenigen Tagen oder Wochen?), der Gegenwart (Wie ist es jetzt?) und der Zukunft (Wie wird es möglicherweise sein, wenn Stunden, Tage oder Wochen vergangen sind?) vorzunehmen? Ein solcher Wechsel zwischen den Zeiten ermöglicht, zusammen mit dem Arzt oder/und anderen Mitgliedern des interdisziplinären Teams zu prüfen, ob der gegenwärtige Plan auch in der Zukunft geeignet erscheint oder ein »Plan für alle Fälle« (vgl. Kap. 8, S. 92) gemacht sollte. Vielleicht gibt es auch weitere Handlungsbedarfe, mit denen die Situation des Betroffenen noch verbessert werden kann.

Die in der Planung aufgestellten Ziele können nun anhand der realen Situation des Betroffenen überprüft und evaluiert werden.

10.1.1 Überprüfungsbereiche für die Pflegevisite

Der hier dargestellte Teil der Pflegevisite wird ergänzend zur sonstigen Pflegevisite oder isoliert und nur bezogen auf die Palliativsituation durchgeführt.

Die zu beobachtenden Fragestellungen oder Überprüfungsbereiche werden aus den spezifischen Zielsetzungen von Palliative Care abgeleitet. Hierzu können die Fragen, wie sie unter Kapitel 1 und Kapitel 4 angegeben wurden, in eine Tabelle eingebracht werden.

Die Ergebnisse der Pflegevisite sind dann mit der vorhandenen Pflege- und Betreuungsplanung zu vernetzen, erkannte Defizite werden durch eine Veränderung der betreffenden Planungsbereiche zielführend bearbeitet und mit einem Evaluationsdatum versehen. An diesem Datum wird dann überprüft/evaluiert, ob die nach der Pflegevisite vorgenommenen Veränderungen der Maßnahmenplanung und ihre Durchführung zu den gesetzten Ergebnissen geführt haben oder weitere Anpassungen erforderlich werden.

Im direkten Anschluss an die Pflegevisite, sollte ein kurzer »Vernetzungssatz« im Pflege- und Betreuungsbericht vorgenommen werden. Er gibt an …
- dass die Pflegevisite durchgeführt wurde.
- mit welcher Begründung sie durchgeführt wurde.
- in welchen Bereichen eine Veränderung vorgenommen wurde.
- ob die bisherige Vorgehensweise weiter fortgesetzt wird.

Im Weiteren wird auf das Pflegevisitenprotokoll verwiesen.

10.1.2 Pflegevisite in der Palliativ-Situation

Dieser Teil der Pflegevisite wird ergänzend zur sonstigen Pflegevisite oder isoliert und nur bezogen auf die Palliativsituation durchgeführt.

☐ Pflegevisite ergänzend zur herkömmlichen Pflegevisite
☐ Isolierte Palliativ-Pflegevisite
Datum: _____ Durchführender _____
Weitere Anwesende _____

Tabelle 8: Pflegevisitenprotokoll (B = Betroffener, A = Angehöriger)

Frage/Prüfkriterium	Ja	Nein	Bemerkungen
1. Bereich: Symptomkontrolle			
1.1 Sind Symptome vorhanden, die die Lebensqualität einschränken? Wenn ja, welche?			
1.2. Könnten die Symptome möglicherweise besser medizinisch therapiert werden (Einschätzung der Pflegekraft)? Wenn ja, wodurch?			
1.3. Kann der B selbst Maßnahmen nennen, die seine Symptome lindern können (Erfahrungen)?			
1.4 Lässt sich die Situation möglicherweise durch pflegetherapeutische Maßnahmen erleichtern (welche?)?			
1.5 Wurde bereits ein Palliativmediziner/Schmerztherapeut hinzugezogen? Ist der B im Palliativnetz eingeschrieben?			
1.6 Führen derzeit medizinische und/oder pflegerische Maßnahmen zu unangenehmen Nebenwirkungen? Wenn ja, welche?			
1.7 Sind die zu beobachtenden Symptome in der Planung benannt (Art, Häufigkeit, ggf. Zeitpunkt), lassen sich die Ergebnisse prozesshaft erkennen und ist der Verlauf im Pflegebericht wie auf einem Verlaufsprotokoll ausreichend dokumentiert (Bereich Symptommanagement)?			

Frage/Prüfkriterium	Ja	Nein	Bemerkungen
1.8 Finden erneute Kontakte/Klärungen mit Netzwerkpartnern statt, wenn Symptome nicht ausreichend behandelt erscheinen (PDCA-Zyklus)?			
1.9 Weiteres zur Symptomproblematik (bitte ggf. ergänzen):			
2. Bereich: Radikale Orientierung am Sterbenden			
2.1 Sind die Wünsche des B zu seiner Situation und zu Maßnahmen erfragt und in der Planung berücksichtigt?			
2.2 Sind auch Bedürfnisse zur spirituellen Situation erfragt?			
2.3 Sind auch Bedürfnisse und Entscheidungen zu psychosozialen Bereichen erfragt und berücksichtigt?			
2.4 Ist es erkennbar, dass bei Ablehnung durch den B, Maßnahmen unterlassen, reduziert oder zu einem späteren Zeitpunkt erneut angeboten werden?			
2.5 Werden bei Ablehnung/Einschränkung gegenüber Maßnahmen die Bedürfnisse des Betroffenen anerkannt auch wenn die Angehörigen anderer Meinung sind?			
2.6 Ist es in der Dokumentation einschließlich Begründung erkennbar, wenn Maßnahmen, die ansonsten sinnvoll/notwendig sind, unterlassen werden?			
2.7 Ist der Betroffene immer wieder über seinen Zustand, seine Entwicklung und über Möglichkeiten der Hilfe beraten worden und sind seine Entscheidungen handlungsleitend?			
2.8 Bleibt der Betroffene bei seinen in der Patientenverfügung festgelegten Entscheidungen?			
2.9 Hat der Betroffene aktuell neu aufgetretene Anliegen?			
2.10 Welche Entscheidung/Bedürfnisse müssen bei auftretender Frage nach einer möglichen Krankenhauseinweisung beachtet werden (Was will der B)?			
2.11 Welche Einstellung zeigt der B gegenüber lebensverlängernden Maßnahmen?			

Frage/Prüfkriterium	Ja	Nein	Bemerkungen
2.12 Stimmen die A mit dieser Einschätzung überein oder gibt es Meinungsverschiedenheiten?			
2.13 Weiteres zur radikalen Orientierung am Sterbenden (bitte ggf. ergänzen):			
3. Netzwerkarbeit			
3.1 Sind erforderliche Netzwerkpartner ausreichend in die Pflege, Betreuung und Versorgung einbezogen?			
3.2 Möchte der B zusätzliche Partner aus dem Netzwerk integrieren?			
3.3 Lassen sich ausreichende Informations- und Kommunikationsprozesse nachweisen?			
3.4 Finden sich der »Plan für alle Fälle« bzw. die Anordnung von Bedarfsmedikationen für zu erwartende Probleme?			
3.5 Hat der Arzt mit dem B über seine Situation gesprochen?			
3.6 Sind die A ausreichend vom Arzt über die bestehende und die künftige Situation informiert?			
3.7 Weiteres zur Netzwerkarbeit (bitte ggf. ergänzen):			
4. Qualitätsmanagement			
4.1 Erscheint die Durchführung einer Fallbesprechung zurzeit sinnvoll, um komplexe Probleme zu klären?			
4.2 Lassen sich ethische Probleme erkennen, die zu einer Ethischen Fallbesprechung führen sollten? Wie heißt das ethische Problem?			
4.3 Finden Evaluationen in einem angemessenen Zeitintervall statt und lässt sich die prozesshafte Nutzung der Erkenntnisse erkennen?			
4.4 Lässt sich bei der Evaluation erkennen, dass alles Mögliche/Sinnvolle getan wurde, damit der B möglichst gut leben und in Frieden sterben kann?			
4.5 Ist die PDL über gefährliche/konfliktreiche Situationen informiert oder wäre die Info sinnvoll?			

Frage/Prüfkriterium	Ja	Nein	Bemerkungen
4.6 Weiteres zum Qualitätsmanagement (bitte ggf. ergänzen):			
5. Trauerarbeit			
5.1 Werden dem B Gespräche und andere Maßnahmen zur Verarbeitung seiner Verluste angeboten?			
5.2 Möchte der B weitere Maßnahmen des seelsorgerlichen Bereichs (wer soll was machen)?			
5.3 Möchte der B bei Problemen im familiären Bereich ein unterstützendes Gespräch?			
5.4 Möchte der B etwas klären oder organisieren, was seinen Tod oder die Zeit danach betrifft?			
5.5 Weiteres zur Trauerarbeit (bitte ggf. ergänzen):			
6. Angehörigenarbeit			
6.1 Hat der B Anliegen im Hinblick auf seine A?			
6.2 Haben die A Bedarfe oder Anliegen, die die Einrichtung erfüllen kann?			
6.3 Benötigen die A eine zusätzliche Begleitung durch den ambulanten Hospizdienst?			
6.4 Benötigen die A ein Gespräch mit dem Palliativmediziner/Schmerztherapeuten?			
6.5 Weiteres zur Angehörigenarbeit (bitte ggf. ergänzen):			

Ergänzungen:

Positive Ergebnisse und Erkenntnisse (bitte kurz beschreiben):

Optimierungsbedarfe (bitte kurz beschreiben, was jetzt getan werden muss):

Evaluationsdatum zur Überprüfung der Umsetzung _____

Unterschrift Visitor _____

Weitere Unterschrift(en) _____

(© Dr. phil. Angela Paula Löser 02.02.2013/ 1. Erweiterung 10.02.2014)

10.2 Fallbesprechung

Wie der Begriff schon verdeutlicht, handelt es sich um die Analyse eines spezifischen »Falls«. Obgleich der Begriff Fall hier sehr technisch, bürokratisch und wenig am Menschen orientiert erscheint, wird er verwendet, weil Fall die Individualität, Komplexität und Einzigartigkeit der Betroffenen symbolisiert – jeder Mensch hat eine eigene Geschichte mit unterschiedlichen Aspekten. Der Begriff Fall wird verwendet, weil er darauf verweist, dass es sich um eine komplexe Situation unter diversen Bedingungen handeln kann.

Indikationen für eine Fallbesprechung

Symptommanagement – Fragestellung und Analysebereiche: Welche Symptomsituation liegt vor? Welche Symptome belasten den Betroffenen besonders stark? Welche Maßnahmen können durch die verschiedenen Mitarbeiter des interprofessionellen Teams angeboten resp. durchgeführt werden, um vorhandene oder mögliche Symptome möglichst effektiv zu vermeiden, zu beheben oder zu lindern?

Handlungsplanung im Hinblick auf die künftige Entwicklung: Multiperspektivisch können die vorhandene Situation, die Weiterentwicklung bei fortschreitendem Krankheits- und Sterbeprozess und die hierauf bezogenen sinnvollen Handlungen thematisiert werden. Auch die Aufteilung der verschiedenen Aufgaben innerhalb des Teams können in einer Fallbesprechung überlegt und verteilt werden.

Konsensfindung: Besteht zwischen den Pflegenden, dem Angehörigen oder anderen Mitgliedern des interdisziplinären Teams Uneinigkeit darüber, welche Maßnahmen sinnvoll und für den Betroffenen richtig wären, steht eine gemeinsame Lösungssuche im Vordergrund.

Insbesondere, wenn unterschiedliche Vorstellungen zum geeigneten Vorgehen bestehen und der Betroffene sich nicht selbst äußern kann, dient eine Fallanalyse dazu, den sinnvollsten und bestmöglichen Weg zu suchen. Hierzu werden dann die verschiedenen Sichtweisen und Einstellungen in einer Art Brainstorming gesammelt und später gewichtet. Die früher erstellte Patientenverfügung und/oder nun geäußerte oder durch Signale gezeigte mutmaßliche Einschätzungen des Betroffenen sind hierbei immer zu berücksichtigen.

Entscheidung über die Fortsetzung lebensverlängernder Maßnahmen: Es muss z. B. über die weitere Einnahme oder über das Absetzen von etwa Herzmedikamenten beraten und eine Entscheidung getroffen werden. Sollte dies aufgrund der weit fortgeschrittenen Palliativsituation nicht mehr sinnvoll erscheinen, sollte die Entscheidung dafür oder dagegen nicht ohne das Team erfolgen. Gleiches gilt für andere lebensverlängernde Maßnahmen wie parenterale Ernährung oder andere Medikationen.

Vorhandensein lebensbedrohlicher oder gefährlicher Situationen: Bei gleichzeitiger Möglichkeit, nur Maßnahmen anwenden zu können, die zum einen die Lebensqualität des Betroffenen gefährden oder aber zum anderen mit den Zielen von Palliative Care nicht vereinbar sind (z. B. Einsatz der Dialyse, die nur eine Verlängerung der Überlebenszeit, nicht aber eine Verbesserung der Lebensqualität erzeugen könnte), muss die Begründung für den Entschluss und das Abwägen der Möglichkeiten im Team geklärt und folgend differenziert beschrieben werden.

10.2.1 Nutzung der Pflegeprozessplanung und -dokumentation in der Fallbesprechung

Die in der Pflegeprozessplanung und -dokumentation prozesshaft dokumentierten Beobachtungen können nun zur Analyse der Situation genutzt werden.

Wichtige Aspekte und Beobachtungsmerkmale der Pflegeprozessplanung

Soll-Ist-Vergleich: Es gilt zu prüfen, ob die in der Planung genannten Handlungen angemessen im Hinblick auf die individuelle Situation des Betroffenen erscheinen. Zur Vorbereitung der Fallbesprechung kann die angestrebte Pflege- und Betreuung, wie sie vorgeplant ist (= Soll) mit der im Pflegebericht dargestellten Realität (= Ist) verglichen werden. Wesentliche Fakten werden so erkannt und die Fallbesprechung auf diese Weise systematisch vorbereitet.

Multiperspektivische Situationsdarstellung, Evaluation und Planung der Versorgung: Die Sichtweisen und Aussagen der Mitglieder der verschiedenen Berufsgruppen können extrahiert und gegenübergestellt werden = multiperspektivische Analyse.

Wichtige Fragen für die Pflegeplanung und die -dokumentation
- Wie ist das Befinden des Betroffenen aktuell, wie war es in den letzten Stunden oder Tagen?
- Unter welchen Problemen oder Symptomen leidet der Betroffene aktuell?
- Welche Probleme oder Symptome können sich künftig entwickeln und stellen somit potenzielle Probleme dar?
- Welche Auswirkungen haben diese Probleme oder Symptome? Leidet der Betroffene darunter oder ist es eher schwer für den Angehörigen, diese auszuhalten (wie z. B. beim sogenannten Death Rattle/Todesrasseln)?
- Welcher Plan liegt aktuell zur Vermeidung, Linderung oder Behebung der Symptome vor?
- Lässt sich der Plan optimieren?
- Haben die Mitglieder des interprofessionellen Teams im Hinblick auf die Situation, die Erfordernisse, die Probleme alle dieselbe Einschätzung oder gibt es verschiedene Perspektiven?

- Sind die Angehörigen ausreichend in ihrer Situation beachtet? Sind Ihnen geeignete Angebote gemacht worden? Wie reagieren diese darauf?

10.3 Ethische Fallbesprechung

Bei der Ethischen Fallbesprechung findet sich eine andere Fragestellung als bei der klassischen Fallbesprechung. Hier steht ein ethisches Problem oder eine ethische Fragestellung im Vordergrund.

Ethik wird hierbei als das Reflektieren der moralischen Grundsätze oder der handlungsleitenden Werte oder Begründungen verstanden, die ein jeweiliges Handeln beeinflussen. Anders ausgedrückt: Es geht nicht um die Suche nach einer einfachen Lösung für ein Problem, sondern vielmehr um die Frage, wie ein gutes Handeln hier unter der Abwägung aller Möglichkeiten, aller Vor- und Nachteile für den Betroffenen aussieht? Was würde der Betroffene wollen, wenn er dies selbst entscheiden könnte und wie lassen sich diese Annahmen und Entscheidungen begründen?

> **Praxisbeispiel**
>
> Frau Nikolai leidet an einer fortgeschrittenen Tumorerkrankung. Sie kann mittels einer herkömmlichen, kalorienangereicherten Nahrung nicht mehr ausreichend ernährt werden, weil sie nur noch kleine Portionen zu essen vermag.
>
> Automatisch würde nun die Frage nach einer PEG (Perkutane Endoskopische Gastrostomie/Magensonde) gestellt werden. Würde allein die ausreichende Nahrungszufuhr fokussiert, wäre die Entscheidung für die PEG wahrscheinlich auch schnell getroffen, wie es häufig in den 1980er- bis 2000er-Jahren der Fall war. Inzwischen wird die Indikation für die Maßnahme jedoch unter ethischen Gesichtspunkten geprüft und häufig auch die Frage gestellt: Würde Frau Nikolai von der Maßnahme einer PEG profitieren? Wie würde ihre Krankheit mit und ohne PEG verlaufen? Was will sie denn selbst?
>
> Hinter diesen Fragen steht die Suche nach einer »guten Handlung«, die den ganzen Menschen in seiner individuellen und sich durch weitgehende Selbstbestimmung auszeichnende Situation in den Mittelpunkt stellt. Es gilt, nicht alleine die Machbarkeit einer Maßnahme oder der reine Erhalt körperlichen Weiterlebens zu fokussieren.

10.3.1 Nutzung der Pflegeprozessplanung und Dokumentation für die Ethische Fallbesprechung

Obgleich es sich bei der Ethischen Fallbesprechung wie der Name schon sagt, um eine Besprechung, also um eine mündliche Form des Austauschs handelt, können hier wertvolle Hinweise aus den schriftlichen Unterlagen des Pflegeprozesses gewonnen und vorbereitet werden.

Wichtige, vorbereitende Fragen für die Ethische Fallbesprechung
- Welche Entwicklung zeigte sich in den letzten Wochen und Tagen und welcher weitere Verlauf lässt sich prognostizieren?
- Welche Entwicklung wird sich aufgrund der möglichen Handlung wahrscheinlich einstellen? Wie sähe sie aus, wenn die Handlung unterlassen würde?
- Gibt es eine Patientenverfügung? Wenn ja, was besagt sie für die gegebene oder zukünftige Situation?
- Gibt es eine Vorsorge- oder Betreuungsvollmacht? Wer müsste entsprechend der Vollmacht zur ethischen Fallbesprechung hinzugezogen werden?
- Kann der Betroffene aussagen, was er aktuell möchte? Kann er hierbei auch die Folgen seiner Entscheidungen realistisch einschätzen und ist er bereit, diese zu tragen?
- Gibt es Aussagen in der Biografie des Betroffenen zu seinen Wünschen, Einschätzungen, Gewohnheiten, Abneigungen und Vorlieben, aus der sich sein mutmaßlicher Wille für die gegebene oder zukünftige Situation ableiten lässt?
- Welche religiösen oder weltanschaulichen Einstellungen lassen sich beim Betroffenen erkennen?
- In welchen Situationen oder unter welchen Bedingungen zeigt er Wohlbefinden? Ist die gegebene Situation noch dazu geeignet, dass der Betroffene Wohlsein empfinden kann? Oder sind die Belastungen und Auswirkungen, die durch die Krankheit und die Situation entstehen, so groß, dass eine Verlängerung des Lebens ohne die Möglichkeit auch gleichzeitig Lebensqualität zu ermöglichen wenig sinnvoll erscheint?
- Ist es gerecht? Ist es rechtens, wenn die Maßnahme angewendet oder wenn sie unterlassen wird?

Anforderungen an die Dokumentation einer Ethischen Fallbesprechung
Das Besondere einer ethischen Fallbesprechung muss aus dem eingesetzten Protokoll wie auch aus den beschriebenen Inhalten hervorgehen:
- Die ethische Fragestellung ist zu formulieren. Wichtig: Welches ethische Problem oder welche ethische Fragestellung zeigt sich?
- Kernargumente sind zu formulieren. Hierbei sollte ggf. auch erkennbar gemacht werden, wer dieses Argument eingebracht hat (Interessen?).
- Die Entscheidung ist immer im Hinblick auf den individuellen Menschen, auf die Auswirkungen auf sein Leben oder seinen Tod zu beschreiben.

- Es ist zu prüfen, ob ein Konsens zwischen den Beteiligten vorliegt. Ist dies nicht der Fall muss ggf. das Vormundschaftsgericht eingeschaltet werden, wenn es etwa darum geht, eine lebenserhaltende Maßnahme nicht einzuleiten, nicht mehr fortzusetzen oder abzusetzen. Denkbar ist auch, einen weiteren Zeitraum zu planen, indem alle Beteiligten die Situation, ihre Einstellungen und mögliche Entscheidungen erneut reflektieren und sich zu einer erneuten Fallbesprechung treffen.
- Es ist kenntlich zu machen, dass der Entscheidung niemals eine wirtschaftliche Begründung zugrunde liegt, dass diese immer unter der Beachtung des einzigartigen Wertes dieses Menschenlebens getroffen wurde. Unterbleiben ansonsten empfohlene oder mögliche Maßnahmen, sollte es eindeutig erkennbar sein, …
    - dass die Durchführung bzw. Anwendung der beschriebenen Maßnahme in jedem Fall oder wenigstens mit einer hohen Wahrscheinlichkeit zu einem unnötigen Herauszögern des natürlichen Sterbeverlaufs geführt hätte.
    - dass hierdurch unnötiges Leid für den Betroffenen entstehen würde.
    - dass es sich dann um eine Durchführung einer Maßnahme ohne Einverständnis handeln würde, wenn der Betroffene nicht einwilligt oder die Handlung in seiner Patientenverfügung untersagt hat.

10.3.2 Prinzipien zur Durchführung einer Ethischen Fallbesprechung

Prinzipien zur Klärung einer möglichen guten Handlung und zur systematischen Analyse

Prinzip des Wohltuns: Hier wird überprüft, in wieweit die Durchführung der Maßnahme auf der einen Seite oder die Unterlassung der Maßnahme auf der anderen Seite zu einem Wohltun beim Betroffenen führen würde. Insbesondere sollte darauf geachtet werden, dass hier nicht nur die körperlichen Aspekte thematisiert werden, sondern alle Bereiche der Ganzheitlichkeit.

Prinzip des Nicht-Schadens: Hier werden die gleichen Fragen wie beim Prinzip des Wohltuns geprüft – allerdings hinsichtlicher Frage, ob ein Schaden durch die Maßnahme oder durch deren Unterlassung entstehen könnte. Auch hier sind alle Bereiche der Ganzheitlichkeit zu beachten.

Prinzip der Gerechtigkeit: Hier werden die gängigen Gesetze zur Beurteilung des Falls herangezogen. Insbesondere das im Grundgesetzt verankerte Recht auf Selbstbestimmung, die Bereiche der Fahrlässigkeit oder mögliche Haftungsfragen sollen hier bedacht werden.

Prinzip der Selbstbestimmung: Hier geht es darum, zu prüfen, was der Betroffene selbst möchte oder festgelegt hat. Einwilligungsfähige Menschen sind zu befragen und ihre Antwort genau und konkret zu dokumentieren. Können sie die Folgen ihrer Handlung einschätzen und die Verantwortung dafür übernehmen, dürfen sie selbst über das weitere Vorgehen bestimmen. Eine Ausnahme tritt ein, wenn ein Betroffener Maßnahmen der aktiven Sterbehilfe fordert oder seine Handlung/Unterlassung zu einer existenziellen Gefährdung anderer Menschen führen würde.

> **Wichtig!**
>
> Die Prinzipien zur Durchführung einer ethischen Filmbesprechung lassen sich letztlich bis zum Philosophen Immanuel Kant (1724–1804) zurückverfolgen.
>
> Einen geeigneten Überblick gibt auch der Fragenkatalog der Nimwegener-Methode (vgl. Beauchamp et al. 2001: 197).

In der Ethischen Fallbesprechungen werden vorhandene Patientenverfügungen, im Pflegebericht dokumentierte Beschreibungen von Aussagen oder Verhaltensweisen, die auf eine Zustimmung oder Absage hinweisen, benannt und hinterfragt. Nachfolgend werden – hinsichtlich der vorhandenen Handlungsschritte sowie der Folgen einer Unterlassung – alle beantworteten Analysebereiche gegeneinander abgewogen und die möglichst gute Lösung ausgewählt. In der Dokumentation der Entscheidung soll dann zusammenfassend gewichtet und dokumentiert werden, welche Argumente letztlich den Ausschlag für die getroffene Entscheidung gaben und warum sie als eine gute Handlung angesehen wird.

> **Wichtig!**
>
> Ein Protokoll über die systematisch durchgeführte Fallbesprechung oder Ethische Fallbesprechung ist bei der Analyse und Reflexion hilfreich, wenn etwa das Vormundschaftsgericht eingeschaltet wird, um bei nicht vorliegendem Konsens zwischen den Beteiligten eine Klärung herbeizuführen.

10.4 Multiprofessionelle Besprechungen

Multiprofessionell bedeutet hier, dass die Mitarbeiter verschiedener Berufsgruppen an der Besprechung teilnehmen.

Dieses ist insbesondere dann sehr sinnvoll, wenn …
- die je berufsspezifisch geprägten Perspektiven, hier verstanden als Blickwinkel, ausgetauscht werden sollen.

Hierdurch gelingt es dem Einzelnen, die eigene Perspektive im Vergleich mit denen der anderen Teilnehmer zu vergleichen. Eigene Perspektiven können dann als richtig befunden oder erkannt werden, dass der eigene Blick falsch oder eingeengt ist. »Blinde Flecken« können so ergründet und ggf. behoben werden.
- Entscheidungen, etwa zum weiteren Vorgehen, in einem demokratisch-partizipativen geprägten Diskurs gemeinsam getroffen werden sollen.
Die Entscheidungen können dann leichter von den einzelnen Mitarbeitern getragen werden. Für jeden Teilnehmer wird es ersichtlich, warum die andere Berufsgruppe auf ihre spezifische Art denkt oder entscheidet. Es wird ein berufsgruppenübergreifendes Verständnis entwickelt. Insbesondere können hier zur Verwendung bei ethischen Fallgesprächen wichtige Informationen aus der Prozessplanung und aus den Berichten gewonnen werden, wenn der Betroffene sich nicht mehr selbst äußern kann.
- die Verantwortung geteilt werden soll.
Schwerwiegende Entscheidungen wie z. B. das Unterlassen lebensverlängernder Maßnahmen erzeugen beim Einzelnen oft ein schlechtes Gewissen. Wurden sie aber gemeinsam und nach intensivem Gespräch, nach Abwägen der Vor- und Nachteile und verschiedenen Möglichkeiten getroffen, fand der Wille des Betroffenen zudem Beachtung, kann der Einzelne möglicherweise besser mit der getroffenen Entscheidung umgehen. Er kann nun erkennen, dass es sich ja nicht um eine zufällige oder subjektiv getroffene Entscheidung handelt, sondern um das Ergebnis eines sorgsamen Abwägens und Wertens.

Anforderungen an die Dokumentation der Multiprofessionellen Besprechung
Hier gelten die gleichen Regeln wie bei einer Fallbesprechung (vgl. Kap. 10.2.1, S. 117). Die gemeinsam getroffene Entscheidung zum weiteren Vorgehen wird der weiteren Planung künftiger Handlungsschritte zugrunde gelegt. In der Prozessplanung werden nun Anpassungen vorgenommen oder begründet, warum die Vorgehensweise anhand der bisherigen Planung fortgesetzt wird.

10.5   Kollegiale bzw. kooperative Beratung

Kollegiale Beratung wird auch synonym (bedeutungsgleich) als kooperative Beratung bezeichnet. Beiden Bezeichnungen gemeinsam ist die Aussage, dass es sich um einen Kommunikations- bzw. Kooperationsprozess handelt.

Bei der kollegialen bzw. kooperativen Beratung beraten sich Menschen der gleichen hierarchischen Stufe oder des gleichen Fachgebietes gegenseitig. Sie versuchen in einem gemeinsamen Gespräch »auf Augenhöhe« mit dem jeweils anderen ein Handlungs- oder Problemfeld zu erörtern, Lösungen zu analysieren, »blinde Flecken« zu erhellen und einen Perspektivenwechsel bzw. eine -erweiterung anzubahnen.

Da der Begriff der kooperativen Beratung noch deutlicher die Arbeitsform beschreibt, d. h. die Kooperation miteinander, wird folgend dieser Begriff verwendet (vgl. auch Mutzek 2005).

Ziel der kooperativen Beratung
Das allgemeine Ziel dieser Kommunikations- und Kooperationsform besteht darin, eine gegenseitige, fachliche Beratung »auf Augenhöhe« zu ermöglichen.

10.5.1 Handlungsfelder der kooperativen Beratung

Situationsreflexion
- Eine konkrete Situation, z. B. der Zustand eines Betroffenen ist in ihrer Genese, d. h. in ihrer Entstehung, hinsichtlich bestehender oder potenzieller Risiken analysiert und verstanden. Da der Blick hierbei rückblickend vorgenommen wird, handelt es sich um einen retrospektive Reflexion.
- Eine konkrete Situation ist unter verschiedenen fachdisziplinarischen Gesichtspunkten reflektiert, neue Perspektiven sind erarbeitet. Jede Berufsgruppe bringt hierbei ihren eigenen spezifischen Blickwinkel ein, sodass ein komplexes Bild entsteht.
- Die Probleme, Ressourcen, Risiken, Ziele des Betroffenen sind geprüft und erkannt. Eine Evaluation, ob die vorliegende Handlungsplanung geeignet ist, liegt vor.
- Eine konkrete Situation ist reflektiert. Mögliche, zukünftige Handlungsvorschläge sind erarbeitet. Hierbei wird der reflektierende Blick sozusagen in die Zukunft gerichtet. Es handelt sich also um eine prospektive Auswertung.

Konkrete Situationen können sein:
- Wünsche und Anliegen eines Betroffenen oder seines Angehörigen in schwierigen Situationen: Beschwerden der Betroffenen oder seiner Angehörigen (ebenso Lob und Anerkennung) liegen vor.
- Ein Betroffener zieht sich zunehmend zurück, zeigt psychische Abwehrmechanismen.
- Ein Betroffener reagiert unterschiedlich und nicht kongruent in Gesprächen mit den Pflegenden, dem Arzt und ggf. den Angehörigen.
- Das Pflegeteam ist sich unsicher, ob das geplante Handeln fachlich korrekt und menschlich angemessen ist.

Handlungsreflexion
- Eine bestimmte Handlung ist in der kollegialen Beratung gemeinsam reflektiert und deren Eignung überprüft.
- Eine bestimmte Handlung wird hinsichtlich ihrer Optimierung reflektiert, konkrete Optimierungsbereiche sind erkannt und werden eingeleitet.

- Eine bestimmte Handlung ist in ihrer Handlungsbegrenzung erkannt, logische und ggf. rechtliche Gründe sind erkannt und beschrieben.
- Die Reaktion des Betroffenen auf eine Handlung ist aus unterschiedlichen Perspektiven beleuchtet, erklärbar und ggf. verstehbar.
- Die Umsetzung theoretischer oder theoriengeleiteter Ansätze wird anhand konkreter Handlungen evaluiert (z. B. die Berücksichtigung der Pflegetheorie oder des Selbstbestimmungsrechts des Patienten, einrichtungsinterner Standards oder Expertenstandards).
- Die handlungsleitenden Werte und Normen und die fachlichen Begründungen einer Pflegefachkraft oder eines Teams sind unter besonderen palliativen Gesichtspunkten reflektiert.

Konkrete Situationen können sein:
- Der Entwicklungsprozess der Pflege- und Sterbesituation.
- Der Entwicklungsprozess des Befindens des Betroffenen und/oder seines Angehörigen.
- Das Vorgehen bei juristisch unklaren Situationen (z. B. Beendigung lebensverlängernder Maßnahmen).
- Das Vorgehen bei gefährdenden Verhaltensweisen des Betroffenen, d. h., wenn dieser in einem Risiko verbleibt, weil er angebotene Maßnahmen zur Reduktion der Gefahr ablehnt.
- Das Vorgehen bei unterschiedlichen Vorstellungen hinsichtlich einer guten/angemessenen Pflege beim Betroffenen und seinem/n Angehörigen.
- Das Vorgehen hinsichtlich der bestehenden Expertenstandards, jedoch unter der Berücksichtigung der spezifischen Situation des palliativ betroffenen Menschen.
- Die aktuelle Pflegestufe und die Notwendigkeit werden im gemeinsamen kollegialen Beraten geprüft, wenn eine erneute Begutachtung aufgrund der Verschlechterung der Situation des Betroffenen sowie aufgrund der Zunahme von Pflegebedarfen angemessen erscheint.

11 ZUSTÄNDIGKEITEN UND VERANTWORTLICHKEITEN DER PFLEGE- UND BETREUUNGSPLANUNG

Hinsichtlich der verschiedenen Handlungsschritte, die innerhalb der Pflege- und Betreuungsplanung zu erfüllen sind, haben verschiedene Akteure teilweise unterschiedliche, zum Teil aber auch überlappende Zuständigkeiten und Verantwortlichkeiten. Im Folgenden werden die pflegerischen Hauptakteure und ihre Aufgaben näher betrachtet.

Die Bezugspflegefachkraft
Die Bezugspflegefachkraft ist der »Steuermann des Pflege- und Betreuungsprozesses«. Sie ist für die Erstellung eines geeigneten Handlungsplans zuständig und übernimmt die Organisation und Koordination aller beteiligten Berufsgruppen. Zudem ist sie zuständig und verantwortlich für die Evaluation der Pflegemaßnahmen wie auch der Gesamtwirkung aller Handlungen. Um dieser Verantwortung gerecht zu werden, ist es sinnvoll, die Betroffenen einzelnen Bezugspflegefachkräften zuzuordnen und so eine personelle Zuständigkeit zu schaffen.

Die Pflegefachkraft
Die einzelne Pflegefachkraft ist im Rahmen der von ihr auszuführenden Leistungen verantwortlich und zuständig für die Qualität der erbrachten Leistungen. Sie setzt den von der Bezugspflegefachkraft erarbeiteten Handlungsplan um oder sorgt für die Umsetzung auch durch andere Mitarbeiter.

Sollten Änderungen einer vorgeplanten Handlung notwendig werden, begründet und dokumentiert sie die Ursachen, die zur Anpassung führen, die Art und den Umfang der Änderung wie auch die Wirkung der angepassten Maßnahme im Pflege- und Betreuungsbericht. Sie schafft so die Grundlagen für die Bezugspflegefachkraft, die anhand der Einträge im Pflege- und Betreuungsbericht erkennen kann, ob der erstellte Handlungsplan sinnvoll ist oder es sinnvoll bzw. notwendig wäre, ihn anzupassen.

Weiterhin kontrolliert und evaluiert die Pflegefachkraft die Handlungen der Pflegehilfskräfte und anderer Mitarbeiter. Sie leitet sie zu sinnvollen Maßnahmen an und berät den Betroffenen wie auch seine Angehörigen. Bei jeder Ausführung einer Maßnahme evaluiert sie die Wirkung der Maßnahme, prüft sie im Zusammenhang der anderen Maßnahmen und Bedingungen, informiert die Bezugspflegefachkraft sowie die beteiligten Berufsgruppen, koordiniert das eigene Handeln mit denen der Pflegehilfen.

Die Bezugspflegefachkraft wird von der Pflegefachkraft informiert, wenn diese eine Veränderung der Prozessplanung für sinnvoll erachtet. Weiterhin kann sie eigenständig die Durchführung einer Fallbesprechung oder einer Ethischen Fallbesprechung anregen.

Die Pflegehilfe

Die Pflegehilfe erfüllt im Rahmen ihrer Stellenbeschreibung insbesondere die Maßnahmen, für die keine spezifische Fachqualifikation erforderlich ist. Da sie nicht selten den Betroffenen gerade bei den Handlungen unterstützt, die eine große Nähe und Vertrautheit erfordern und erzeugen, erfährt sie oftmals wichtige Informationen.

Sie beobachtet den Betroffenen, seine Reaktionen, seine Ressourcen, auftretende Probleme und sein Wohlbefinden und dokumentiert diese. Sie ist zuständig und verantwortlich für die Umsetzung geplanter Maßnahmen entsprechend der Pflege- und Betreuungsplanung und führt eigenständig eine angemessene Kranken- und Verhaltensbeobachtung durch. Ferner ist sie für die vollständige und sinnhafte Dokumentation im Pflegebericht zuständig und verantwortlich – insbesondere der Beobachtungen, die sie während der Pflege macht. Sie ist somit »Zuträgerin« und »Unterstützerin« der Bezugspflegefachkraft bei der Erstellung der Pflegeprozessplanung.

Die Pflegedienstleitung

Als verantwortliche Pflegefachkraft obliegt ihr die Gesamtverantwortung hinsichtlich der Sicherstellung einer professionellen Umsetzung der Gesamtleistungen der Pflege – hier insbesondere auch von Palliative Care.

Sie ist zuständig und verantwortlich für die Auswahl geeigneter Mitarbeiter und für die Prüfung von Qualitätsanforderungen. Innerhalb der Umsetzung von Palliative Care ist sie verantwortlich und zuständig für die eigenständige Durchführung von Qualitätskontrollen in der realen Pflegesituation oder in Pflegeplanungen. Sie prüft exemplarisch Pflegeprozessplanungen und -dokumentationen. Dabei gilt es zu schauen, ob sich ggf. im QM-Handbuch festgelegte Managementabläufe im Umgang mit Palliativsituationen abbilden und die vorgegebenen Prozesse zur Umsetzung einer spezifischen Palliative Care eingehalten werden.

Sie ist zuständig, Fortbildungsbedarfe abzuleiten, wenn sie Wissensdefizite oder, Handlungsbegrenzungen durch nicht vorhandene Kompetenzen erkennt. Das sollte ihr auffallen bei Pflegevisiten, anhand stichpunktartiger Kontrollen der Pflegedokumentationen, durch ihre Anwesenheit bei Übergaben, Fallbesprechungen oder ethischen Fallbesprechungen.

Zudem muss sie in schwierigen Situationen, bei Beschwerden, Anliegen oder Bedürfnissen der Angehörigen aktiv werden. Es gilt, eine übergeordnete Sichtweise einzunehmen, wenn konkrete Aussagen und Entscheidungen, die die Unternehmensebene betreffen, notwendig werden. Sie unterstützt das Pflegeteam in der Moderation problematischer oder komplexer Gespräche.

Sie ist ferner bei der Auswahl geeigneter Möglichkeiten in der Dokumentation (Formblätter, Assessments, EDV-Masken, Verknüpfungen im EDV-System) beteiligt und verhandelt mit den entsprechenden Firmen erforderliche Anpassungen.

Sie ist zuständig und verantwortlich, neue Mitarbeiter über die spezifische Zielsetzung der Einrichtung in puncto Palliative Care zu informieren. Mittels Beratungen oder durch das Angebot von Seminaren hat sie für den Aufbau geeigneter Kompetenzen zu sorgen sowie Rahmenbedingungen für den Transfer zu schaffen.

Der Mitarbeiter der Sozialen Betreuung

Ihre Zuständigkeiten und Verantwortlichkeiten der Mitarbeiter der Sozialen Betreuung können je nach Konzept der Einrichtung variieren.

Im Hinblick auf die Pflege- und Betreuungsplanung und -dokumentation sind aber folgende generelle Aufgaben erkennbar. Der Mitarbeiter der sozialen Betreuung analysiert gemeinsam mit der zuständigen Bezugspflegefachkraft (oder dem Team in einer Fallbesprechung) die Situation des Betroffenen, seine Bedürfnisse, Ressourcen und Probleme vor allem im Hinblick auf das spezifische Aufgabengebiet dieser Berufsgruppe. Er plant eigenständig spirituelle und religiöse Angebote, die den Bedürfnissen, der Biografie und/oder der Problemlage des Betroffenen entsprechen. Sie sollen ermöglichen, dass er sein Leben in Frieden beschließen, Konflikte beenden und loslassen kann.

Er führt nach einer eigenen Planung, die jedoch mit der Bezugspflegefachkraft abgesprochen wird, Maßnahmen der Sterbebegleitung, der Betreuung des Betroffenen aus und evaluiert und beschreibt deren Wirkung im Pflege- und Betreuungsbericht. Je nach Konzept koordiniert er die Angebote des ambulanten Hospizdienstes, evaluiert zusammen mit dem entsprechenden Begleiter deren Wirkung, neu aufgetretene Probleme oder Veränderungen, dokumentiert diese und informiert auch die Bezugspflegefachkraft darüber.

Er ist zuständig und verantwortlich für die Begleitung der Angehörigen, bietet Gespräche zu deren Situation an, leitet ggf. zu spezifischen Maßnahmen der Sterbebegleitung und des gemeinsamen Lebensabschieds an und evaluiert mit diesen die Wirkung und dokumentiert sie.

Er sucht selbstständig den Kontakt zu den Pflegenden/ zur Bezugspflegefachkraft, um mit diesen in zyklischen Intervallen und zusätzlich bei Veränderung der Situation die Situation zu analysieren und geeignete Handlungen abzustimmen.

Unter Umständen ist er auch zuständig, Ehrenamtliche anzuleiten und zielgerichtet bei Menschen einzusetzen, die eine intensivere Begleitung benötigen oder wünschen. Er evaluiert zudem die Maßnahmen dieser Gruppe.

12 PLANUNGS- UND FORMULIERUNGSHILFEN

12.1 Typische Probleme und Handlungsfelder in Palliativsituationen

Im Folgenden werden Probleme beschrieben, die in der Palliativsituation auftreten können. Dabei sollte in der konkreten Planung bei einem realen Betroffenen die Problemformulierung immer analog zum PESR-Schema (vgl. Kap. 6, S. 71) erfolgen. Ziele und Maßnahmen müssen immer individualisiert und im Detail betrachtet werden. Dazu werden die W-Fragen benötigt, die hier teilweise in Klammern angeführt sind, um auf die individuell konkrete Planung zu verweisen.

Anmerkung: Der Betroffene wird in den nachfolgenden Tabellen zur Vereinfachung weitgehend mit »B« abgekürzt, die Angehörigen mit »A«. Innerhalb der Formulierungshilfen wird nicht auf die allgemeinen Probleme eingegangen, die in der Regel bei pflege- und hilfebedürftigen Menschen vorkommen. Vielmehr sollen hier die typischen Probleme benannt werden, wie sie bei sterbenden Menschen oder bei Betroffenen in der Palliativsituation vorkommen. Aufgrund einer möglichen Vielzahl von Ressourcen werden diese hier nicht genannt.

12.1.1 Medizinische/Körperliche Probleme

Tabelle 9: Planungs- und Formulierungshilfen – körperlicher Bereich – (B = Betroffener, A = Angehöriger)

☞ **Hinweis:** für alle hier benannten Probleme gilt: Die Umsetzung der ärztlichen Anordnungen wird in der konkreten Planung stets als Maßnahme benannt und mitgeplant. Sie sind in dieser und den folgenden Beispielplanungen aus Platzgründen aber nicht explizit aufgeführt.

Problem/Phänomen – Körperlicher Bereich ...	Pflege- und Betreuungsziele	Pflege- und Betreuungsmaßnahmen
Atemnot, Dyspnoe B empfindet nach eigener Aussage Atemnot bzw. zeigt Anzeichen von Atemnot = Dyspnoe (Symptome beschreiben)*	• B äußert seine Beschwerden. • B fühlt sich angenommen.	**Symptommanagement Atmung:** • Erfassung und Beobachtung x-mal/Tag • Dokumentation, Auswertung, Evaluation • Kommunikation mit dem Arzt und ggf. anderen Mitgliedern des Teams zur gemeinsamen Lösungssuche. **Ruhe u. Sicherheit bewahren:** Empathisches Eingehen auf Sorgen und Ängste des B

* Atemnot kann immer als eigenständiges Zeichen aber auch als Symptom einer anderen bedrohlichen Störung auftreten (z. B. bei Schmerzen, bei Angst und Sorgen, bei Unruhe, Halluzinationen).

Problem/Phänomen – Körperlicher Bereich ...	Pflege- und Betreuungsziele	Pflege- und Betreuungsmaßnahmen
	• B erhält Angebote, die seine Situation erleichtern – die Atemsituation ist dann nach seiner Aussage verbessert, die Anzeichen der Dyspnoe sind rückläufig. • B atmet ruhiger, gleichmäßiger und tiefer (ggf. Anzahl der Atemzüge angeben).	**Durchführung u. Umsetzung angeordneter ärztlicher Maßnahmen:** lt. Medikamentenbogen **Pflegetherapeutische Maßnahmen und Begleitung:** • Geeignete Lagerungen anwenden, z. B. Oberkörperhochlagerung, Stützen der Arme usw. • Schmerzlindernde u. atemstimulierende Einreibungen (Richtung beachten!) • Beruhigende Waschungen oder Einreibungen u. leichte Massagen (Lokalisation angeben) • Evtl. Anwendung von geeigneten ätherischen Ölen wenn der B das toleriert und mag (z. B. Rosenöl/Lavendel als Waschung oder in der Aromalampe (Aroma angeben) • Kooperation mit dem Netzwerk (vgl. Kap. 4.1.4, S. 33) • Information und Integration der A (konkrete Angaben dazu machen) **Maßnahmen der Mitarbeiter der Sozialen Betreuung und Seelsorge:** • Ggf. ambulanten Hospizdienst einschalten • Auf Wunsch des B: beruhigende Atemübungen • Entspannungsmusik (angeben welche?) • Beruhigende Handmassagen mit ... • Entlastende Gespräche in denen der B die Frage nach dem Sinn des eigenen Lebens klären kann, die Angst vor dem Sterben/vor dem eigenen Sein nach dem Tod aussprechen kann, sich als Mensch in seiner Situation angenommen fühlt, sich getragen und verstanden fühlt **Angehörigenarbeit:** Information der A über ... • geringe oder fehlende Wirkung von Sauerstoff in der Finalsituation • die Nachteile einer O_2-Versorgung, diese nur anwenden, wenn der B daran gewöhnt ist oder dies seiner Beruhigung dient* • den Sinn einer intensiven Mundpflege und einer guten Begleitung und Betreuung • die Wirkung ärztl. angeordneter Medikamente, mögliche Maßnahmen • Möglichkeiten der Anleitung und Integration der A in entsprechende Maßnahmen

* Eine O_2-Anwendung bei Sterbenden führt zum einen zu Problemen in der Kommunikation, da die Maske das Sprechen behindert. Eine alternativ angewendete Nasensonde führt zu einer trockenen Nasenschleimhaut und ggf. Niesreiz. Zum anderen hat Sauerstoff nur eine positive Wirkung, wenn ein wirklicher Sauerstoffmangel vorliegt oder der Betroffene daran gewöhnt ist und glaubt, dass ihm diese Maßnahme gut tut.

Problem/Phänomen – Körperlicher Bereich ...	Pflege- und Betreuungsziele	Pflege- und Betreuungsmaßnahmen
Schmerzen B äußert Schmerzen bzw. zeigt Symptome für Schmerzen (Schmerzen bzw. Symptome hier konkret beschreiben: Lokalisation, Schmerzstärke in Ruhe und bei Bewegung angeben, Qualität, ggf. mögliche Auslöser oder verstärkende und lindernde Faktoren) Als Ressource vermerken: • Was hilft, was lindert? • Was hat B bislang selbst zur Schmerzlinderung angewendet?	• Die Schmerzsituation ist eingeschätzt. • Die Beobachtungsergebnisse sind an den Arzt weitergeleitet. • Der Schmerz ist nicht stärker als 3/10 in Ruhe oder 5/10 in Bewegung/Aktivität – oder der individuelle vom B festgelegte Cut-Off-Wert* ist nicht überschritten. • Nebenwirkungen (möglichst bezogen auf die konkret eingesetzten Schmerzmittel, dann auch die typischen Nebenwirkungen benennen, z.B. »Schweißausbrüche bei Einnahme von Novalgin®) sind frühzeitig erkannt. • B fühlt sich dann nach einer Körperpflege und einem Wäschewechsel erfrischt. • B erhält pflegetherapeutische Maßnahmen zur Vermeidung der Nebenwirkung XY. • Nebenwirkung (konkret angeben welche) ist reduziert.	**Expertenstandard Schmerzmanagement/Symptommamagement Schmerz:** Schmerzmanagement (= wichtigste Aufgabe**) mit Umsetzung der Handlungen aus dem Expertenstandard des DNQP • Schmerzanalyse x-mal/Tag mit Instrument XY • Beobachtung der Ursachen, Auswirkungen von Schmerzen sowie schmerzlindernden und verstärkenden Faktoren • Befragung des B und ggf. der A • Kooperation mit Arzt • Umsetzung der ärztlich verordneten und pflegerisch geplanten Maßnahmen **Evaluation** (hier sind jeweils in der Planung ganz konkrete Angaben zu den W-Fragen erforderlich – vgl. Kap. 5.6, S. 62) • Kooperation mit den Mitgliedern des Netzwerks **Besonderheit in der Palliativsituation:** Bei Absetzen aller anderen Medikamente sollte die weitere Gabe von Schmerzmitteln und ggf. Laxantien mit dem Arzt besprochen werden. **Pflegetherapeutische Maßnahmen und Begleitung:** • Lagerungen/Positionierungen (wie, wann, wie lange usw.?) • Beruhigende Waschungen (wie, wann, womit, wie lange usw.?) • Atemstimulierende Einreibung (ASE) (wann, womit, wie lange usw?) • Weitere Einreibungen (Zeitpunkt, Lokalisation und Material angeben) • Gespräche – wenn etwa Angst und Sorgen Schmerzen verursachen. • Ablenkung (wie, womit? – bitte biografische Vorlieben beachten) • Entspannungsmaßnahmen (welche, wie lange?) • Gemeinsam singen oder beten – falls vom B gewünscht • Eigene Vorstellungen des B berücksichtigen

* Ein Cut-off-Wert ist ein definierter Zahlenwert, der die Zuordnung in Klassen oder Gefährdungsgrade erlaubt und somit handlungsleitend ist.
** Wichtiger Hinweis: Das professionelle Schmerzmanagement im Team hat die höchste Priorität, da nicht ausreichend behandelte Schmerzen mit den Forderungen zur Erhaltung der Menschenwürde nicht übereinstimmen und in jedem Fall die Lebensqualität für den Betroffenen erheblich einschränken.

Problem/Phänomen – Körperlicher Bereich ...	Pflege- und Betreuungsziele	Pflege- und Betreuungsmaßnahmen
	• B ist über die Wirkung/Nebenwirkung der Analgetika wie auch der Adjuvantien* informiert, ist an der Entscheidung beteiligt. • Interaktionen der verschiedenen. Medikamente sind eingeschätzt und treten durch geeignete Maßnahmen nicht auf. • Nebenwirkungen sind frühzeitig erkannt und durch geeignete Maßnahmen behoben oder reduziert. • Bei Einnahme von Opiaten: Obstipation ist frühzeitig erkannt, B hat spätestens x-tägig eine Stuhlausscheidung (Intervall an der Biografie ausrichten). • Möglich wären auch: B hat mindestens x-stündige schmerzfreie Intervalle. • B kann nach Einnahme von Medikament XY bei nächtlich auftretenden Schmerzen schnell wieder einschlafen.	**Maßnahmen der Mitarbeiter der Sozialen Betreuung und Seelsorge:** • Beruhigende Atemübungen • Entspannungsmusik • Beruhigende Handmassagen • Entlastende Gespräche • Anleitung und Integration der A in entsprechende Maßnahmen • Gespräche, in denen der Betroffene die Frage nach dem Sinn des eigenen Lebens klären kann, die Angst vor dem Sterben/vor dem eigenen Sein nach dem Tod aussprechen kann, sich als Mensch in seiner spezifischen Situation angenommen fühlt, sich getragen und verstanden fühlt **Angehörigenarbeit:** • A nach biografischen Vorlieben, Abneigungen und Gewohnheiten bei der Schmerzlinderung fragen, wenn B nicht selbst äußern kann • A durch Anleitung in ganz konkrete Maßnahmen einbinden (z.B. beruhigende Handmassage, vorlesen). Dabei immer genau die Art der Maßnahme benennen.

* Ein Adjuvans (Plural: Adjuvantien) bezeichnet in der Pharmakologie einen Hilfsstoff, der die Wirkung eines Arzneistoffes verstärkt – möglichst ohne eine eigene pharmakologische Wirkung zu entfalten.

Problem/Phänomen – Körperlicher Bereich ...	Pflege- und Betreuungsziele	Pflege- und Betreuungsmaßnahmen
Halluzinationen • B hat Halluzinationen, sieht oder hört Phänomene, die für andere nicht sichtbar/hörbar sind. • B glaubt nach eigener Aussage, dass ihn jemand verfolgt oder ihn jemand vergiften will. • B hört innere Stimmen, die ihm Befehle geben.	• B nimmt Medikamente entsprechend der ärztlichen Anordnung ein. • B spricht seine Wahrnehmungen aus, äußert seine Empfindungen und Gedanken und fühlt sich verstanden. • Existenziell selbstgefährdendes oder stark fremdgefährdendes Verhalten ist frühzeitig erkannt. Maßnahmen sind zeitnah mit dem behandelnden Arzt abgesprochen und eingeleitet. • B fühlt sich in seiner letzten Lebensphase bei Wahrnehmungen akustischer oder optischer Eindrücke verstanden und angenommen. • B hat die Zusicherung, dass alles in Ordnung ist, das jemand bei ihm ist.	**Symptommanagement Halluzinationen:** • Erfassung und Beobachtung x-mal/Tag • Dokumentation, Auswertung, Evaluation • Kommunikation mit dem Arzt und ggf. anderen Mitgliedern des Teams zur gemeinsamen Lösungssuche. • Betreuung und Beaufsichtigung (Ausschluss von akut selbstgefährdenden und/oder fremdgefährdenden Faktoren) • B weder bestärken noch seine Halluzinationen leugnen. **Freiheitseinschränkende Maßnahmen (FEM):** • Auf chemische oder mechanische fixierende Maßnahmen so weit wie möglich verzichten. **Pflegetherapeutische Maßnahmen und Begleitung:** • Bei optischen oder akustischen Wahrnehmungen in den letzten Lebensstunden für Begleitung und Betreuung/persönliche Anwesenheit eines Menschen beim Sterbenden sorgen. • B beruhigen und versichern, dass »alles gut und in Ordnung ist«. • Körperkontakt anbieten, indem die eigene Hand unter die Hand des Sterbenden geschoben wird • Ggf. Notwendigkeit der Einrichtung einer gesetzlichen Betreuung klären und ggf. organisieren. **Maßnahmen der Mitarbeiter der Sozialen Betreuung und Seelsorge:** • Dem B Verständnis signalisieren, ihn in seiner Betroffenheit anzunehmen. • Begleitung und Betreuung ermöglichen (wie, wer?). • Auf die sogenannte Kernrolle, die Rolle und die Tätigkeit, die für diesen Menschen besonders wichtig war (z.B. Mutter, Tochter, Hausfrau) eingehen und darüber sprechen. • Dem B zuhören und die Ängste in seinen Schilderungen wahrnehmen. • Lösungen für geschilderte oder wahrgenommene Probleme suchen und ggf. gemeinsam mit den anderen Teammitgliedern umsetzen. **Angehörigenarbeit:** • Angehörige über die Entstehung der Halluzinationen informieren. • A anleiten, beim B zu bleiben, beruhigende Gespräche zu führen, Hand zu halten.

Problem/Phänomen – Körperlicher Bereich ...	Pflege- und Betreuungsziele	Pflege- und Betreuungsmaßnahmen
Angst • B verspürt nach eigener Aussage Angst vor ... • B verspürt Angst, kann Grund dafür aber nicht benennen. • B zeigt Anzeichen von Angst: verunsicherter Gesichtsausdruck, schreckensweite Augen o.Ä. (konkret benennen). Z.B.: B will immer zurück in sein Bett, zieht die Decke dann über den Kopf und ruft »Mama.«	• Der B. äußert seine Angst sowie die Bedingungen und ggf. Ursachen der Angst. • Anzeichen einer möglichen Angst, sind frühzeitig erkannt und wahrgenommen. • Die Ursachen der Angst sind möglichst behoben – B hat keine Angst. • B fühlt sich in seiner Angstempfindung angenommen.	**Symptommanagement Angst:** Wichtigste Maßnahmen sind die Ursachenanalyse und Beseitigung der Ursache, wenn sie erkennbar und auszuschalten sind (z.B. noch ausstehender Abschied von den Kindern/anderen Menschen). • Erfassung und Beobachtung x-mal/Tag • Dokumentation, Auswertung, Evaluation • Kommunikation mit dem Arzt und ggf. anderen Mitgliedern des Teams zur gemeinsamen Lösungssuche. **Pflegetherapeutische Maßnahmen und Begleitung:** • Stützende u. beruhigende Gespräche mit dem B. • Für klare und eindeutige verbale und nonverbale Botschaften sorgen. • Dem B zuhören, Ängste in seinen Schilderungen wahrnehmen, Ursachen möglichst ausschließen. • Dem B helfen, Angst abzubauen und Orientierung geben (wie, wodurch?) • Körperlichen Kontakt ermöglichen, z.B. Hand halten, bei Ansprache Arm berühren. • B möglichst nicht alleine lassen. • Gemeinsam beten o.Ä., wenn der B dies wünscht. • Wünsche des B für die Endsituation seines Lebens umsetzen. • Bei Wunsch/Anzeichen eines Kontaktbedürfnisses des B, die A oder andere Betreuungspersonen benachrichtigen. • Alles tun, was die Angst reduzieren hilft (möglichst konkrete Angaben, was möglich ist) und gemeinsam mit den anderen Teammitgliedern umsetzen. **Maßnahmen der Mitarbeiter der Sozialen Betreuung und Seelsorge:** • Begleitung und Betreuung ermöglichen/anbieten (wie, wie lange, wer?) • Auf die Kernrollen (s.o., Punkt Halluzinationen) des Menschen eingehen, sie ermöglichen/darauf im Gespräch eingehen. • Dem B zuhören und die Ängste in seinen Schilderungen wahrnehmen • Lösungen zur Angstlinderung bzw. -vermeidung suchen, gemeinsam mit den Teammitgliedern umsetzen

Problem/Phänomen – Körperlicher Bereich ...	Pflege- und Betreuungsziele	Pflege- und Betreuungsmaßnahmen
		Angehörigenarbeit: • Angehörige über die Entstehung von Angst, mögliche Ursachen, mögliche Hilfen informieren. • A anleiten beim B zu bleiben, beruhigende Gespräche zu führen, Hand zu halten. • A anleiten, erkannte Ursachen der Angst zu beheben oder zu reduzieren (indem z.B. letzte Wünsche erfüllt werden).
Übelkeit (Nausea) **Erbrechen** (Emesis) • B gibt Übelkeit nach dem Essen bereits kleiner Mengen an. • B gibt an, dass ihm schon beim Gedanken an Essen übel wird. • B gibt an, dass er das Gefühl hat, dass Essen bliebe ihm »im Halse stecken«. • B erbricht bereits nach der Aufnahme kleiner Mahlzeiten. • B erbricht ohne erkennbare Auslöser.	• Übelkeit und Erbrechen sind frühzeitig erkannt. • Verursachende Faktoren sind ausgeschaltet (welche, wie, wodurch?) • Auftretende Symptome sind wirksam behandelt und behoben oder in ihrer Stärke reduziert. • B kann die Übelkeit aushalten/Erbrechen tritt nicht auf. • B fühlt sich nach dem Erbrechen durch die Mundpflege wieder erfrischt, hat einen angenehmen Geschmack im Mund.	**Symptommanagement Übelkeit/Erbrechen:** • Erfassung und Beobachtung x-mal/Tag • Dokumentation, Auswertung, Evaluation • Kommunikation mit dem Arzt und ggf. anderen Mitgliedern des Teams zur gemeinsamen Lösungssuche. **Pflegetherapeutische Maßnahmen und Begleitung:** • Pflegeanamnese, Erhebung existenzieller Erfahrungen sowie Vorlieben u. Abneigungen bei Speisen und Getränken erfragen. • Vermeidung unangenehmer Gerüche für B. Nach Gerüchen fragen, die B als angenehm empfindet (häufig genannt: Zitrus-Düfte). • Essen nur in kleinen, optisch appetitlichen Portionen darreichen. • Bevorzugt kalte Speisen u. Getränke anbieten und auf fettige und sehr heiße Speisen verzichten. • Lieblingsspeisen und Getränke bevorzugt anbieten, ggf. Getränke mit frischem Geschmack reichen (welche?). • Ggf. Oberkörperhochlagerung (aufrechtes Sitzen) • Brechschale und Zellstofftücher in Griffweite stellen. • Nach dem Erbrechen Mund ausspülen lassen mit ... • Verabreichung von Medikamenten entsprechend der ärztlichen Anordnung. **Maßnahmen der Mitarbeiter der Sozialen Betreuung und Seelsorge:** • Milieugestaltung • Verständnis zeigen, in der Begleitung der Mahlzeit nicht drängen. • Wünsche erfragen. • Entspannungs- und Ablenkungsstrategien anbieten. • Aromaanwendungen (insbesondere Zitrusfrüchte, Lavendel)

Problem/Phänomen – Körperlicher Bereich ...	Pflege- und Betreuungsziele	Pflege- und Betreuungsmaßnahmen
		Angehörigenarbeit: • Angehörige über die Entstehung von Übelkeit und Erbrechen und über Maßnahmen zur Linderung informieren. • A bei der Gestaltung von Mahlzeiten einbeziehen, Möglichkeit aufzeigen, selbst gekochtes Essen mit zu bringen. • A anleiten, dem B beim Ausspülen des Mundes zu unterstützen oder Mundpflege durchzuführen.
Appetitlosigkeit (Anorexie) • B gibt an, dass er das Gefühl hat, dass Essen bliebe ihm »im Halse stecken«. • B gibt an, keinerlei Appetit zu verspüren, hat keine Lust auf Essen und Trinken. • B schiebt den Teller (oder die Hand der Pflegekraft) nach wenigen Bissen weg. • B macht den Mund beim Anreichen der Nahrung nach wenigen Bissen nicht mehr auf, Wirkung von motivationsfördernden Gesprächen ist nicht erkennbar.	• B äußert seine vorhandene Abneigung gegen Essen und Trinken, fühlt sich angenommen und nicht fremdbestimmt. • B hat mehrfach am Tag oder in festen Intervallen Angebote, Speisen und Getränke zu sich zu nehmen. Seine Vorlieben sind berücksichtigt. • Festgelegte Entscheidungen aus Patientenverfügung sind bekannt und akzeptiert. • B fühlt sich verstanden und akzeptiert. • A sind über die Zusammenhänge der Appetitlosigkeit informiert und bedrängen den B nicht.	**Symptommanagement Appetitlosigkeit:** • Erfassung und Beobachtung x-mal/Tag • Dokumentation, Auswertung, Evaluation • Kommunikation mit dem Arzt und ggf. anderen Mitgliedern des Teams zur gemeinsamen Lösungssuche. **Pflegetherapeutische Maßnahmen und Begleitung:** • Appetit anregen durch z.B. Pepsinwein, Malzbier, Tee aus Enzianwurzel, ein Glas Wein oder Bier zu den Mahlzeiten. (Enziantee: 1–2 g fein zerschnittenen o. grob gepulverten Enzianwurzel mit kochendem Wasser übergießen u. nach 5 Min abseihen/ein- bis zweimal eine Tasse vor dem Essen trinken lassen.) • Angebot von appetitlich zubereiteten, kleinen Mahlzeiten. • Wunschkost, abwechslungsreiche Kost • Den Willen des B und seine Ablehnung akzeptieren • A bitten, Essen von zu Hause mit zu bringen. • Hilflosigkeit der A berücksichtigen. • Information der A über mögliche Strategien. • Für eine angenehme Esssituation und Umgebung sorgen. • Keinen Druck auf den B ausüben • Essen in Ruhe anreichen (nicht im Stehen), sich an das Bett oder zum B setzen. • Bei der mundgerechten Vorbereitung der Speisen unterstützen. • Die Vorlieben, Abneigungen und Gewohnheiten des B berücksichtigen. • Positive Verstärkung (Lob und Anerkennung), wenn der Betroffene etwas zu sich genommen hat. • Empfindungen und Aussagen des Betroffenen ernst nehmen, ihn nicht drängen

Problem/Phänomen – Körperlicher Bereich ...	Pflege- und Betreuungsziele	Pflege- und Betreuungsmaßnahmen
		Maßnahmen der Mitarbeiter der Sozialen Betreuung und Seelsorge: • Milieugestaltung • Verständnis zeigen, in der Begleitung der Mahlzeit nicht drängen, Wünsche erfragen. • Zubereitung aromatischer, für den B angenehmer Speisen/Getränke im Zimmer (Waffel backen, Kaffee kochen etc.). • Aromaanwendungen (insbesondere Zitrusfrüchte) • Entspannungs- und Ablenkungsstrategien anbieten (welche?). • B mit kleinen Naschereien verwöhnen. **Angehörigenarbeit:** • A über die Zusammenhänge der Anorexie aufklären. • Motivieren und Anleiten, ggf. kleine Lieblingsmahlzeiten zu Hause zubereiten und mitbringen lassen. • Ermöglichen, dass A gemeinsam mit B Mahlzeiten einnehmen können. • In der Sterbephase A über die Zusammenhänge von Appetitlosigkeit und dem nahenden Tod aufklären, ihnen andere Möglichkeiten zur Begleitung des B zeigen (z.B. von früher, vom gemeinsamen Leben erzählen, vorlesen, sanft den Arm streicheln – wenn der B. das mag).
Schluckstörung (Dysphagie) • Ursachen können zu geringe Speichelbildung oder Medikamentenwirkung (Psychopharmaka, Opiate) sein: • B gibt Schmerzen beim Kauen und Schlucken an. • B verschluckt sich häufig, insbesondere bei flüssigen oder halbfesten Speisen.	• B hat keine Schmerzen. • B kann Speisen kauen und schlucken. • B hat eine angefeuchtete Mundschleimhaut mit einem für ihn angenehmen Gefühl/ keinen Durst. • B hat Geschmacksreize, die er mag.	**Symptommanagement Appetitlosigkeit:** • Erfassung und Beobachtung x-mal/Tag • Dokumentation, Auswertung, Evaluation • Kommunikation mit dem Arzt und ggf. anderen Mitgliedern des Teams zur gemeinsamen Lösungssuche. **Pflegetherapeutische Maßnahmen und Begleitung:** • In individuell festzulegenden Abständen mit dem Arzt den Befund und das weitere Vorgehen besprechen. • Verständnis zeigen, wenn B nicht essen möchte, ihn nicht drängen, seine Angst akzeptieren. • Nach Essenswünschen des B fragen. • Ggf. weiche bis flüssige Kost darbieten, bei Verschlucken eher angedickte Speisen reichen. • Für ausreichende Trinkmenge sorgen, möglichst auch bei den Mahlzeiten Getränke anreichen/ anbieten.

Problem/Phänomen – Körperlicher Bereich ...	Pflege- und Betreuungsziele	Pflege- und Betreuungsmaßnahmen
• B kann Speisen schlecht schlucken, sie bleiben nach eigener Aussage »im Hals stecken«. • B hat Angst sich zu verschlucken.	**! Wichtig!** Wann immer möglich parenterale Ernährung u. Ernährung per Sonden vermeiden. Keinesfalls sollte im Finalstadium mit der künstlichen Ernährung begonnen werden (Besprechung mit Angehörigen, Biografie u. Patientenverfügung beachten).	• Geeignete Lagerung in aufrechter Position (mehr als 30 Grad Oberkörperhochlagerung) vor der Nahrungs- und Flüssigkeitsaufnahme. • Zwischendurch Bonbons, saures Obst essen lassen, saure Getränke anbieten. • Anfeuchten der Mundschleimhaut in kurzen Abständen (Lieblingsgetränke nutzen, ansonsten Mineralwasser mit Watteträger oder Sprühflasche aufbringen). • A informieren, Zusammenhang zwischen schwerer Krankheit und Schluckstörung erklären. **Maßnahmen der Mitarbeiter der Sozialen Betreuung und Seelsorge:** • Anreichen der Mahlzeit nur nach Rücksprache mit dem Pflegepersonal. • Verständnis und Akzeptanz der Abneigung des Betroffenen gegenüber Essen und Trinken. • Nach Absprache mit den Pflegenden Mund anfeuchten (angeben, wie, womit). • Nach Absprache mit den Pflegenden Obststückchen in eine feuchte Kompresse (Säckchen) geben, in den Mundwinkel hängen und Bewohner saugen lassen, Säckchen dabei festhalten. Nach Absprache mit den Pflegenden Lieblingsgetränke mit einem Watteträger über die Zunge geben oder aufsprühen. **Angehörigenarbeit** • A in Alternativmaßnahmen anleiten, mit denen sie dem Sterbenden Wohlbefinden schenken können. Hierbei gemeinsam mit ihnen nach biografischen Vorlieben und Ritualen schauen (immer angeben, welche Maßnahmen dann angewendet werden – diese als Ressource beschreiben).
Mundtrockenheit (Xerostomie) • B gibt einen ständig trockenen Mund an, kann dadurch nach eigener Aussage nur schwer schlucken und sprechen. • B hat Schmerzen	• B hat keine Schmerzen. • B kann Speisen kauen und schlucken. • B hat eine angefeuchtete Mundschleimhaut mit einem für ihn angenehmen Gefühl/ keinen Durst. • B hat Geschmacksreize, die er mag.	**Symptommanagement Mundtrockenheit:** • Erfassung und Beobachtung x-mal/Tag auf Atrophie der Zungenpapillen, Rötungen, Ulzera, Aphten u. Beläge • Inspektion der Mundschleimhaut, Lippen • Dokumentation, Auswertung, Evaluation • Kommunikation mit dem Arzt und ggf. anderen Mitgliedern des Teams zur gemeinsamen Lösungssuche. **Pflegetherapeutische Maßnahmen und Begleitung:** • Intensive u. kontinuierliche Mund- und Zahnpflege – bis zu x-stündlich

Problem/Phänomen – Körperlicher Bereich ...	Pflege- und Betreuungsziele	Pflege- und Betreuungsmaßnahmen
• B fährt ständig mit der Zunge über die Lippen und macht schmatzende Geräusche. • B wacht nachts nach eigener Aussage wiederholt auf, weil seine Zunge am Gaumen »klebt«. • B gibt an, schlecht schlucken zu können, alle Speisen schmeckten fade und eintönig. • Bei Pilzinfektion: B gibt an, einen schlechten Geschmack im Mund u. Schmerzen beim Schlucken zu haben. • Bei bakterieller Infektion: B zeigt einen süßlich fauligen Mundgeruch.	• Anzeichen einer Entzündung der Mundschleimhaut sind frühzeitig erkannt, wirksame Maßnahmen sind nach Absprache mit dem Arzt eingeleitet.	• Anwendung von Mineralwasser mit Tupfer oder Sprühflasche halbstündlich • Speisen gut würzen, Kräuter verwenden • Reichlich Getränke zu den Mahlzeiten servieren **Spezifische pflegerische Maßnahmen bei** • **Mundgeruch:** Systematische antibiotische Behandlung mit Clindamycin (nur bei schweren Fällen in der Terminalphase indiziert u. nach ärztl. Indikation). • **bakterieller Besiedlung u. Pilzbefall** (süßlicher / faulig-jauchiger Mundgeruch): spezifische Medikamente nach ärztl. Anordnung verabreichen (bei Anwendung lokaler Antimykotika soll B die mit Pipette eingegebene Suspension mit der Zunge im Mund verteilen, nicht unmittelbar danach mit Wasser nachspülen – Einwirkzeit!) • **trockenen Lippen:** Bepanthen Lösung® oder Bepanthen Salbe® (keine handelsüblichen Fettstifte benutzen → trocknen Haut aus) • **fehlender Speichelproduktion:** Glandosane® = »künstlicher Speichel«, **Wichtig:** Synthetischer Speichel ist kein Ersatz für Mundpflege • **Maßnahmen mit entzündungshemmender Wirkung:** Kamillosan® (enthält Alkohol, wirkt austrocknend) • Kamillentee, Salbeitee (nicht länger als 1 Woche verwenden, nicht länger als 3 Min. ziehen lassen, da nach 4 min Gerbsäuren frei gesetzt werden, austrocknende Wirkung). • Nelkenöl: Mehrmals täglich auf lokale Entzündungen mit Wattestäbchen auftragen (Geschmack wird oft nicht toleriert). • Myrrhetinktur: mehrmals täglich entzündete Stellen bepinseln (Brennen nach Anwendung möglich, Geschmack wird oft nicht toleriert). • Salviathymol®: 3–5 Tropfen auf ein Glas lauwarmes Wasser bis zu fünfmal täglich zum Spülen verwenden, bei Einrissen in den Mundwinkeln kann es unverdünnt angewendet per Wattetäger aufgebracht werden (unverdünnte Anwendung kann zu Brennen führen). • Hibiskus-/Eibischtee – mehrfach am Tag trinken lassen • Eisstücke oder gefrorene Ananasstückchen (Alternative in der Terminalphase: Eis- oder Fruchtstückchen in eine Mullkompresse legen, anfeuchten, über die Mundwinkel in die Wangentasche legen, den B saugen lassen, dabei Kompresse aber festhalten)

Problem/Phänomen – Körperlicher Bereich ...	Pflege- und Betreuungsziele	Pflege- und Betreuungsmaßnahmen
		Maßnahmen der Mitarbeiter der Sozialen Betreuung und Seelsorge: • Orale Stimulation während der normalen Mahlzeiten – wenn es der B mag. • In Absprache mit den Pflegenden Mund anfeuchten oder andere pflegerische Maßnahmen (s.o.). **Gegen lokale Schmerzen im Mund bei der Nahrungsaufnahme:** Nach ärztl. Indikation Xylocainspray® oder -gel (Lidocain) vor der Nahrungsaufnahme anwenden. **Wichtig!** Vor der Nahrungs- oder Flüssigkeitsaufnahme anwenden. Medikament wird per Speichel verteilt, kann beim Herunterschlucken den Kehlkopfreflex hemmen – Aspirationsgefahr. Maßnahme nur nach Absprache mit dem Arzt durchführen
Durchfall (Diarrhoe) • B hat wässrige Stuhlabgänge mehr als 3-mal/Tag. • Gefahr der Exsikkose. • B gibt zeitweise krampfartige, Schmerzen an. • B äußert/zeigt Anzeichen von Schwäche. • B äußert/zeigt Rötungen im Bereich der Analschleimhaut, bedingt durch den ätzenden Stuhl.	• B hat keine begleitenden Beschwerden wie Hautirritationen oder Bauchkrämpfe. • Der Flüssigkeitsverlust ist kompensiert. B zeigt keine äußerlich erkennbaren Anzeichen einer Exsikkose (stehende Hautfalten, konzentrierter Urin) • Beachte! Dieses Ziel ist in der Terminalphase nicht mehr relevant. • B hat Stuhlausscheidungen entsprechend seinem Intervall (hier angeben, wie oft in der Woche oder am Tag). • B fühlt sich in den Aktivitäten, die er aufgrund der Schwäche nicht alleine ausführen kann, unterstützt. Die Aktivitäten (welche, wie oft, wie lange?) finden sicher statt.	**Symptommanagement Diarrhoe:** • Erfassung und Beobachtung x-mal/Tag • Dokumentation, Auswertung, Evaluation • Kommunikation mit dem Arzt und ggf. anderen Mitgliedern des Teams zur gemeinsamen Lösungssuche. **Pflegetherapeutische Maßnahmen und Begleitung:** • Feuchte Wärmewickel/Wärmeflasche bei krampfartigen Beschwerden (was, wann, wie oft?). • Angemessene Kost anbieten, z.B. geriebene Äpfel, Bananen, Suppen, salzige Speisen um Elektrolytverluste auszugleichen. • Für ausreichende Flüssigkeitsaufnahme sorgen (was, wie viel/Tag?) – in der Finalphase nicht mehr relevant. Z.B. schwarzer Tee – mehrfach am Tag eine Tasse/ggf. 2 Essl. Zucker und 1 Messerspitze Salz pro Liter hinzugeben. Oder: Beeren-Tee: 5–10 g Heidelbeeren mit kaltem Wasser ansetzen, 10 Min. erhitzen, abseihen und zu Trinken anbieten (stopfende Wirkung) • Sorgfältige Haut- und Intimpflege durchführen, Hautschutz (womit, wie oft?). • Bei körperlicher Schwäche Unterstützung bei allen Verrichtungen (wobei, wie, wann?). • Ärztlich verordnete Medikamente anwenden, Wirkung beobachten, dokumentieren, Rückmeldung an den Arzt geben.

Problem/Phänomen – Körperlicher Bereich ...	Pflege- und Betreuungsziele	Pflege- und Betreuungsmaßnahmen
Verstopfung (Obstipation) • B hat seltener Stuhlgang als im biografischen Intervall. • B äußert/hat Schmerzen bei der Stuhlausscheidung, zu harter Stuhl. • B äußert/zeigt Anzeichen von Unwohlsein (welche?), mag nicht essen, hat das Gefühl, dass sein Bauch schon »voll« sei.	• B kann in einem seinen biografisch typischen Intervall Stuhl absetzen. • B. hat x-mal/Woche Stuhlgang. Eine Obstipation ist frühzeitig erkannt und durch geeignete Maßnahmen behoben. • B hat keine Beschwerden bei der Stuhlausscheidung.	**Symptommanagement Verstopfung:** • Erfassung und Beobachtung x-mal/Tag • Dokumentation, Auswertung, Evaluation • Kommunikation mit dem Arzt und ggf. anderen Mitgliedern des Teams zur gemeinsamen Lösungssuche. **Pflegetherapeutische Maßnahmen und Begleitung:** • B nach biografisch geprägten Erfahrungen (Intervalle und Maßnahmen der Förderung der Stuhlausscheidung) fragen und in den Pflegeplan integrieren. • Angebot u. Zubereitung von abführenden Mitteln, z.B. Pflaumensaft, Buttermilch, Sauerkraut ... Beispiele: 2–3 Essl. Leinsamen mit kochendem Wasser übergießen, nach 15 Min abseihen und lauwarm bis kalt trinken lassen. Ein Glas lauwarmes Wasser auf nüchternen Magen. Abführende Tees, z.B. Sennesblätter-Früchtetee: 0,2 g fein zerschnittene Blätter oder Früchte mit warmen oder heißen, (jedoch nicht kochendem) Wasser übergießen, 10 Min. ziehen lassen, abseihen. **! Wichtig!** Vorsicht mit ballaststoffreichen Stoffen, wenn der B nicht ausreichend trinkt oder Morphium erhält. Hier quellen die Ballaststoffe dann im Darm auf und können einen Darmverschluss erzeugen • Colonmassage durchführen (Massage des Bauches im Uhrzeigersinn, Magen aussparen) (wann, wie lange, wie oft/Tag?). • Warme, feuchte Packungen u. Wickel durchführen, z.B. mit Fencheltee, Kümmeltee. • ¼ Liter lauwarme Milch mit 3 Essl. Honig als Klistier verabreichen (Absprache mit dem Arzt erforderlich).
Fieber/zentrales Fieber • B zeigt mittlere bis hohe Temperaturen, die auch mit Medikamenten kaum zu regulieren sind.	• Anzeichen von Fieber sind frühzeitig erkannt, geeignete Maßnahmen sind eingeleitet • Körpertemperatur sinkt bis auf XY Grad Celsius.	**Symptommanagement Fieber:** • Erfassung und Beobachtung x-mal/Tag • Dokumentation, Auswertung, Evaluation • Kommunikation mit dem Arzt und ggf. anderen Mitgliedern des Teams zur gemeinsamen Lösungssuche.

Problem/Phänomen – Körperlicher Bereich ...	Pflege- und Betreuungsziele	Pflege- und Betreuungsmaßnahmen
• B zeigt Anzeichen des Fiebers (genau beschreiben, welche Symptome, z.B. Kopfschmerzen, Schwitzen usw.). • B kann nach eigener Aussage bestimmte Handlungen des Alltags nicht alleine durchführen bzw. zeigt Anzeichen von Handlungsunfähigkeit (welche?). • B zeigt Kollaps- und Sturzgefahr beim Aufstehen.	• Begleitsymptome des Fiebers sind gelindert/behoben (welche?). • Sturzgefahr, Exsikkosegefahr ist erkannt, Risiko ist reduziert. • B friert nicht. • B schwitzt nicht oder fühlt sich nach Schweißausbruch erfrischt. • B fühlt sich bei Unsicherheit und in allen Handlungen, die er nicht alleine bewältigen kann, entsprechend seiner Bedürfnisse unterstützt.	**Pflegetherapeutische Maßnahmen und Begleitung:** • Flüssigkeit anbieten, z.B. Weidenrindentee 3-x/Tag eine Tasse. 2–4 g fein zerschnittene oder grob gepulverte Weidenrinde mit kaltem Wasser ansetzen, erhitzen, abkühlen lassen und zu trinken geben. **! Wichtig!** Pro Grad Temperaturerhöhung über 37,5 Grad benötigt der Betroffene jeweils 1 Liter Flüssigkeit/Tag zusätzlich. • Friert der B: zusätzliche warme Decken im Fieberanstieg anbieten. • Schwitzt der B: für Erfrischung sorgen, wärmende Decke durch dünnes Laken o.Ä. ersetzen. • Schonende/erfrischende Waschungen durchführen (ggf. im Oberkörperbereich mit Pfefferminztee oder mit 2 Tropfen Pfefferminzöl und 4–10 ml Kaffeesahne oder 1 Teel. Honig als Emulgator auf 2 Liter Wasser. • Ggf. Wadenwickel (wie, wie oft, wie lange?), Auswirkung auf Wohlbefinden des B beachten. • Hilfestellung bei allen Versorgungen geben – Kollapsgefahr und Sturzgefahr beachten und entsprechend vorgehen (wie) • Bei erkennbarem zentralen oder finalen Fieber: Spätestens jetzt Krankensalbung anbieten. • Nach Handlungsbedarfen fragen • Bei Unruhe: Ursachen analysieren und möglichst beheben, ggf. Organisation einer Begleitung/zeitweise Sitzwache. **Maßnahmen der Mitarbeiter der Sozialen Betreuung und Seelsorge:** Ggf. erfrischende Waschungen der Arme mit Pfefferminztee.
Schlafstörungen • B kann nach eigenen Aussagen nicht einschlafen, weil ... • B kann nach eigenen Aussagen nicht durchschlafen, weil ...	• B. findet ausreichenden Schlaf (nach seinen Einschätzungen) • B. wirkt ausreichend ausgeruht • B. kann nachts schnell wieder einschlafen (z.B. nach Wechsel des Inkontinenzmaterials)	**Symptommanagement Schlafstörungen:** • Erfassung und Beobachtung x-mal/Tag • Dokumentation, Auswertung, Evaluation • Kommunikation mit dem Arzt und ggf. anderen Mitgliedern des Teams zur gemeinsamen Lösungssuche. • Biografie über Schlafverhalten u. Rituale vor dem zu Bett gehen erheben und in den Pflegeplan integrieren.

Problem/Phänomen – Körperlicher Bereich ...	Pflege- und Betreuungsziele	Pflege- und Betreuungsmaßnahmen
• B wird immer wieder wach angetroffen, wirkt tagsüber erschöpft und müde	• Ursache der Schlafstörung ist behoben, der B. kann ....schlafen	**Pflegetherapeutische Maßnahmen und Begleitung:** • Bei Lichtempfindlichkeit: für abgedunkeltes Zimmer sorgen. • Bei Angst vor Dunkelheit: Dämmerlicht anschalten. • Bei kalten Füßen: Fußbad, Massage mit wärmenden Ölen. • Warmen Tee anbieten: z.B. Melissentee oder warme Milch mit Honig zur Nacht. • Verdunstung von beruhigenden ätherischen Ölen (z.B. Lavendel, Mandarine rot). • Bei Anspannung/Verspannung: Entspannungsmusik und/oder Lieblingsmusik anschalten. • Nächtliche Gespräche anbieten. • Bei Demenzkranken validierende Gespräche, Körperkontakt, sanfte Massagen und Einreibungen, Ablenkung. • Lavendelöl als Aromamassage oder Raumduft. • Beruhigende Waschungen mit Lavendelöl (wie, wie lange, wie oft?). • Lieblingseinschlafposition ermöglichen. • Bei Schmerzen: siehe oben Abschnitt Schmerz.
Todesrasseln (Death Rattle) • B zeigt Anzeichen einer erschwerten, stoßweisen Atmung (wie, welche Symptome?). • Die Atmung des B klingt röchelnd, erschwert.	• B kann ausreichend durchatmen, hat keine Anzeichen von Angst oder Bedrohung (erkennbar an Mimik/Gestik). • B nimmt das Sekret im Rachen und die Unfähigkeit, es zu schlucken, nicht vollständig wahr – es sind keine Anzeichen einer Belastung bei ihm erkennbar. • Schleimbildung beim B ist reduziert. • Mundschleimhaut ist angefeuchtet, Speichel und Schleim sind dünnflüssig.	**Symptommanagement Todesrasseln:** • Erfassung und Beobachtung x-mal/Tag • Dokumentation, Auswertung, Evaluation • Kommunikation mit dem Arzt und ggf. anderen Mitgliedern des Teams zur gemeinsamen Lösungssuche. **Pflegetherapeutische Maßnahmen und Begleitung:** • Oberkörperhochlagerung (mindestens 35 Grad) • Bei starker Sekretbildung – wenn toleriert – Seitenlage. Anwendung spezieller Medikamente mit Arzt besprechen. • Sorgfältige Mundpflege / Befeuchtung der Mundschleimhaut ggf. mittels Sprühflasche in kurzen Abständen Mineralwasser in den Mund sprühen (ggf. auch an Angehörige übergeben) • Information und Begleitung der Angehörigen (Phänomen erklären, in die Mundpflege einbinden) • Versorgung mit Flüssigkeit oral, falls B trinken kann, ggf. an Schwämmchen oder Kompresse saugen lassen. • Generell: Absaugen vermeiden. – Wenn unbedingt nötig: A über die Folgen des Absaugens aufklären, Alternativen aufzeigen.

Problem/Phänomen – Körperlicher Bereich ...	Pflege- und Betreuungsziele	Pflege- und Betreuungsmaßnahmen
		• Verständnis für die A zeigen, deren Not wahrnehmen, nach Bedürfnissen fragen. **Maßnahmen der Mitarbeiter der Sozialen Betreuung und Seelsorge:** • Wenn möglich Anwesenheit am Bett des B. Soweit gewünscht, Hand unter die Hand des B schieben. • Ggf. bei entsprechender Biografie oder Wunsch Gebet sprechen. • Krankensalbung, falls erwünscht und noch nicht durchgeführt organisieren. • Auf Anzeichen von Bedürfnissen oder Wünschen achten und Maßnahmen umsetzen/Pflegende informieren. A begleiten und anleiten, Abschied zu nehmen. In Maßnahmen anleiten, in denen sie einen engen Kontakt zum Sterbenden aufnehmen können (z.B. Handmassage, erzählter Lebensrückblick mit dem Sterbenden). • Angebot, gemeinsam zu beten
Terminale Unruhe • B nestelt viel, wirkt dabei unruhig. • B zeigt innere Unruhe durch eine motorische Unrast in den Beinen und durch wiederholtes Heben der Arme, wirkt verängstigt (wodurch erkennbar?). • B hat einen stark erhöhten Puls, schaut unruhig, wenn er die Augen öffnet.	• B. kann seine Unruhe zeigen/ aussprechen. • Ursache ist analysiert, erkannt und möglichst behoben. • B fühlt sich angenommen und begleitet.	**Symptommanagement terminale Unruhe:** • Erfassung und Beobachtung x-mal/Tag • Dokumentation, Auswertung, Evaluation • Kommunikation mit dem Arzt und ggf. anderen Mitgliedern des Teams zur gemeinsamen Lösungssuche. **Pflegetherapeutische Maßnahmen und Begleitung:** • Möglichst für Begleitung/Sitzwache sorgen. • Körperkontakt anbieten (Hand halten/Hand unterschieben). • Bei guter Beziehung A einbinden, ihnen beruhigende Maßnahmen zeigen (welche?). • Lavendelöl als Raumduft verwenden. • Ggf. Musik anbieten, wenn vom B gemocht. • Unruhe nicht in jedem Fall als Anzeichen von Angst oder Schmerzen sehen, kann auch Anzeichen für den baldigen Abschied sein. • Durch Veränderungen der Liegeposition prüfen, ob eine unbequeme Lage für Unruhe verantwortlich ist • Kranken- und Verhaltensbeobachtung durchführen, Zusammenhänge zwischen Ursache und Unruhe analysieren, ggf. mit dem Arzt sprechen. Erkennbare Faktoren in jedem Fall beheben. • B als Menschen in einer Abschiedssituation annehmen, Verständnis für die Angst zeigen – fragen, was hilft (wenn B antworten kann).

Problem/Phänomen – Körperlicher Bereich ...	Pflege- und Betreuungsziele	Pflege- und Betreuungsmaßnahmen
		• Mit dem Arzt die Möglichkeit/Indikation der terminalen Sedierung besprechen, bei Anordnung entsprechend umsetzen. **Maßnahmen der Mitarbeiter der Sozialen Betreuung und Seelsorge:** • Wenn möglich Anwesenheit am Bett des B. Soweit gewünscht, Hand unter die Hand des B schieben. • Ggf. bei entsprechender Biografie oder Wunsch Gebet sprechen. • Krankensalbung, falls erwünscht und noch nicht durchgeführt organisieren. • Auf Anzeichen von Bedürfnissen oder Wünschen achten und Maßnahmen umsetzen/Pflegende informieren. • A begleiten und anleiten, Abschied zu nehmen. In Maßnahmen anleiten, in denen sie einen engen Kontakt zum Sterbenden aufnehmen können (z.B. Handmassage, erzählter Lebensrückblick mit dem Sterbenden). • Angebot, gemeinsam zu beten • Angst vor dem Tod als Ursache ansprechen **Angehörigenarbeit:** • A über mögliche Ursachen der terminalen Unruhe informieren (Aufbringen letzter Kräfte, B möchte noch etwas sagen oder tun). • A anleiten, dem B ein ruhiges Umfeld zu geben (leise mit dem Sterbenden sprechen, seine Hand halten, singen, beten).
Ulzerierende/Exulzerierende Wunden • Spezifische Problembeschreibung wird entsprechend dem Expertenstandard »Chronische Wunden« des DNQP vorgenommen. • Starke Geruchsentwicklung aufgrund bakterieller Besiedlung nekrotisierender Bereiche.	Die Ziele werden auf die Charakteristika der Wunde, des Zustandes des B ausgerichtet – siehe auch Expertenstandard Wundmanagement des DNQP.	**Symptommanagement ulzerierende/exulzerierende Wunden:** • Erfassung und Beobachtung x-mal/Tag • Dokumentation, Auswertung, Evaluation • Kommunikation mit dem Arzt und ggf. anderen Mitgliedern des Teams zur gemeinsamen Lösungssuche. • Wundmanager hinzuziehen

Problem/Phänomen – Körperlicher Bereich ...	Pflege- und Betreuungsziele	Pflege- und Betreuungsmaßnahmen
! Wichtig! ■ Die Auswirkung der Wunde auf das Wohlbefinden und die Fähigkeiten des B beschreiben.		**Pflegetherapeutische Maßnahmen und Begleitung:** • Regelmäßige Gabe von ärztlich verordneten Medikamenten und Maßnahmen. • Ggf. Zitronen-Aroma im Zimmer ausbringen (Aromalampe, Watteträger, Glas Wasser mit 2–3 Tropfen Aromaöl). • Nekrotisches Gewebe von Arzt abtragen lassen (falls noch sinnvoll – in der akuten Sterbephase eher nicht mehr sinnvoll). • Verbandswechsel nie ohne vorherige Schmerzmedikation (lokal oder kurz wirksames Opiat) durchführen. • Bei starker Geruchsbildung mit dem Arzt Einsatz eines speziellen Antibiotikums gegen anaerobe Bakterien besprechen (z.B. Clont®).

12.1.2 Psychosoziale und spirituelle Probleme und Phänomene

Phänomene und Probleme in diesem Bereich beziehen sich auf zwischenmenschliche, religiöse oder weltanschauliche Bereiche. Kulturell bedingte Probleme wurden an dieser Stelle aufgrund der Vielfältigkeit nicht berücksichtigt.

Tabelle 10: Planungs- und Formulierungshilfen – psychosoziale und spirituelle Probleme – (B = Betroffener, A = Angehöriger)

Problem/Phänomen – Spiritueller Bereich ...	Pflege- und Betreuungsziele	Pflege und Betreuungsmaßnahmen
Lebensbegleitende Trauer/Traurigkeit B trauert um/zeigt Anzeichen von Traurigkeit über den Verlust ... • des eigenen Zuhauses. Er ist traurig, dass er alles aufgeben musste und nur wenige Gegenstände mit in die Einrichtung nehmen konnte.	• B spricht über seine Trauer/Traurigkeit und kann hierbei die eigenen Gefühle zum Ausdruck bringen. • B kann im Gespräch positive Erinnerungen an XY reflektieren und diese gute Zeit als Teil seines Lebens erkennen.	• B nach konkreten Begründungen seiner Traurigkeit/Trauer fragen, ihn zu ermutigen, diese auszusprechen. • Mit B nach positiven/schönen und traurigen/verlustreichen Situationen und Erfahrungen suchen und prüfen, ob das Leben nicht beides enthält. • Die Schilderungen des B annehmen, nicht korrigieren, sondern die biografische subjektive Betroffenheit annehmen und stehen lassen. Einfach zuhören/aktiv zuhören und Situation gemeinsam aushalten.

Problem/Phänomen – Spiritueller Bereich ...	Pflege- und Betreuungsziele	Pflege und Betreuungsmaßnahmen
• von nachbarschaftlichen/ freundschaftlichen Kontakten, dass er Kontakte nicht mehr so intensiv leben kann, weil Frau/Herr XY auch schon alt ist und nicht in die Einrichtung kommen kann. • von ursprünglichen Lebenszielen/nicht erreichten Zielen oder ungelebtem Leben, weil immer etwas anderes wichtiger war. • das langsame Versagen des eigenen Körpers zu spüren und zu erleben wie die Kräfte nachlassen.	• B fühlt sich in seiner Traurigkeit/Trauer begleitet und angenommen, erfährt Verstehen und Aushalten der Traurigkeit. • B kann benennen, was ihm jetzt noch wichtig ist, mögliche Maßnahmen um dieses zu erreichen, sind organisiert. • B kann ausdrücken, was an der jetzigen Situation für ihn so schlimm und traurig ist. Gemeinsam sind Möglichkeiten der Kompensation überlegt. • B hat Möglichkeiten, bei nachlassender Kraft dieses oder jenes zu tun und daran Freude zu haben oder Frieden zu finden.	• Gemeinsam mit dem B prüfen, was jetzt noch geht/was jetzt gut oder schön wäre, was noch wichtig ist und was getan werden kann (was, wann, wie, wie lange, mit wem?).
Sinnfrage/Abschluss des Lebens • B fühlt sich nach eigener Aussage verunsichert/zeigt Anzeichen von Unsicherheit/Traurigkeit bei der Suche nach dem Sinn des eigenen Lebens. Er fragt sich, ob er richtig gelebt hat.	• B hat Unterstützung bei der Suche nach dem eigenen Lebenssinn, nach Hoffnung und nach dem Zweck seines Lebens. • B erfährt ein Gesprächsangebot, das ihn bei der Suche nach dem Sinn und dem Zweck des Lebens unterstützt. • B kann in einem Gespräch über seine Suche und über die damit verbundenen Sorgen und Ängste sprechen.	• Eine vertrauliche Basis aufbauen. • Zuhören und Verständnis zeigen für die Suche nach Antworten. Hilfe anbieten. • Gemeinsam klären, in welchen Handlungen er unsicher ist, wo und wie er Hilfe benötigt. • Verdeutlichen, dass es kein Leben gibt, das keinen Sinn und keinen Wert hatte. • Mitarbeiter des sozialen Dienstes und der Seelsorge integrieren, falls vom B gewünscht. • Wenn Streit in der Familie die Sinnfrage bedingt, ggf. mit A über die Zweifel des B sprechen. • Gemeinsam reflektieren, ob es Situationen in deren Leben gab, wo die Hilfe Gottes/spirituelle Hilfe verspürt wurde. • Gemeinsam prüfen, ob die Krankheit auch Teil eines gelebten Lebens sein kann. • Verbliebene Kräfte und Chancen analysieren, trotz und mit der Krankheit ein zufriedenstellendes Leben zu führen.

Problem/Phänomen – Spiritueller Bereich ...	Pflege- und Betreuungsziele	Pflege und Betreuungsmaßnahmen
• B fühlt sich unsicher/zeigt Anzeichen von Unsicherheit, hinterfragt sein Schicksal/seine Krankheit und zweifelt etwa am Glauben/an der Hilfe Gottes.	• B erfährt Möglichkeiten mit denen er seine Einstellungen, Sorgen und Ängste überprüfen und ggf. neue Haltungen einnehmen kann. • B erfährt Möglichkeiten mit denen er einen positiven Sinn seines Lebens finden kann, indem er auch negative Ereignisse als Teil seines Lebens annimmt und akzeptiert und ggf. sogar einen Sinn darin sieht. • B kann das eigene Altern und ggf. den Tod als Teil eines vollendeten Lebens annehmen, versteht den Tod nicht als den Niedergang der eigenen Existenz (des Daseins). Er willigt in das Sterben als letzte Lebensphase ein. • B fühlt sich verstanden	• B ermutigen, einen vorhandenen Streit beizulegen und zu vergeben. • Im Schweigen, Situationen gemeinsam aushalten, wenn es keine Antworten gibt. **Besondere Angebote für die Angehörigen:** • Die MA aller Berufsgruppen können die Angehörigen bei entsprechenden Sinnfragen integrieren. • Versuchen, Streit in der Familie zu klären, Kontakt und Kommunikation anbahnen. • Gemeinsam nach positiven Erinnerungen und Gemeinsamkeiten suchen.
Sinnfrage/Akzeptanz des Todes • B kann nach eigener Aussage den Tod nicht akzeptieren, klagt darüber, dass das Leben zu kurz ist. • Der B zeigt Anzeichen von Unsicherheit/Angst – fragt wiederholt, ob er sterben muss	• B erfährt Unterstützung, die gegenwärtige Situation im Zusammenhang mit dem bisherigen Leben und in einem größeren Sinnzusammenhang sehen zu können – jede Zeit und jede Situation hat ihren Sinn und ermöglicht Neues. • B spricht über seine Gefühle	• Zuhören und Verständnis zeigen für das Unvermögen, den Tod als das Ende des Lebens zu akzeptieren. • Gemeinsam mit dem B klären, welche Handlungen offen sind, welche Ziele nicht erreicht wurden. • Angebot aussprechen, Maßnahmen unterstützen/einleiten, die unerledigten Lebensgeschäfte zur Erledigung führen. • Fragen stellen, wann ein Leben als ausreichend gelebt empfunden wird »Wann würden Sie sagen: Ich habe alles gehabt, alles erledigt, nichts ist offen, Was ist dafür nötig?« • Fragen, wie lang das Leben nach Einschätzung des B sein müsste – nach Tagen, Wochen, Monaten und Jahren der Verlängerung fragen.

▶▶

Problem/Phänomen – Spiritueller Bereich ...	Pflege- und Betreuungsziele	Pflege und Betreuungsmaßnahmen
	• B erfährt Unterstützung in der Lebensrückschau und in der Bewertung seines Lebens, fühlt sich dabei nicht allein gelassen. • B erfährt im Gespräch und in der Lebensrückschau Zuwendung und Begleitung. Er kann bisher gelebtes Leben reflektieren, ihm einen Sinn zuschreiben, es annehmen. • B kann das gelebte Leben als Teil des eigenen Daseins sehen und kann die aktuelle Situation als eine Phase dieses Lebens annehmen. • B erkennt, dass die eigene persönliche und subjektive Interpretation des Lebens beachtet wird, fühlt sich dadurch angenommen und wertgeschätzt.	• Frage: »Für was würden Sie diese Zeit nutzen? Was gäbe es noch zu erledigen?« **Besondere Angebote für die Angehörigen:** • Mit den A klären, welche Lebensaktivitäten des B bisher nicht abgeschlossen sind und was getan werden kann. • A in die Erledigung offener Lebensgeschäfte einbinden.
Sinnfrage/Akzeptanz der vergangenen Situation XY B kann die Situation XY (genau definieren), z.B. den Tod eines eigenen Kindes, nicht akzeptieren und verstehen. Er zweifelt an Gott und an der Gerechtigkeit.	• B spricht über seine Gedanken, Belastungen, Wertungen und kann dabei Trauer verarbeiten. • B fühlt sich in seiner Traurigkeit um den erlittenen Verlust angenommen und wertgeschätzt. • B erfährt konkrete Gesprächsangebote und Möglichkeiten der Hilfe (welche?).	• Mit dem B die Empfindungen und Gedanken ansprechen, die er mit dem Ereignis/Verlust empfindet. • Verständnis zeigen; den B erzählen lassen, den B in seiner Trauer begleiten: »Ich verstehe Sie. Das ist sehr schwer.« • Mit dem B sprechen, ob Gefühle der Traurigkeit nicht einfach bleiben dürfen. • Gespräch mit den Mitarbeitern der Pflege und der Seelsorge anbieten.

Problem/Phänomen – Spiritueller Bereich ...	Pflege- und Betreuungsziele	Pflege und Betreuungsmaßnahmen
	• B fühlt sich in seinem Zweifel an der Existenz Gottes und an seiner Gerechtigkeit verstanden und angenommen.	
Sinnfrage/Begrenzung der eigenen Autonomie B fühlt sich in seiner bisherigen Rolle als autonomer, selbst handelnder Mensch begrenzt, hinterfragt seinen Wert und ob das Leben noch einen Sinn macht.	• B spricht über die Begrenzungen seiner Selbstständigkeit, die er als belastend erlebt und findet neue Bereiche, in denen er handelnd tätig werden kann. • B kann die neue Rolle annehmen. • B erlebt sich in seiner begrenzten Handlungsautonomie als Mensch, dessen Würde nicht hinterfragt wird. Er spürt, dass ihm ein Wert als Mensch zugesprochen wird, unabhängig von seinen Fähigkeiten. • B sucht nach neuen sinnstiftenden Aspekten in seinem Leben, kann in seiner jetzigen Lebensphase einen Sinn erkennen.	• Mit dem B analysieren, wodurch er Vertrauen, Selbstsicherheit und Lebensfreude erreichen könnte (institutionelle Bedingungen und Handlungsmöglichkeiten prüfen), Handlungsmöglichkeiten so weit wie möglich umsetzen. • Nach der Umsetzung die Bereiche, in denen der B autonom gehandelt hat, reflektieren, die Gefühle des B. beachten. • Verständnis dafür zeigen, dass es schwer sein kann, die eigene Situation und die Abhängigkeit zu erleben. • Fragen und analysieren, was konkret schwer ist und was helfen würde (biografische Erfahrungen und Prägungen beachten). • Verdeutlichen, dass der Mensch einen Wert hat unabhängig von seinem Können, einfach weil er ein Mensch ist. • Mit dem B. nach positiven Aspekten im eigenen Dasein suchen, hierbei aber die traurigen Gefühle stehen lassen • Mit dem B zusammen Handlungsbereiche analysieren, in denen er selbstständig oder teilweise selbstständig sein kann, Handlungen anbieten/ermöglichen. • Maßnahmen der Sorge für andere bedenken und ggf. mögliche Handlungen planen. • Mit dem B analysieren, wodurch er Vertrauen, Selbstsicherheit und Lebensfreude erreichen könnte (institutionelle Bedingungen und Handlungsmöglichkeiten prüfen), Handlungsmöglichkeiten so weit wie möglich umsetzen. • Nach der Umsetzung von Handlungen, Bereiche, in denen der B autonom gehandelt hat, gemeinsam reflektieren, die Gefühle des B beachten. **Besondere Angebote für die Angehörigen:** • Mit den A über den bisherigen Umgang des B in punkto Abhängigkeit sprechen. • Gemeinsam klären, welche Maßnahmen, B das Gefühl von Autonomie zurückgeben könnten und dass eine »überfürsorgliche« Pflege/Betreuung falsch sein könnte.

Problem/Phänomen – Spiritueller Bereich ...	Pflege- und Betreuungsziele	Pflege und Betreuungsmaßnahmen
Sinnfrage/Annahme des gelebten Lebens • B zeigt Abwehrmechanismen als Zeichen, dass er mit dem eigenen Leben/Schicksal hadert, z.B. Rückzug, Trauer, widerwilliges Verhalten. • B lehnt die eigenständige Umsetzung von Pflegehandlungen ab – Gefahr des Verlustes von Autonomie und Selbstwertgefühlen, Gefahr der zunehmenden Abhängigkeit. • B kritisiert wiederholt/ständig und ohne Auslöser die Mitarbeiter.	• B kann seine Gefühle äußern. • B erkennt geeignete Strategien, die ihm helfen, mit der Situation zurechtzukommen, sie zu akzeptieren und setzt diese um.	• Verständnis zeigen für die Reaktion, nicht kritisieren – alle Reaktionen sind zunächst als ein Hilferuf zu verstehen, der deutlich macht: »Ich komme mit der Situation nicht klar.« • Mit dem B klären, welche Art und welcher Umfang von Hilfe helfen würde (was, wann, wer, wie oft, wie viel?). • Thematisieren, dass eine überfürsorgende Pflege und Betreuung eher zur Abhängigkeit und zu einer zunehmenden Pflegebedürftigkeit führen wird und daher das Problem noch vergrößern würde – Kompromisse suchen. • Ggf. eine Fallbesprechung zur Analyse der Situation anregen, organisieren. • B die Möglichkeit eines Gesprächs zu vorhandenen Empfindungen geben. • Verständnis zeigen für die Empfindungen und Gedanken. • Gemeinsam möglichst konkret das Problem eingrenzen und nach Lösungen suchen. • Menschliche Zuwendung geben, Hilfsangebote aufzeigen. • Die Reaktionen nicht zielgerichtet auf die eigene Person, sondern als allgemeinen Hilferuf deuten. **Besondere Angebote für die Angehörigen:** • Verständnis erzeugende Gespräche führen, Verhalten des B erklären. • Möglichkeit zu Gesprächen geben, in denen A über die eigenen Belastungen und Ängste sprechen kann.
Sinnfrage/Annahme der aktuellen Situation • B kann die neue Situation (z.B. den Einzug ins Heim/Hospiz) nicht als Teil des eigenen Lebens annehmen. • B trauert um Vergangenes. • B trauert um die Entscheidung (seiner Kinder), dass er nun im Heim/Hospiz leben soll.	• B spricht über die eigenen Gedanken, Ängste und Sorgen. • B empfindet Anerkennung und Wertschätzung, Verständnis und Zuwendung in den angebotenen Gesprächen. • B hat die Möglichkeit, in Gesprächen seine Trauer zu bearbeiten und deren Ursache als Bestandteil des eigenen Lebens anzunehmen.	• Verständnis zeigen für eine vorhandene Abwehr/Fragen/Trauer oder Zweifel. Diese nicht mit Floskeln »klein« reden. • Positive Aspekte der neuen Situation gemeinsam suchen. • Nach konkreten Ursachen suchen: »Was war zu Hause anders, was hier nicht ist? Was vermissen Sie besonders? Was macht Sie besonders traurig?« • Zukunftsperspektiven gemeinsam suchen: »Was müsste denn sein, damit Sie sich hier wohl fühlen? Was kann ich tun, damit ...? Was würde jetzt am meisten helfen?« • B unterstützen, dass er auch Trauriges als Teil seines Lebens annehmen kann, z.B. gemeinsam alte Fotos ansehen, über Erinnerungen sprechen, Vergleiche mit dem Hier und Heute machen.

Problem/Phänomen – Spiritueller Bereich ...	Pflege- und Betreuungsziele	Pflege und Betreuungsmaßnahmen
		• A bitten, häufiger zu kommen, aktiv Maßnahmen zu übernehmen (Rückmeldungen über positive Entwicklungen und Ereignisse geben). • Bei Trauer über die Trennung von den Angehörigen, gemeinsame Teilnahme an Angeboten anregen (was, wann, mit wem, wie?). **Besondere Angebote für die Angehörigen:** • A nach biografischen Prägungen und Verhaltensmustern des B fragen. • A in Pflegeplanungsgesprächen informieren und sie in die Pflege, Betreuung und Versorgung des B einbeziehen. • Erinnerungskistchen und -tagebücher zusammenstellen. Dazu mit dem B sprechen.
Selbstständiges Leben der religiösen Rituale • B kann seine bisherigen religiösen Rituale (z.B. Kirchgang, gemeinsames Singen christlicher Lieder, Beten in der Gemeinschaft) nicht mehr selbstständig umsetzen, leidet darunter nach eigener Aussage.	• B erhält Angebote, die ihn in seinen religiösen Bedürfnissen annehmen. • B hat die Gelegenheit, seine religiösen Rituale entsprechend seiner Gewohnheiten (oder aktuellen Bedürfnisse) umzusetzen und erfährt hierbei eine auf seine individuelle Situation zugeschnittene Unterstützung. • B kann aus Alternativangeboten (z.B. Gottesdienstübertragung per Radio, Kommunion/Abendmahl am Bett) für ihn angemessen auswählen. Er fühlt sich hierdurch angenommen.	• B nach seinen bisherigen Ritualen fragen, in die Erhebungsbereiche/Info-Sammlung/ Biografie einfügen, diese handlungsleitend im Plan bearbeiten. • Verständnis für die Traurigkeit des B zeigen. • Entsprechende Rituale anbieten/organisieren. • Transfer zu Angeboten in der Gemeinschaft organisieren/durchführen und die Mitarbeiter der anderen Berufsgruppen bei der Durchführung ihrer Angebote unterstützen. • Bei Bettlägerigen/Demenzbetroffenen geeignete Rituale ausprobieren, vereinfachen. Gemeinsam mit B durchführen, z.B. gemeinsames Beten und Singen (was, welche, wie oft?) • Ggf. mit weiteren B gemeinsam singen/Gemeinschaft herstellen. Hierbei Sozialkontakte bevorzugen, die als wohltuend vom B empfunden werden. • Einen Rosenkranz, ein kleines Kreuz, eine Engelfigur, ein Gesangbuch zum Blättern etc. geben, gemeinsam anschauen, fühlen o.Ä. • Altbekannte (Abend-)gebete oder Kindergebete bei Menschen mit fortgeschrittener Demenz einsetzen (»Müde bin ich geh zur Ruh«, »14 Engelein«, »Vater unser« o.Ä. Auf den Glauben/die Konfession achten) **Besondere Angebote für die Angehörigen:** • A nach biografischen Prägungen und Verhaltensmustern und Ritualen fragen. • Innerhalb von Pflegeplanungsgesprächen A informieren und sie in die Pflege, Betreuung und Versorgung einbeziehen.

Problem/Phänomen – Spiritueller Bereich ...	Pflege- und Betreuungsziele	Pflege und Betreuungsmaßnahmen
		• Zu gemeinsamen Gottesdiensten einladen. • Angehörige informieren, dass Gebete und kirchliche Lieder auch bei bestehender Demenz das Gefühl einer alten Vertrautheit auslösen können. • Gemeinsam zunächst religiöse Rituale (welche?) anwenden, Wirkung auf B gemeinsam reflektieren und A zur selbstständigen weiteren Durchführung anleiten (Anleitung erfolgt durch alle Berufsgruppen). • Erinnerungskistchen und -tagebücher zusammenstellen. Dazu mit dem B sprechen.
Zukunftsängste • B macht sich Sorgen und fragt, wie bei ihm Sterben und Tod sein könnten. • B fürchtet sich nach eigener Aussage vor dem Sterben/dem Tod. • B ist beunruhigt, weil er sich Sorgen macht, was mit ihm nach seinem Tod geschieht. • Er äußert diese Ängste oder zeigt Anzeichen, indem er ... (was, wann, wie?). B leidet darunter, wirkt in seinem Wohlbefinden eingeschränkt.	• B spricht seine Sorgen und Ängste aus. • B kann im Gespräch seine Ängste reduzieren. • B setzt sich mit seiner Sterbesituation, seiner Endlichkeit und den Fragen nach einer anderen Form des Seins nach dem Tod auseinander. • Der Betroffene regelt entsprechend seiner Vorstellungen sein Dasein nach dem Tod (Begräbnis usw.).	• Ängsten und Gedanken Raum geben, B ermutigen, darüber zu sprechen. • Nach konkreten Auslösern/Bedingungen für Angst suchen: »Vor was fürchten Sie sich genau?« »Was ist es, das Ihnen Angst macht?« • Nach konkreten Hilfen suchen und entsprechende anbieten: »Was würde ihre Angst lindern?«, »Was kann ich/können wir tun, damit Sie diese Angst loslassen können?«, »Was möchten Sie gerne regeln?«, »Wer müsste was machen, damit Sie sich sicher fühlen können?« • Von B geäußerte Maßnahmen, Wünsche oder Anliegen erfüllen, entsprechende Maßnahmen vorplanen oder direkt umsetzen und die Wirkung im Bericht beschreiben. • Bei Angst vor der Gnade/Ungnade Gottes Mitarbeiter der Seelsorge hinzuziehen. • Nach biografischen Erfahrungen mit einem guten/bösen und aufrechnenden Gott fragen. • Mit B gemeinsam um Vergebung bitten/beten (Konfession beachten). • Klären, ob es Bedingungen gibt, die der B klären, regeln, ändern möchte. • Mit B konkrete Maßnahmen besprechen, die er sich für seine Sterbestunde wünscht (Entsprechendes in der Prozessplanung dokumentieren und ggf. schon organisieren). • Rituale, mit denen im christl. Glauben Vergebung gesucht werden, anbieten und bei Wunsch organisieren (Beichte bei römisch-katholisch Gläubigen, seelsorgerliches Gespräch, Krankensalbung bei Krankheit und im Leid). • Auch andere Kulturen und Religionen beachten, entsprechende Rituale anbieten oder für geeignete Angebote durch entsprechende Glaubensvertreter sorgen.

Problem/Phänomen – Spiritueller Bereich ...	Pflege- und Betreuungsziele	Pflege und Betreuungsmaßnahmen
		• Bei bestimmten Konflikten mit anderen Menschen Möglichkeiten anbieten, sich auszusprechen. • Unruhe und die Auslöser dafür wahr- und ernst nehmen, Verständnis zeigen. • Nach konkreten Wünschen/Anliegen, nach konkreten Ursachen der Unruhe fragen: »Was macht Ihnen da genau Angst?«, »Vor was fürchten Sie sich?« • Ggf. gemeinsam erforderliche Handlungen besprechen, z.B. Organisation eines best. Begräbnisses. • Bei Ängsten und Fragen, was mit der Seele und dem Körper passiert, Mitarbeiter der Seelsorge hinzuziehen. Mit B über die Vorstellungen seines Glaubens sprechen. **Besondere Angebote für die Angehörigen:** • A fragen, ob sie in der Situation des Sterbeprozesses anwesend sein wollen (tagsüber oder auch nachts). Entsprechende Informationen in der Prozessplanung einplanen. • A nach eigenen Ängsten und nach Unterstützungsbedarf durch die Einrichtung/die Mitarbeiter fragen. • In der konkreten Sterbesituation A Möglichkeiten aufzeigen, Abschied zu nehmen. • Anleitung zur Abschiedsreflexion und zum Loslassen: Noch einmal alles erzählen, was gut oder nicht gut war im gemeinsamen Leben. Schlechtes aber loslassen können: »Das steht nun nicht mehr zwischen uns« • Maßnahmen durchführen, die dem Sterbenden gut tun, z.B. entspannende Handmassage • Beten für den Sterbenden. • Anleitung der A, die Angst des Betroffenen als Zeichen seiner intensiven Auseinandersetzung mit kommenden Daseinsphasen bzw. Fragen des B nach der Existenz nach dem Tod zu verstehen und eine Aussprache nicht zu meiden. • Angehörige anleiten, mit dem Betroffenen über seine Ängste, Sorgen und Anliegen zu sprechen und gemeinsam geeignete Maßnahmen festzulegen • Angehörige anleiten, die Angst nicht zu kritisieren oder zu bagatellisieren.

Problem/Phänomen – Spiritueller Bereich ...	Pflege- und Betreuungsziele	Pflege und Betreuungsmaßnahmen
Angst vor Fremdbestimmung und entwürdigender Behandlung im Sterben und nach dem Tod B äußert Angst vor der Zeit, wenn er selber einmal nicht mehr bestimmen kann, welche Hilfe er wünscht/benötigt und was mit ihm nach dem Tod geschieht.	B fühlt sich sicher, dass die eigenen Festlegungen, die geäußerten Bedürfnisse und Wünsche bekannt sind und eingehalten werden.	• Verständnis dafür zeigen, dass eine Situation mit großer Abhängigkeit, wenn nichts mehr bestimmt werden kann, Angst macht. • Nach konkreten Auslösern/Bedingungen für die Angst suchen. • Konkrete Bedürfnisse und Wünsche mit B analysieren, diese beschreiben: Was soll wann, wie konkret, durch wen, wie lange mit welchem Ziel geschehen? Was soll nicht sein? Was darf auf keinen Fall sein? • Möglichst für weitergehende Bestimmungen eine Patientenverfügung anlegen/eine vorhandene prüfen, ob sie konkret Angaben zu den genannten Situationen macht. • Ggf., wenn keine Patientenverfügung geschrieben werden soll, für eine Vorsorgevollmacht sorgen. Mit dem Bevollmächtigten Wünsche klären, gemeinsame Schritte festlegen und schriftlich dokumentieren. • Mitarbeiter der anderen Berufsgruppen informieren, gemeinsam innerhalb einer Fallbesprechung bei gravierenden Sorgen nach Lösungen suchen. **Besondere Angebote für die Angehörigen:** • A über die Ängste informieren. • Mit A und B möglichst über die Ursachen der Ängste gemeinsam sprechen und nach Lösungen suchen. • Möglichst Vorausverfügungen (Patientenverfügung, Betreuungsvollmacht oder Vorsorgevollmacht) anfertigen und Handlungsschemata für konkrete Situationen benennen.
Vergeben/Frieden finden • B äußert/zeigt Anzeichen von Traurigkeit und Trauer/Wut weil er Streit mit einem anderen Menschen hat (mit wem, warum) und er alleine nicht den Weg zur Versöhnung findet oder gehen kann.	• B kann seine Trauer/Wut ausdrücken und erfährt hierbei die Annahme seiner Reaktionen. • B kann sein Bedürfnis, Frieden zu finden/Streit beizulegen aussprechen und erfährt Verständnis und Annahme.	• Traurigkeit des B wahrnehmen und Verständnis zeigen. • Eigene Schilderungen des B über Streit/Wut annehmen und stehen lassen (nicht herunter reden). • Im Gespräch mit B die eigene Beteiligung aussprechen lassen/erkennbar machen. • Mit B klären, was getan werden kann, um den Streit beizulegen, um sich selbst zu vergeben, um die Traurigkeit oder die Wut zu reduzieren. • Entsprechende Maßnahmen organisieren oder umsetzen.

Typische Probleme und Handlungsfelder in Palliativsituationen

Problem/Phänomen – Spiritueller Bereich ...	Pflege- und Betreuungsziele	Pflege und Betreuungsmaßnahmen
• B äußert/zeigt Anzeichen von Traurigkeit und Trauer/Wut weil ein anderer Mensch mit ihm im Streit steht und den Kontakt zu ihm meidet.	• B erfährt Angebote, die eine Möglichkeit erzeugen, Frieden zu stiften/Streit beizulegen und sich auszusöhnen. • B hat nach eigener Aussage Frieden gefunden/zeigt Anzeichen von Frieden. • B fühlt sich in seiner Wut, Traurigkeit angenommen.	• B durch Maßnahmen, in denen er sich abreagieren kann, die Möglichkeit geben, angestaute Wut abzulassen (singen, trommeln, etwas aufschreiben o.Ä.), ggf. mit ihm seine Wut zusammen aushalten. • In Gesprächen die Sichtweise anbieten, Streit als etwas Menschliches anzunehmen, etwas, dass es in jedem Leben gibt, dass aber möglicherweise auch behoben werden kann. • Konkrete Fragen aufbringen: »Was möchten Sie erreichen?«, »Was ist Ihr Ziel?«, »Was soll ich tun/für Sie tun?«, »Was sind Sie bereit, selbst zu ändern, damit sich auch die Situation ändert?« • Kontakt zu den Mitgliedern des Teams aufnehmen und den Konflikt thematisieren, nach gemeinsamen Lösungen suchen. • Konkrete Maßnahmen organisieren, mit denen der B auf den Konfliktpartner zugehen kann. • Kontakt zu den Mitarbeitern der Sozialen Betreuung und/oder der Seelsorge aufnehmen, falls das Problem durch diese zu beheben ist bzw. gebessert werden kann. **Besondere Angebote für die Angehörigen:** • A das Bedürfnis des alten/kranken/sterbenden Menschen erklären, in Frieden diese Welt zu verlassen (Frieden mit sich selbst und den anderen). • Bei Konflikten/Streit mit den A ggf. als Vermittler wirken. • Mit A über die Möglichkeit sprechen, in Frieden auseinander zu gehen, und für die Beilegung des Konfliktes werben. • Verständnis zeigen auch für die Einstellung/Haltung der A – Konflikte haben oft eine jahrelange biografische Prägung. • A Perspektiven aufzeigen, die ein eingenommenes Bild des Vaters/der Mutter vielleicht gerade jetzt »gerade rücken« könnten. • A einbinden in Maßnahmen, die friedenstiftend oder konfliktlösend sein können wie die Suche nach gemeinsamen Zielen, positiven Aspekten des gemeinsamen Lebens • Evtl. gemeinsam mit dem B den Konflikt und das damit verbundene Leid aushalten.

Problem/Phänomen – Spiritueller Bereich ...	Pflege- und Betreuungsziele	Pflege und Betreuungsmaßnahmen
Einbindung von leidvollen Erfahrungen in den Lebenszusammenhang B leidet nach eigener Aussage unter Verlusten/leidvollen Lebenssituationen und -erfahrungen. Er zeigt Anzeichen von ... (was?).	• B erkennt, dass er seine Traurigkeit/ seine Verlusterfahrungen ansprechen darf und dabei ernst genommen wird. • B reflektiert die Gesamtheit aller Erfahrungen und erkennt die von ihm eher als belastend/ traurig stimmenden Erfahrungen als Teil der gesamten Erfahrungen an. • B nimmt traurige/ verlustreiche Erfahrungen als Teil des eigenen Lebens an.	• Klären/beobachten, wie sich das Leid genau zeigt und auf welche Bereiche es sich bezieht. • Mit B thematisieren, warum er diese Situation/ Bedingung als leidvoll erlebt und welche Situation/Erfahrung er anstrebt: »Wie wäre es denn besser gewesen?«, »Was hätten Sie sich eher gewünscht?« • Mit B klären, wie das Leid gemindert/der Verlust bearbeitet werden kann: »Kann es jemals besser werden?«, »Wenn ja, durch was?«, »Oder ist es nur wichtig, dass Sie reden können?« • Bei Demenzbetroffenen: Sie in ihrem Erleben wahrnehmen, Halt geben und sichern (z.B. durch Validation). • Positive Situationen, Freude herstellen oder begünstigen (was, wie, wann, wodurch?). • B im Gespräch anregen, zu prüfen, ob es ein Leben ohne leidvolle Erfahrungen geben kann und ob die schönen Situationen ohne Leid überhaupt zu erkennen wären. Dabei das Leid aber nicht bagatellisieren. **Besondere Angebote für Angehörige:** • A über leidvolle Erlebnisse, deren Auswirkungen und Möglichkeiten der helfenden Maßnahmen informieren, wenn dies für ihr Verständnis erforderlich ist. • A anleiten und integrieren, Maßnahmen zu übernehmen, die für den B Freude und Ausgleich des Leids darstellen können. • Vergebende und friedenstiftende Kommunikation anbahnen, deren Wert verdeutlichen und die Kommunikation/Kooperation unterstützen.
Dasein/Leben als soziales Wesen • B ist traurig/zeigt Anzeichen von Traurigkeit, weil er sich aufgrund seiner Gebrechen nicht oder nur kurz in der Gemeinschaft aufhalten kann (Gefahr der sozialen Vereinsamung).	• B fühlt sich in seiner Traurigkeit angenommen. • B hat Möglichkeiten zum Gespräch und kann darin seine Traurigkeit aussprechen. • B erlebt sich weiterhin als soziales Wesen, er ist integriert in menschliche/ soziale Bezüge.	• B nach seinen Wünschen, bisherigen Ritualen und Lebensweisen fragen und klären, was ihm wichtig wäre. • Konkrete Angebote planen, in denen B Kontakt und Begleitung mit anderen Menschen hat (was, wann wie, mit wem?). • Kontakte zu den A, zu Freunden oder anderen Menschen aus dem Sozialkreis fördern/ermöglichen. (wer, wann, wie, wie oft). • Nach Erleben des B fragen: »Wie erleben Sie das Alleinsein in Ihrem Zimmer?«, »Was konkret stimmt Sie traurig?« • Gegenseitige Besuche der B und gemeinsame Aktivitäten anregen.

Problem/Phänomen – Spiritueller Bereich ...	Pflege- und Betreuungsziele	Pflege und Betreuungsmaßnahmen
• B spürt nach eigener Aussage oder zeigt Anzeichen von Traurigkeit, weil er sich von seinen A im Stich gelassen und alleine fühlt.	• B fühlt sich nicht sozial vereinsamt und allein gelassen, er fühlt sich nach eigener Aussage gut begleitet. • B fühlt sich in seiner Traurigkeit angenommen.	• Einzelangebote anbieten/durchführen. Wenn eine Integration nicht möglich ist, sollte ein Einzelbetreuungsangebot an mindestens drei Tagen in der Woche sichergestellt werden. **Besondere Angebote für die Angehörigen:** • A und frühere Sozialpartner einladen, öfter zu kommen. • Auswirkungen ihrer Handlungen auf den B ansprechen und motivierend wirken. Sicherheit geben durch Informationen, durch das gemeinsame Suchen nach Lösungen. • A zu gemeinsamen Aktivitäten einladen (was, wann, wie?). • Bei schwerstkranken/sterbenden Menschen die ständige Anwesenheit des A im Zimmer ermöglichen. Für ein Bett/einen Ruhesessel und Versorgung mit Essen und Trinken sorgen. A mindestens einmal pro Schicht fragen, wie es ihm geht, welche Bedürfnisse er selbst hat und was gut tun könnte – entsprechende Angebote organisieren. • A durch Beratung teilhaben lassen am Wissen zum aktuellen Zustand, an der Entwicklung, an den neuen Erfordernissen, Hemmnissen und Ressourcen des B. • A signalisieren, dass auch sie als Betroffene/Trauernde wahrgenommen werden – geeignete Angebote machen (was, wann, wie, womit?).
Soziale Integration/ Teilhabe • B zeigt Anzeichen/ äußert, dass er sich einsam fühlt, läuft mehrfach am Tag hinter den Mitarbeitern der Pflege her, sucht deren Aufmerksamkeit und Zuwendung • B klingelt wiederholt am Tag/ ständig nach dem Pflegepersonal, hat dann aber keine Anliegen.	• B wird in seiner Einsamkeit und in seiner Suche nach menschlicher Zuwendung wahrgenommen, er erfährt Zuwendung. • B ist in soziale Bezüge eingebunden, Ursachen der Einsamkeit sind behoben/reduziert.	• Aussagen des B erst nehmen und Verständnis zeigen. • Anzeichen genauer beobachten, W-Fragen klären: wann, wie lange, wodurch, bei wem, wie? Ergebnisse dokumentieren. • Anzeichen als Ausdruck einer Suche nach Zuwendung, Anerkennung und Hilfe deuten. • Ursachen für die Zuwendungssuche beobachten, erfragen. • Ggf. Fallbesprechung durchführen. • Bedürfnis des B konkretisieren und eingrenzen: »Was möchten Sie genau? Wann, wie viel, durch wen?« • Maßnahmen anwenden, mit denen das spezifische Personsein des B gestärkt wird, z.B. Rolle als Mutter, als Gärtner, als helfende Person usw. • Milieugestaltung: Eine sichernde Umgebungsgestaltung anwenden.

Problem/Phänomen – Spiritueller Bereich ...	Pflege- und Betreuungsziele	Pflege und Betreuungsmaßnahmen
		• Bedürfnis nach Kontakt erfüllen, bei ausreichender Fähigkeit verbal und durch Körperkontakt, sonst durch Validation, Snoezelen, Basale Stimulation®. • Halt geben, Sicherheit herstellen, Selbstständigkeit erhalten: durch Lob und Anerkennung, durch eine Unterstützung, die so weitreichend wie nötig aber so begrenzt wie möglich ist. • Einen Alltag schaffen, der einem Zuhause ähnelt (Wohlfühlcharakter beachten, Aufgaben geben). Immer genau beschreiben, was gemacht wird. • Soziale Beziehung herstellen (wie, was?). • Gemeinsam alte Fotoalben der Familie ansehen. • »Story Telling« – über das Erzählen von Geschichten von früher, von den Großeltern, Eltern, Kindern, anderen Familienangehörigen aktivieren. Interesse und Wertschätzung gegenüber diesem gelebten Leben zeigen. **Besondere Angebote für die Angehörigen:** • A und frühere Sozialpartner einladen, öfter zu kommen, Auswirkungen ihrer Handlungen auf den B ansprechen und motivierend wirken. • A zu gemeinsamen Aktivitäten einladen. • Bei schwerstkranken/sterbenden Menschen die ständige Anwesenheit des A im Zimmer ermöglichen. Für ein Bett/einen Ruhesessel und Versorgung mit Essen und Trinken sorgen. A mindestens einmal pro Schicht fragen, wie es ihm geht, welche Bedürfnisse er selbst hat und was gut tun könnte – entsprechende Angebote organisieren. • A durch Beratung teilhaben lassen am Wissen zum aktuellen Zustand, an der Entwicklung, an den neuen Erfordernissen, Hemmnissen und Ressourcen des B. • A signalisieren, dass auch sie als Betroffene/Trauernde wahrgenommen werden – geeignete Angebote machen (was, wann, wie, womit?).
Betroffenheit/ Leiden des Angehörigen • A fühlt sich von seinem pflegebedürftigen Verwandten getrennt und ausgeschlossen aus dessen Leben.	• A erfährt sich als Betroffener in einer doppelten Betroffenheit: Er ist Trauernder und Helfender zugleich. • A empfindet sich als angenommen in seiner Reaktion.	• Durch aktives Zuhören zeigen, dass er in seiner Betroffenheit ernst genommen wird. Raum geben für die Seelennot des A (wie, womit, was?). • In kurzen Intervallen Gespräch mit A suchen, Beratungsinhalte und Entscheidungen dokumentieren. • Maßnahmen anbieten, die der A – bei Zustimmung durch B – übernehmen kann.

Problem/Phänomen – Spiritueller Bereich ...	Pflege- und Betreuungsziele	Pflege und Betreuungsmaßnahmen
• A zeigt Anzeichen wie etwa ständige Kritik, weinen als Ausdruck von Traurigkeit oder Hilflosigkeit. • A fühlt sich nach eigener Aussage unsicher, verängstigt/zeigt Anzeichen von Unsicherheit, weiß nicht, wie er sich beim Sterben des B verhalten soll.	• A bringt seine Empfindungen und seine Hilflosigkeit zum Ausdruck. • A erkennt Grenzüberschreitungen/Verletzungen/Beleidigungen innerhalb der Kommunikation und beendet diese. • A spricht über seine Unsicherheit und fühlt sich hierbei angenommen. • A hat einen Gesprächspartner, bei dem er seine Gefühle äußern kann. • A kennt Möglichkeiten, mit denen er dem B Hilfe und Unterstützung anbieten kann. • A fühlt sich in den Gesamtprozess von Pflege- und Betreuung eingebunden (so weit B und er selbst dies möchten). • A kann die Phase der Sterbebegleitung aushalten; er erkennt sich hier als Handelnder.	• Gefühle und Gedanken sollen vom A aufgeschrieben und folgend in Gesprächen mit den Mitarbeitern reflektiert werden. • Verständnis gegenüber der Reaktion des A aufbringen. Kritik durch diesen nicht als Kritik an der eigenen Person, sondern als Hilferuf deuten. • Gefühle oder Aussagen des A wahr- und ernstnehmen. Aussagen wie: »Ich kann Sie verstehen, das ist sicherlich nicht einfach für Sie.« • Gemeinsam überlegen, was stört, in welchen Bereichen A sich Unterstützung wünscht, wo er sich ggf. beteiligen möchte. • Im Konfliktfall nach einem Kompromiss suchen, hierbei aber immer das Bedürfnis des sterbenden Menschen in den Vordergrund stellen = radikale Orientierung am Sterbenden. • Geäußerte oder gezeigte Angst als Hilferuf deuten • Informieren und Beraten, welche Prozesse beim Sterben ablaufen und was jetzt eher Wohlbefinden oder Unbehagen auslösen könnte. • Gemeinsam biografische Vorlieben des Sterbenden überprüfen, jeweils aktuellen Stand berücksichtigen. Überlegen, in welchen Bereichen der A sich Unterstützung wünscht, wo er sich ggf. beteiligen möchte, welche Aufgaben er selber machen möchte. • Raum geben für die Seelennot des A (wie, wann). • Phasen der gemeinsamen Begleitung/Anwesenheit beim sterbenden Menschen planen. • Zusätzliche Begleitung durch einen ambulanten Hospizdienst überlegen und ggf. einplanen. • Mit dem A in regelmäßigen kurzen Intervallen die erlebte Situation reflektieren und Hilfebedarfe klären. • Gemeinsam Gebete anbieten, auf die Kapelle verweisen, Gespräche mit den Mitarbeitern der Seelsorge und des Sozialen Dienstes anbieten und organisieren.

Problem/Phänomen – Spiritueller Bereich ...	Pflege- und Betreuungsziele	Pflege und Betreuungsmaßnahmen
Traurigkeit/Trauer des Angehörigen • A trauert nach eigener Aussage/zeigt Anzeichen von Trauer, weil das Leben seines/r Vaters/Mutter zu Ende geht, weil diese/r gravierende Veränderungen und Abbauprozesse zeigt. • A kann dies nach eigener Aussage nicht oder nur schwer zulassen (oder zeigt Anzeichen, dann diese konkret beschreiben).	• A fühlt sich in seinen Erkenntnissen und in seiner Traurigkeit angenommen. • A hat das Angebot, über die eigenen Empfindungen, die Traurigkeit und Trauer zu sprechen. • A reflektiert die bisherige gemeinsame Lebens-Wegstrecke und kann positive Gefühle dabei empfinden.	• Verständnis zeigen für Empfindungen, Aussagen oder Verhaltensweisen des A (ihn als Betroffenen in einer Verlust-, Unsicherheits-, Trauersituation wahrnehmen). • Immer wieder zu Reflexionen anregen, hierbei auch die eigene Beteiligung beachten. • Gespräche zu den gemeinsam mit dem Sterbenden erlebten schönen Situationen, aber auch zu den schmerzhaften Erfahrungen anbieten. • Mit A gemeinsam nach (noch) vorhandenen positiven Lebenszeichen suchen, diese reflektieren. • Mit A auch über den fortschreitenden Abbau des B und das Sterben sprechen, nach Möglichkeiten suchen, dieses zu verstehen und zu akzeptieren. • Mit A nach Maßnahmen suchen, die einen gelingenden Abschluss der gemeinsamen Zeit ermöglichen (was, wann, wie?). • Mit A Möglichkeiten/Maßnahmen analysieren, die ein gegenseitiges Vergeben und Zulassen des Lebensendes für B ermöglichen • A Maßnahmen zeigen, mit denen noch vorhandene Fähigkeiten, Freude und Aktivität erlebt werden kann.

12.2 Formulierungshilfen zur Beachtung von Lebensqualität und Selbstbestimmung in der Prozessplanung

In der Endphase des Lebens verlieren Prophylaxen zur Vermeidung von Risiken oder Schäden ggf. an Bedeutung, wenn durch eine entsprechende Maßnahme das Wohlbefinden des Betroffenen erheblich eingeschränkt würde oder dadurch andere Probleme entstünden. Das kann direkte Auswirkungen auf die Lebensqualität der Sterbenden haben und ihrer Selbstbestimmung entgegenstehen und nicht dem Prinzip der radikalen Orientierung am Sterbenden entsprechen.

In den folgenden Beispielen sollen daher Prozesse des Abwägens zwischen verschiedenen Möglichkeiten und die Begründung für eine getroffene Entscheidung aufgezeigt werden. Im Bereich der Probleme sind zudem Vernetzungshinweise zu anderen Risiken vermerkt. Diese würden in einer konkreten Prozessplanung nicht eingetragen werden, müssten aber im Hinblick auf ein professionelles Vorgehen geprüft und entsprechende Maßnahmen ggf. auch eingeleitet werden.

Tabelle 11: Planungs- und Formulierungshilfen – Beachtung von Lebensqualität und Selbstbestimmung – (B = Betroffener, A = Angehöriger)

Problem/Phänomen	Pflege- und Betreuungsziele	Pflege- und Betreuungsmaßnahmen
Bereich Mobilität Erhöhte allgemeine Dekubitusgefahr bei Frau Karl, aufgrund ihrer langen Liegezeit auf dem Rücken. Frau Karl sieht die Notwendigkeit des Positionswechsels nicht ein, will trotz Beratung nur auf dem Rücken liegen, findet alle anderen Lagen nicht bequem. Sie gibt an, die letzten 20 Jahre immer die ganze Nacht auf dem Rücken gelegen zu haben. Die individuelle Dekubitusgefahr ist daher als eher gering einzuschätzen. ☞ **Hinweis:** Vernetzung beachten, etwa mit Kontrakturrisiko.	• Dekubitusgefahr ist erkannt • Frau K. ist über das Risiko und vorhandene Möglichkeiten beraten, ist in Entscheidungen integriert. • Risikofaktor langer Auflagedruck ist reduziert • Frau K. ist in ihrem Selbstbestimmungsrecht beachtet, ist nicht fremdbestimmt	• Frau Karl wird einmal im Monat über die Risikofaktoren und mögliche Maßnahmen beraten und es wird gemeinsam nach Alternativen gesucht. • Hautkontrolle wöchentlich beim Duschen, Fingertest bei Rötungen, dann auch neue Abklärung der Maßnahmen. • Mikrolagerungen anbieten nach der Körperpflege und bei jedem Pflegekontakt. • Selbstbestimmungsrecht achten, Frau Karl nicht drängen. • Begründen, warum keine ausreichenden Maßnahmen durchgeführt werden.
Bereich Mobilität Herr Ulm ist aufgrund seiner parkinsonbedingten Gangveränderung sturzgefährdet. Er sieht die Notwendigkeit nicht ein, einen Rollator oder eine Begleitung zu nutzen und versteht den Sinn aufgrund demenzieller Veränderungen nicht. Er macht keine Pausen, zeigt beim Laufen Anzeichen von Wohlbefinden – erkennbar an der Mimik, lacht dann viel. Herr Ulm wird ungehalten, wenn er öfter am Tag darauf hingewiesen wird, dass er sturzgefährdet ist. Er wird unruhig, wenn ihm wiederholt der Rollator angereicht wird oder er begleitet wird. Hierdurch steigt das Sturzrisiko dann. ☞ **Hinweis:** Vernetzung beachten, etwa mit dem Bereich Ernährung (hoher Kalorienverbrauch bei ständigem Laufen und bei Bewegungsdrang) sowie zum Bereich Kommunikation, soziale Teilhabe.	• Sturzrisiko ist bekannt. • Herr Ulm entwickelt keine verstärkte Unruhe aufgrund eines ständigen Drängens der Mitarbeiter, den Rollator zu benutzen oder Begleitung anzunehmen. • Vorhandene Lauffähigkeit ist erhalten. • Herr Ulm läuft entsprechend seines Bedürfnisses weiter selbst. • Das Sturzrisiko wird bewusst in Kauf genommen, da der Rollator oder eine Begleitung hier keine sinnvolle Maßnahme darstellen. • Bedingungen für Wohlbefinden sind gegeben.	• Sturzrisikoerfassung einmal im Monat. • Herrn Ulm motivieren, zwischendurch eine Pause zu machen (Absprache mit der Sozialen Betreuung – siehe Bereich ...). • Herrn Ulm nicht drängen, den Rollator oder eine Begleitung zu nutzen, beides nur freundlich anbieten. • Morgens bei der Grundpflege mehrfach auf der Stelle laufen lassen, um die Beinmuskulatur zu kräftigen. • Einmal im Quartal Rücksprache mit Dr. XY, um die Wirkung der Antiparkinsonmittel und die Anordnung von Physiotherapie zu besprechen.

Problem/Phänomen	Pflege- und Betreuungsziele	Pflege- und Betreuungsmaßnahmen
Bereich Kommunikation, soziale Teilhabe Frau Mumm zieht sich wiederholt in ihr Zimmer zurück, möchte an keinem Angebot des Hauses teilnehmen, fühlt sich aber nicht einsam. Sie fühlt sich nach eigener Aussage ausreichend selbst beschäftigt – liest vier Frauenzeitschriften in der Woche. Es besteht Gefahr der sozialen Isolation, zurzeit aber kompensiert. ☞ **Hinweis:** Vernetzung beachten, ggf. besteht eine Querverbindung zu anderen Bereichen. z.B. Mobilität: Abhängig davon, ob sie im Rahmen ihres Verbleibs im Zimmer entsprechende Aktivitäten ausreichend auslebt ... z.B. Sturzgefahr, wenn sie Bewegungseinschränkungen entwickelt; Mangelernährung, wenn sie Appetitlosigkeit entwickelt.	• Gefahr der sozialen Isolation ist erkannt, Risikofaktoren sind reduziert. • Frau Mumm kennt die Angebote der Einrichtung, fühlt sich immer wieder eingeladen. • Aktuelle Bedürfnisänderung ist frühzeitig erkannt. • Wunsch nach Verbleib in ihrem Zimmer ist akzeptiert. Sie gestaltet ihre Beschäftigung nach eigenen Bedürfnissen.	• Frau Mumm wird regelmäßig einmal in der Woche über die Angebote informiert. • Gesprächskontakt bei jeder Maßnahme, dabei Frau Mumm immer nach ihren Bedürfnissen fragen. • Ablehnung akzeptieren, aber immer wieder auch nach Ursachen fragen. • Kompromisse oder andere Angebote anbieten. • 3-x/Woche Einzelgesprächsangebot im Zimmer von Frau Mumm.
Bereich Ernährung Bei Frau Roll besteht Exsikkosegefahr. Sie trinkt nur ca. 900 ml am Tag, gibt biografisches Muster von nur 800–1.000 ml seit jeher an, trinkt vor allem nachmittags nicht mehr aus Angst vor Inkontinenz. (siehe Bereich XY). Sie lehnt eine höhere Trinkmenge ab, kann Gefahren nach eigenen Angaben einschätzen. Anzeichen eines konzentrierten Urins oder einer beginnenden Unterversorgung mit Flüssigkeit (stehende Hautfalten) sind bislang nicht erkennbar. Laut Hausarzt bestehe dieses Problem schon seit 20 Jahren, eine bedenkliche Exsikkose sei bisher nicht aufgetreten (siehe Bereich XY) Pflegerische Expertise: Eine akut erhöhte Exsikkosegefahr wird daher nicht eingeschätzt.	• Exsikkosegefahr ist erkannt, individuelles Risiko hierfür ist eingeschätzt. • Frau Roll kennt nach einer Beratung die möglichen Risiken und Folgen einer unzureichenden Flüssigkeitszufuhr. • Frau Roll entscheidet selbst über ihre Trinkmenge und ihr Trinkverhalten, kann hierbei aber Gefahren einschätzen. • Frau Roll trinkt entsprechend ihrer biografischen Gewohnheiten so viel, wie sie mag, ihre Selbstbestimmung ist beachtet, sie fühlt sich nicht bedrängt. • Ihre Angst von einer entstehenden Inkontinenz ist reduziert.	• Frau Roll morgens eine Flasche Wasser ins Zimmer stellen. Bis abends beobachten, ob diese leer ist. Dokumentation nur bei Abweichungen. • Frau Roll wird einmal im Quartal zum Thema Exsikkose beraten, ihre Ablehnung gegenüber einer erhöhten Trinkmenge wird aber akzeptiert. • Frau Roll wird auf Anzeichen einer zunehmenden Exsikkose beobachtet, Dokumentation nur bei Veränderungen. • Nächtlichen Toilettengang und Versorgung mit einer Inkontinenz-Einlage anbieten.

Formulierungshilfen zur Beachtung von Lebensqualität und Selbstbestimmung

Problem/Phänomen	Pflege- und Betreuungsziele	Pflege- und Betreuungsmaßnahmen
☞ **Hinweis:** Vernetzung beachten, ggf. besteht eine Querverbindung zu den Bereichen: • Gefahr der Entstehung einer Zystitis • Obstipationsgefahr • Sturzgefahr (vor allem im Sommer oder bei Fieber) • Gefahr der Entstehung von Hautirritationen		
Bereich Ernährung Exsikkosegefahr bei einer demenzbetroffenen Bewohnerin (Einwilligungsfähigkeit vorhanden, Geschäftsfähigkeit nicht) Frau Triesch lehnt das Trinken zeitweise, vor allem am Vormittag ab, macht den Mund nicht auf, presst die Lippen aufeinander. Frau Triesch schluckt zeitweise unkoordiniert, verschluckt sich dann, insbesondere bei Unruhe und wenn sie sich bedrängt fühlt: Aspirationsgefahr. Arzt und Betreuer lehnen die Versorgung mit einer PEG-Sonde aufgrund des weit fortgeschrittenen Krankheitsstadiums und einer bestehenden Patientenverfügung ab. ☞ **Hinweis:** Vernetzung beachten, ggf. besteht eine Querverbindung zu den Bereichen: • Gefahr der Entstehung einer Zystitis • Obstipationsgefahr • Sturzgefahr • Gefahr der Entstehung von Hautirritationen • Gefahr der Entstehung von Orientierungsstörungen aufgrund von Flüssigkeitsmangel	• Exsikkosegefahr und Aspirationsgefahr sind eingeschätzt, entsprechende Risikofaktoren reduziert. • Angebote zur Flüssigkeitsaufnahme sind mindestens einmal stündlich sichergestellt. Frau Triesch darf weiterhin ablehnen. • Frau Triesch erfährt Akzeptanz ihrer Bedürfnisse und Reaktionen, sie trinkt entsprechend ihrer Bedürfnisse. • Die Erhaltung einer weitgehenden Lebensqualität ist bei ihr als Ziel vor der Sicherung der Trinkmenge gestellt. • Vorgehen ist mit Hausarzt und Betreuer geklärt. • Patientenverfügung ist beachtet.	• Frau Triesch bekommt jede Stunde und während der Angebote der Sozialen Betreuung Angebote etwas zu Trinken. • Beim Mittagessen möglichst angedickte Vorsuppe (im Trinkbecher) reichen (ist eine Vorliebe von Frau Triesch). • Die Ablehnung von Frau Triesch wird akzeptiert, sie wird bei entstehender Unruhe nicht bedrängt, das Trinkangebot wird dann zu einem späteren Zeitpunkt wiederholt. Lieblingsgetränke bevorzugen (vor allem Himbeerwasser – nicht zu konzentriert und kalt und angedickt). • Trinkprotokoll wird geführt.

Problem/Phänomen	Pflege- und Betreuungsziele	Pflege- und Betreuungsmaßnahmen
Bereich Ernährung Herr Hohn leidet unter zunehmender Kachexie bei einem fortschreitenden Tumor im Darmbereich. Er fühlt sich oft kraftlos, leidet unter Appetitlosigkeit bis hin zur Übelkeit. Er hat nur das Ziel, dass er den Tag ohne Übelkeit übersteht. Herr Hohn zeigt Anzeichen von Traurigkeit, wenn er zum Essen gedrängt wird. ☞ **Hinweis:** Vernetzung beachten, ggf. besteht eine Querverbindung zu den Bereichen: • Sturzgefahr • Exsikkosegefahr • Gefahr der Entstehung von Kontrakturen (bei Bewegungsmangel)	• Palliative Situation ist durch Hausarzt festgestellt, Therapieziele sind auf Lebensqualität ausgerichtet. • Der Erhalt eines BMI von Herrn Hohn hat nach Absprache mit ihm und seinem Hausarzt keine Priorität mehr – dafür eher ein guter Tag ohne starke oder dauerhafte Übelkeit. • Angebote mit appetitlich angerichteten kleinen Mahlzeiten und Genüssen sind sichergestellt • Herrn Hohns Ablehnung ist akzeptiert, er erfährt Wertschätzung und Achtung gegenüber seiner selbst bestimmten Entscheidung, Alternativangebote aber auch Akzeptanz. • Medikamente gegen Übelkeit und Appetitlosigkeit sind entsprechend der ärztlichen Anordnung angeboten.	• Bei den Mahlzeiten und den mehrmals täglich angebotenen kleine Mahlzeiten Herrn Hohn nicht drängen, seine Ablehnung akzeptieren. • Lieblingsspeisen bevorzugen (vor allem Schokoladenpudding und Malzbier). • Angehörige einbeziehen in die Mahlzeitenversorgung (Ehefrau ruft immer an und fragt nach seinen Wünschen. Bereitet ihm dann etwas zu Hause zu). • Medikamentenversorgung – siehe ärztliche Verordnung.

12.3 Formulierungshilfen, wenn sinnvolle Maßnahmen unterbleiben oder gesetzte Ziele nicht erreicht werden

Bei den folgenden Beispielen werden – entgegen der bisherigen Vorgehensweise – Ressourcen aufgeführt, wenn diese dazu genutzt werden können zu begründen, warum ein risikoreicher Zustand akzeptiert wird.

Tabelle 12: Planungs- und Formulierungshilfen – bei Unterlassung eigentlich sinnvoller Maßnahmen – (B = Betroffener, A = Angehöriger)

Problem/Phänomen Ressource	Pflege- und Betreuungsziele	Pflege- und Betreuungsmaßnahme
Thema Nahrungsaufnahme		
Ablehnung der Nahrungsaufnahme aufgrund von Übelkeit **P – Probleme** Frau Uhl leidet unter Übelkeit, kann zeitweise nicht essen, glaubt dann, erbrechen zu müssen. • Gefahr der Exsikkose • Gefahr weiterer Gewichtsabnahme **R – Ressource** Aufgrund der medizinischen Therapie XY muss Frau Uhl nicht mehr erbrechen. Frau Uhl kann ihr Befinden und ihre Wünsche äußern.	• Erbrechen ist behoben • Übelkeit ist behoben • Frau Uhl isst kleine Portionen nach ihrem Bedürfnis. • Der Erhalt des Gewichts als Ziel ist auch nach Absprache mit Dr. XY unrealistisch – Gewichtsabnahme wird aufgrund der fortgeschrittenen Krankheits- und Sterbesituation (Palliative Care) akzeptiert. • Gefahr der Exsikkose und Kachexie sind erkannt, werden aber aufgrund der fortgeschrittenen Krankheits- und Sterbesituation (Palliative Care) in Kauf genommen.	• Angebot der Mahlzeiten erst 30 Min. nach Einnahme der Medikation (z.B. MCP-Tropfen lt. ärztl. Verordnung). • Nur kleine Portionen anbieten. • Frau Uhl 3-mal/Tag (jeweils vor den Mahlzeiten) nach Übelkeit und ihrem Ess-Bedürfnis fragen. • Akzeptieren, wenn Frau Uhl nicht essen will, das Angebot später wiederholen. ☞ **Hinweis:** • Die Angebote von insbesondere Lieblingsspeisen (Grießbrei) und -getränken (Kirschsaft) erfolgen weiterhin. Frau Uhl darf sie aber ablehnen. • Es muss erkennbar sein, dass in der Kooperation mit dem Arzt nach einer Lösung für das Erbrechen gesucht wird (hier Gabe von MCP-Tropfen, Vernetzung mit dem Dokument »Ärztliche Kommunikation« oder Pflegebericht).

Problem/Phänomen Ressource	Pflege- und Betreuungsziele	Pflege- und Betreuungsmaßnahme
Ablehnung von Nahrung aufgrund von Erbrechen/Angst vor Verschlucken **P – Probleme** Frau Rot leidet unter wiederholtem Erbrechen aufgrund von … Erbrechen ist laut Dr. XY nicht vollständig zu beheben, aufgrund von der Morphineinnahme bei stenosierendem Magen-Darm-Tumor. Frau Rot mag nicht essen – sie hat keinen Appetit und zudem Angst vor einer Aspiration. **R – Ressource** Frau Rot ist über ihre Palliativsituation informiert, ihrer Aussage nach sei das Essen für sie nicht mehr wichtig, sie wolle nur noch in Frieden sterben. (Die Gefahr einer fortschreitenden Gewichtsabnahme steht aufgrund der fortgeschrittenen Krankheitssituation und aufgrund der Zielsetzung der B nicht mehr im Vordergrund.)	• Frau Rot muss möglichst nicht erbrechen, Phasen des Erbrechens sind auf max. 1–2 pro Tag reduziert • Frau Rot entscheidet selbst, ob sie essen und trinken möchte. • Frau Rot ist über die Zusammenhänge des Erbrechens und über die Folgen einer Flüssigkeits- und Nahrungskarenz informiert. • Ihr Wohlbefinden ist (ohne Erbrechen) weitgehend erhalten. • Prioritäten in der Entscheidung von Frau Rot sind berücksichtigt (radikale Orientierung).	• Medikamentengabe nach ärztlicher Verordnung – siehe Medikamentenbogen. • Frau Rot bei jeder Mahlzeit nach ihren Wünschen und Bedürfnissen zum Essen und Trinken fragen, ihre Entscheidung akzeptieren. • B immer wieder in Entscheidungen zum weiteren Vorgehen, zu ihren Prioritäten und zu den Auswirkungen beraten. ☞ **Hinweis:** Erklärungen, die die Beachtung des Selbstbestimmungsrechts der B zeigen, begründen die Unterlassung der Maßnahmen im Bereich Essen und Trinken.
Sterben wollen **P – Probleme** Frau Nunn (86 Jahre) hat entschieden, nicht mehr zu essen und zu trinken. Sie möchte nach eigener Aussage sterben, weil die Auswirkungen des hohen Alters zu belastend geworden seien. Sie hätte keine Freude mehr am Leben, es sei alles nur Last und Mühsal. (Lebenssattheit bei hohem Alter). → Entscheidung aus der ethischen Fallbesprechung: Der Wunsch der B ist akzeptiert. **R – Ressourcen** Frau Nunn ist über den weiteren Verlauf bei vollständiger Nahrungs- und Flüssigkeitskarenz informiert, kann die Folgen ganz bewusst einschätzen.	• Die Gefahr der fortschreitenden Exsikkose ist bei Frau Nunn bewusst in Kauf genommen, das Prinzip der radikalen Orientierung am Sterbenden ist umgesetzt. • Frau Nunns Entscheidungen werden akzeptiert, sie wird nicht fremdbestimmt • Sie hat weiterhin einen für sie angenehmen Geschmacksreiz mithilfe von Kirschsaft.	• B mehrfach am Tag fragen, ob sie bei ihrer Entscheidung bleiben will. • Bei Veränderung der Entscheidung der B Nahrung und Getränke anbieten • Mit B klären, welche Maßnahmen ihr Wohlbefinden erhalten oder steigern könnte (was, wann, wie?). • Eine orale Stimulation mit Kirschsaft findet zu den Hauptmahlzeiten statt (so lange B hierbei Anzeichen von Wohlbefinden zeigt).

Problem/Phänomen Ressource	Pflege- und Betreuungsziele	Pflege- und Betreuungsmaßnahme
Es liegt eine klare Entscheidung und ein Konsens zwischen den Beteiligten vor: Trotz Beratung möchte Frau Nunn keine subkutane Infusionen und keine hochkalorische Zusatzkost. Diese Entscheidung ist mit den A und dem Hausarzt der B besprochen. Frau Nunn zeigt zeitweise Anzeichen von Freude beim Aufstreichen von Kirschsaft mit einem Watteträger auf die Zunge		☞ **Hinweis:** Das Zulassen des Sterben-Wollens darf nur erfolgen, wenn der Betroffene entscheidungsfähig ist oder wenn bei kognitiv eingeschränkten Menschen ein Konsens mit dem Betreuer (Bevollmächtigten und dem behandelnden Arzt vorliegt). Gleichzeitig werden Maßnahmen zur Förderung des Wohlbefindens gesucht und ggf. umgesetzt. Diese müssen dann hier konkret geplant sein.

Thema: Ablehnung stationärer Behandlung

Problem/Phänomen Ressource	Pflege- und Betreuungsziele	Pflege- und Betreuungsmaßnahme
Nicht mehr ins Krankenhaus wollen **P – Probleme** Herr Özur fühlt sich häufig sehr schwach und kraftlos und empfindet nach eigener Aussage keine Lust mehr am Leben. Ursache seiner Schwäche: ein fortgeschrittenes Tumorleiden und blutungsbedingte Anämie. Gefahr der Verschlechterung des Zustandes bis hin zum Eintreten des Todes bei wiederholt auftretenden Blutungen aus dem Darm. Herr Özur möchte trotz wiederholt auftretender Blutungen nicht mehr ins Krankenhaus. Er habe mit dem Leben abgeschlossen und wolle nicht mehr operiert werden. Es besteht die Gefahr der Entstehung von Schwindel und Atemnot aufgrund der Anämie. **R – Ressourcen** Eine Patientenverfügung, in der die betreffende Situation und die Entscheidung von Herrn Özur beschrieben ist, liegt vor, die Entscheidung ist mit dem Hausarzt und den Angehörigen besprochen. Es liegt ein Konsens vor: Herr Özur wird aufgrund der Blutungen nicht mehr ins Krhs. eingewiesen.	• Die Entscheidung von Herrn Özur, nicht mehr ins Krankhaus zu gehen, ist akzeptiert. • Eine Krankenhauseinweisung aufgrund der beschrieben Problematik wird nicht eingeleitet. • Bei akut eintretenden anderen Problemen wird Herr Özur bzgl. seiner Entscheidung, nicht ins Krankenhaus zu gehen, erneut befragt (z.B. bei auftretender starker Luftnot). Ggf. werden entsprechende Handlungen umgesetzt.	• Bei allen pflegerischen Handlungen ist auf Anzeichen von Luftnot und Schwindel achten. • B immer wieder nach seinen Einschätzungen fragen. • Die Entscheidung des B annehmen und beachten. • Im Notfall den Arzt des Palliativnetzes anrufen, die Inhalte der Patientenverfügung und Wünsche des B (siehe schriftliche Angaben in der Informationssammlung) schildern. Gemeinsam das Vorgehen klären. ☞ **Hinweis:** Alle Maßnahmen, die eine Notfallkrankenhauseinweisung überflüssig machen, sind zu planen: • Den »Plan für alle Fälle« zusammen mit dem Arzt erstellen (siehe Kap. 8, S. 92)

Problem/Phänomen Ressource	Pflege- und Betreuungsziele	Pflege- und Betreuungsmaßnahme
Thema: Schmerz		
Ablehnung einer Veränderung der Schmerzmedikation aus Angst vor Nebenwirkungen **P – Probleme** Frau Grimpe leidet an Schmerzspitzen, die vorrangig bei Bewegung und Belastung auftreten (Stärke liegt bei 7/10, vgl. Fußnote S. 57). Sie möchte keine weitere Schmerzmedikation haben, weil ihr davon nach eigener Aussage schwindelig oder übel wird. Laut Dr. XY sind diese Nebenwirkungen bei Steigerung der Dosis nicht vollständig zu beheben. **R – Ressource** Frau Grimpe kann mitteilen, wann die Schmerzen auftreten und kann nähere Angaben zur Qualität und zu Stärke machen – pflegerische Maßnahmen können dann angepasst werden.	• Frau Grimpe ist in ihren Entscheidungen selbstbestimmt, erhält keine Medikation gegen ihren Willen/ ohne ihre Zustimmung. • Der individuelle Cut-Off-Wert von 7/10 (vgl. Fußnote S. 130), den Frau Grimpe als für sich tolerierbar empfindet, ist bei der Handlung beachtet und als Richtwert akzeptiert. • Die pflegerischen Maßnahmen sind an ihre aktuellen Bedürfnisse angepasst und können für sie weitgehend ohne Schmerzen durchgeführt werden. • Kontakt zum Arzt ist vorhanden, eine erneute Beratung durch ihn wurde angeregt.	• B auf Anzeichen von auftretenden Schmerzen bei pflegerischen Handlungen/ Belastung/Bewegung befragen. • Maßnahme dann anpassen/ reduzieren (nach Wünschen der B fragen) • Den Transfer aus dem Bett immer mit zwei Pflegenden durchführen. • Dr. XY informieren, dass er bei den Visiten immer wieder mit B die Therapie neu bespricht und die Entscheidung der Pflegekraft mitteilt. ☞ **Hinweis:** • Prüfen, ob sich durch eine vorbeugende Anpassung der pflegerischen Maßnahmen die Schmerzen verhindern lassen. (z.B. Benutzung von Rutschtuch oder Lifter o.Ä.).
Aussagen des B zur Schmerzstärke decken sich nicht mit den Beobachtungen der Pflegenden (»Katastrophisierung«) **P – Probleme** Herr Meck hat nach eigener Aussage trotz einer hochdosierten Schmerztherapie (siehe Medikamentenbogen) weiterhin Schmerzen in der Stärke bis zu 8/10 in Ruhe und 10/10 bei Bewegung. Laut Aussage der A hat Herr Meck biografisch immer schon über sehr starke Beschwerden geklagt. Er neigt zu »Katastrophisierung«. Dies bestätigt auch der Hausarzt. Seiner Aussage nach, lässt sich eine effizientere Schmerztherapie derzeit nicht durchführen, da die Höchstdosis des Medikamentes erreicht ist.	• Die Schmerzstärke von Herrn Meck (selbst eingeschätzt) ist erfasst und bekannt. • Weitere Ursachen für die starke Schmerzempfindung bei ihm sind analysiert. • Er erhält pflegetherapeutische schmerzlindernde, zusätzliche Maßnahmen. • Er fühlt sich ernst genommen, mit seinen Schmerzäußerungen.	• B x-mal/Tag anhand einer Schmerzskala nach Schmerzen befragen und Schmerzprotokoll führen. • Pflegerische Beobachtungen nach Anzeichen von starken Schmerzen während und außerhalb der Pflege vornehmen. • B erhält schmerztherapeutische pflegerische Maßnahmen (was, wann, wie oft?) • In regelmäßigen Intervallen die Ergebnisse der Maßnahmen erfragen/beobachten und dokumentieren (wie oft?). • Ergebnisse der Schmerzbeobachtung einmal pro Woche mit B und behandelndem Arzt besprechen.

Formulierungshilfen, wenn Maßnahmen unterbleiben/Ziele nicht erreicht werden

Problem/Phänomen Ressource	Pflege- und Betreuungsziele	Pflege- und Betreuungsmaßnahme
Vielleicht möchte Herr Meck auf diese Weise verstärkt auf sich aufmerksam machen?		• Probatorischen Einsatz eines zusätzlichen Schmerzmittels: (angeben: was, wann, wie viel?) für 3 Tage. Wirkung beobachten und beschreiben.
Ständiges Fragen nach Schmerzmitteln **P – Probleme** Frau Sinn gibt weiterhin Schmerzstärken von über 3/10 in Ruhe und 5/10 in Bewegung/bei Belastung an. Sie fragt wiederholt nach anderen bzw. mehr Schmerzmitteln Nach Aussage von Dr. XY bestehe seit Jahren eine Abhängigkeit bei Frau Sinn von Schmerzmedikamenten und Psychopharmaka. Eine Reduktion der Schmerzen sei auch nach Steigerung oder Wechsel des Medikaments nicht realistisch. **R – Ressource** Frau Sinn ist während der Beschäftigung mit anderen Dingen abgelenkt und zeigt dann keine Anzeichen/Äußerung von Schmerzen.	• Frau Sinn fühlt sich mit ihren Schmerzäußerungen wahrgenommen. • Es liegt eine aktuelle Einschätzung der Schmerzsituation vor. • Frau Sinn ist zeitweise von ihren ständig kreisenden Gedanken um den Schmerz abgelenkt.	• B regelmäßig (wie oft, wann?) nach Schmerzen befragen. • Maßnahmen der Beschäftigung (was, wann, wer, wie lange, wie oft?) durch die soziale Betreuung und Pflege anbieten, die B von ihren Schmerzen ablenken. • Pflegetherapeutische schmerzlindernde Maßnahmen anbieten/durchführen (was, wann, wer, wie lange, wie oft?). • Nach Ursachen für das ständige Nachfragen nach Schmerzmitteln suchen (Achtung: körperlichen, seelischen, spirituellen und sozialen Bereich beachten).
Schmerzeinschätzung mit BESD-Skala, ggf. Angst der B. **P – Probleme** Frau Xaver zeigt in der BESD-Schmerzeinschätzung mehr als 4 Punkte/Anzeichen, die auf Schmerz hinweisen können (vor allem während der Grundpflege am Morgen und am Abend. Sie zeigt dann ...). Ursächlich lässt sich eine Beteiligung von Angst bei Frau Xaver nicht ausschließen. Sie kann sich selbst nicht äußern. Es besteht Gefahr, dass Schmerzen nicht ausreichend beachtet und erkannt und therapiert werden.	• Anzeichen für Schmerzen sind rechtzeitig erkannt, Ursachen für die Schmerzentstehung behoben. • Nach Gabe von Novalgin® sind bei Frau Xaver keine Anzeichen für Schmerz erkennbar, bzw. die Punkte in der BESD-Skala um mindestens 2 Punkte reduziert. • Die Ursache für den Schmerz ist möglichst ausgeschaltet.	• Eine Stunde vor der Grundpflege 20 Tropfen Novalgin® verabreichen. • Während der Grundpflege B auf Anzeichen von Schmerz beobachten. • Jede Woche für 2 Tage Anzeichen für Schmerzen – entsprechend der BESD-Skala – während der Grundpflege beobachten und dokumentieren. • Durch Auflegen der Hand auf die Schulter der B und ruhiges Ansprechen, Kontakt zur B vor dem Beginn jeglicher Pflegehandlungen herstellen.

Problem/Phänomen Ressource	Pflege- und Betreuungsziele	Pflege- und Betreuungsmaßnahme
R – Ressource Nach Verabreichung von 20 Tropfen Novalgin® 1 Stunde vor der Grundpflege morgens und abends, zeigen sich durchschnittlich nur 2 Punkte auf der BESD-Skala.	• Frau Xaver kann erst einen Kontakt zur Pflegekraft aufnehmen, ehe die Grundpflege durchgeführt wird (Bedingung für eine Reduktion der Angst ist hergestellt).	• Anzeichen von Angst beobachten, ggf. validierendes Gespräch durchführen.
Ablehnung gegenüber einer angemessenen Therapie **P – Probleme** Herr Damme leidet weiterhin unter Schmerzen mit einer Stärke von 5/10 in Ruhe. Er möchte keine Morphinpräparate einnehmen, hat Angst vor den Nebenwirkungen (vor allem Verstopfung und Erbrechen). Auch unter einer Belastung verändere sich dies nicht. **R – Ressourcen** Herr Damme kann Aussagen zu seinen Wünschen und Bedürfnissen machen. Er trifft selbst Entscheidungen bzgl. seiner Therapie Er ist derzeit nach eigener Einschätzung mit der Therapie von 3-mal 20 Tropfen Novalgin® zufriedenstellend medikamentös eingestellt.	• Der Schmerzzustand von Herrn Damme ist eingeschätzt und bekannt. • Die Therapie ist mit ihm abgesprochen, er bekommt keine Morphinpräparate gegen seinen Willen. • Nebenwirkungen der Morphintherapie und Möglichkeiten der Prävention/Linderung sind ihm bekannt. • Er hat eine maximale Schmerzstärke von 5/10 in Ruhe.	• Tägliche Befragung der Schmerzstärke einmal während jeder Schicht. • B einmal pro Woche fragen, ob er immer noch bei seiner Entscheidung gegen Morphin bleibt. • Bei Verstärkung der Schmerzsituation oder bei Veränderung der Entscheidung durch B den Arzt informieren • Beratung über die Nebenwirkungen einer Schmerztherapie mit Morphinpräparaten x-mal/Woche oder Monat. • Entscheidung des B akzeptieren. • Je nach Tagesform zusätzlich pflegetherapeutische Maßnahmen anbieten (Kältekissen für die Knie, Einreibungen mit Tigerbalsam für den Rücken).
Bestehende Schmerzen bei Schmerzgedächtnis **P – Probleme** Frau Kleine gibt an, trotz der bereits umfassenden Schmerzmedikation ständig Schmerzen in einer Stärke von 6/10 in Ruhe und 9/10 in Bewegung/Belastung zu haben. Nach Aussage von Dr. XY bestehe ein Schmerzgedächtnis, sodass eine vollständige Behebung der Schmerzen unrealistisch sei.	• Frau Kleine teilt ihre Schmerzempfindungen weiterhin mit und fühlt sich verstanden. • Sie weiß, was ein Schmerzphänomen und ein Schmerzgedächtnis sind, kann dieses Wissen auf das eigene Erleben übertragen und spricht darüber. • Sie äußert/zeigt Entspannung und Wohlbefinden bei Anwendung der Maßnahme XY. (hier Basale Stimulation)	• B x-mal/Tag nach Schmerzen befragen. • Mit B analysieren, welche Beschäftigungs- oder pflegetherapeutischen Maßnahmen sie vom Schmerz ablenken und das Erleben reduzieren können (diese Maßnahme nur im Findungsprozess beschreiben). • Später konkret pflegerische oder betreuende Maßnahme benennen.

Formulierungshilfen, wenn Maßnahmen unterbleiben/Ziele nicht erreicht werden

Problem/Phänomen Ressource	Pflege- und Betreuungsziele	Pflege- und Betreuungsmaßnahme
R – Ressource Bei Anwendung von Basaler Stimulation® mit Orangenblütenöl/Entspannungsmassage der Hand (oder einer anderen konkreten Maßnahme), kann sich Frau Kleine nach eigener Aussage für eine kurze Zeit entspannen und empfindet den Schmerz als nicht so stark (ist dann auf 4–5/10 in Ruhe reduziert).	• Sie findet Maßnahmen, mit denen sie sich von ihrem Schmerzphänomen ablenken kann. • Sie wendet selbst die Maßnahme XY an.	• B erhält Maßnahmen, mit denen sie ihr Schmerzerleben bei bestehendem Schmerzgedächtnis reduziert (in diesem Fall hier konkrete Maßnahmen beschreiben) – Bedingungen hierfür werden bereitgehalten (hier dann beschreiben, was das genau ist: z.B. Kirschkernkissen).
Schmerzen bei bestehender Polyneuropathie (»Ameisenlaufen«) **P – Probleme** Frau Schmid gibt an, ständig das Gefühl des Ameisenlaufens, vor allem in den Händen und Füßen, zu haben. Das Mitempfinden verursacht Schmerzen, Schmerzstärke bei 5/10 in Ruhe – keine Veränderung bei Bewegung. Laut Dr. XY werden diese Missempfindungen der Nerven bei bestehender Polyneuropathie verursacht. Eine vollständige Behebung sei nicht möglich. **R – Ressource** Bei Einnahme von … verspürt Frau Schmid eine Linderung der Beschwerden. Die Schmerzstärke liegt dann in Ruhe bei durchschnittlich 2/10. Frau Schmid meldet sich selbstständig bei Veränderung ihrer Schmerzsituation.	• Frau Schmid fühlt sich mit ihren Empfindungen ernst genommen. • Ihr Schmerzzustand ist analysiert, Veränderungen sind schnell erkannt, Maßnahmen werden eingeleitet. • Die Schmerzen sind auf mindestens 3/10 in Ruhe reduziert.	• Schmerzanalyse dreimal/Tag bis die Schmerzstärke auf max. 3/10 in Ruhe reduziert ist. • Befragung mindestens einmal im Monat (wann, wer?) • B über den Schmerzzustand, die Wirkung und Nebenwirkung von Medikamenten beraten und auffordern, sich selbstständig bei Veränderung der Schmerzsituation zu melden. • Bereitstellung der örtlich angeordneten Medikation.
Thema: Ungeklärter Konflikt am Lebensende		
Streit und fehlender Kontakt in der Familie **P – Probleme** Herr Hannes leidet darunter, dass er seit vielen Jahren einen Streit mit seinem Sohn und keinen Kontakt mehr mit ihm hat.	• Herr Hannes fühlt sich in seiner Unruhe und in seinem Leid verstanden und angenommen. • Er weiß, dass der Sohn seine Gedanken und seine Entschuldigung kennt.	• Verständnis für die Traurigkeit und die Gefühle vom B zeigen. • Dem B anbieten, einen Brief an den Sohn zu schreiben, den er diktiert. • Ggf. den Sohn erneut anrufen und ihn bitten, zu kommen, Sohn erneut über den Zustand des Vaters informieren.

Problem/Phänomen Ressource	Pflege- und Betreuungsziele	Pflege- und Betreuungsmaßnahme
Es gibt keine Möglichkeit, das psychische Leiden von Herrn Hannes zu lindern und für eine Beilegung des Streits zu sorgen – nach einem Anruf beim Sohn willigt dieser nicht ein zu kommen und sich mit dem Vater auszusprechen. Es besteht Gefahr, dass Herr Hannes nicht ruhig und in Frieden sterben kann.		• B in seiner Traurigkeit begleiten und mit ihm zusammen die Situation annehmen. ☞ **Hinweis:** Möglicherweise, d.h. bei Einverständnis des B, sollte der Kontakt zum Seelsorger angeboten werden. Er kann sich der Last, Traurigkeit und ggf. auch den eigenen Ursachen und Beteiligungen des B annehmen, die zum Konflikt geführt haben. B hat Möglichkeit sich etwas »von der Seele zu reden«.*

* Zusätzliche Information zur Angehörigenarbeit Möglicherweise bestehen »gute Gründe« auf der Seite des Sohns dafür, dass er keinen Kontakt zum Vater wünscht. Die lebenslange gemeinsame Biografie ist oft nicht bekannt. Eine vorschnelle Verurteilung sollte hier unterbleiben.

12.4 Formulierungen und Anforderungen für einen Menschen in seinen letzten Lebenstagen und -stunden

Die Erstellung einer umfassenden Pflege- und Betreuungsplanung kann nicht mehr vorgenommen werden, wenn die Probleme ständig wechseln, der Zustand des Betroffenen sich in kurzen Intervallen gravierend verändert oder seine Bedürfnisse oft unterschiedlich sind. Die Planbarkeit ist hier extrem eingegrenzt, sodass es keinen Sinn mehr macht, eine umfangreiche Planung zu erstellen. Derartige Situationen können gegeben sein, wenn der Betroffene wahrscheinlich nur noch wenige Stunden bis Tage leben wird. In diesem Fall ist eine ständige Orientierung an den jeweils aktuellen Situationen und ihren Erfordernissen notwendig. Es muss jetzt eine exzellente schriftliche Berichterstattung erfolgen. Hier müssen dann alle Analysen, Zustände, Befindlichkeiten, erkannte Probleme, Ressourcen, eingesetzte Maßnahmen und deren Wirkungen, Kommunikations- und Interaktionshandlungen beschrieben werden.

Tabelle 13: Planungs- und Formulierungshilfen – für Anforderungen in der finalen Lebensphase – (B = Betroffener, A = Angehöriger)

Problem/Phänomen Ressource	Pflege- und Betreuungsziele	Pflege- und Betreuungsmaßnahmen
Moribunde Situation – der Betroffene kommt für Stunden/wenige Tage zum Sterben		
Keine oder unvollständige Informationssammlung **P – Probleme** B kann aufgrund der fortgeschrittenen Sterbesituation (oder aufgrund der krankheitsbedingten, medikamentenbedingten Somnolenz) keine Auskünfte zur Biografie/Informationssammlung machen. Das sei zu anstrengend Es liegen keine Erkenntnisse zu Routinehandlungen, Gewohnheiten, Vorlieben und Abneigungen des B vor. Es ist unklar, welche Handlungen beim B zu Wohlbefinden führen. Die Situation zu Symptomen, die die Lebensqualität einschränken, ist derzeit unklar. Es liegen keine genauen Erkenntnisse vor. **R – Ressource** Die Auswirkungen pflegerischer und medizinischer Maßnahmen sind durch einzelne Worte oder anhand von Mimik/Gestik des B erkennbar (zeigt entspanntes Gesicht bei Wohlbefinden, hochgezogene Augenbrauen bei Unbehagen).	• B erfährt ein effektives Symptommanagement, pflegerische und medizinische Maßnahmen, die die Symptome weitgehend vorbeugen, lindern und das Wohlbefinden möglichst weitgehend herstellen. • Anzeichen von Wohlbefinden sind erkannt, jedes Handeln ist darauf ausgerichtet. • Aufgrund der Anwendung situativ ausgesuchter pflegerischer Handlungen ist das Wohlbefinden so weit wie möglich hergestellt. • B ist in Entscheidungen zu Handlungen eingebunden, indem verbale Reaktionen oder ablehnende Reaktionen oder eine entsprechende Mimik/Gestik beobachtet und handlungsleitend berücksichtigt sind.	• Auf die Erstellung einer umfassenden und alle Bedürfnisbereiche betreffenden Pflegeplanung wird verzichtet, einmal pro Tag findet im Team eine Fallanalyse statt. • Je nach Tagesform und Symptomlage werden pflegerische Maßnahmen als geeignet oder ungeeignet eingeschätzt und ggf. angewendet. Art und Umfang der Pflege richten sich nach der aktuellen Bedürfnis- und Problemlage, die Wirkung wird im Pflegebericht* beschrieben. • Auf die Anwendung der Schritte aus den Expertenstandards wird verzichtet, da die Vermeidung/Reduktion von Risiken aufgrund der Situation keine Bedeutung mehr hat. (Absprache mit XY siehe Beratungsprotokoll/ärztliche Kommunikation). • Maßnahmen zum Symptommanagement finden durch eine Symptombeobachtung alle 1–2 Stunden und durch die Umsetzung der ärztlich angeordneten Maßnahmen statt (siehe Medikamentenplan und »Plan für alle Fälle«). • Zeitnahe (Intervall festlegen) Rücksprache mit dem Arzt.

* Besonderheit: Wenn kein ausführlicher Pflegeplan erstellt werden soll, kann nicht gänzlich auch auf die Berichterstattung verzichtet werden. Dieser ist nun besonders intensiv zu beschreiben, um Erfahrungen über geeignete Maßnahmen abzuleiten und ein sich wiederholendes Auftreten bestimmter Symptome zu erkennen.

Problem/Phänomen Ressource	Pflege- und Betreuungsziele	Pflege- und Betreuungsmaßnahmen
Maßnahmen zum Risikomanagement werden abgelehnt – ein effektives Risikomanagement kann nicht durchgeführt werden **P – Probleme** B zeigt durch Wegdrehen des Kopfes zur Wand und durch Schließen der Augen, dass bei ihm jetzt aufgrund der fortgeschrittenen Sterbesituation andere Prioritäten im Vordergrund stehen und er nicht ständig befragt oder zu Handlungen aufgefordert werden möchte. Ferner sagt er: »Lasst mich in Ruhe.« Risiken lassen sich nicht einschätzen/gezielt vermeiden, da B der Anwendung der Assessments/Protokolle nicht zustimmt. Nach Beratung über mögliche Folgen will er nur noch … • Ruhe haben. • keine Schmerzen haben. • keine Luftnot haben. • dass die eigenen Bedürfnisse beachtet werden und er selbst bestimmen kann, was gemacht wird. **R – Ressource** B kann selbst seinen Willen äußern oder zeigen, versteht Informationen, kann Risiken einschätzen, die Folgen der eigenen Handlung einschätzen, abwägen und verantworten, sich selbst dafür oder dagegen entscheiden.	• B fühlt sich in Entscheidungen integriert. • B fühlt sich entsprechend seiner Selbstbestimmung beachtet, in seinen Entscheidungen berücksichtigt.	• B zum Vorgehen, zu den eigenen Zielen befragen (nur wenn erforderlich). • Jedes Handeln wird – falls erforderlich – kurz besprochen, die Entscheidungen des B werden berücksichtigt. • Die Unterlassung von Maßnahmen, die ansonsten sinnvoll oder gefordert sind, wird dann beschrieben, begründet und die Auswirkungen werden dokumentiert. • Dokumentation erfolgt im Pflegebericht (unter konkreter Angabe der angebotenen Maßnahme, der geäußerten oder gezeigten Entscheidung des Betroffenen, deren Begründung). • Beratungen sind in einem Beratungsprotokoll zu hinterlegen, im Pflegebericht ist ein Querverweis dahin vorzunehmen. • Bei allen Maßnahmen wird auf das Wohlbefinden geachtet, entsprechende Ergebnisse werden dokumentiert. ☞ **Hinweis:** Ist der B klar bei Bewusstsein, werden die möglichen Maßnahmen mit ihm besprochen. Bei Ablehnung wird er zu möglichen Folgen beraten. Seine Präferenzen und seine Entscheidung sind aber jederzeit zu beachten. Entsprechende Gespräche und Begründungen sind kurz zu dokumentieren (entweder im Beratungsprotokoll oder im Pflegebericht).

Problem/Phänomen Ressource	Pflege- und Betreuungsziele	Pflege- und Betreuungsmaßnahmen
Spezifisches Risikomanagement **Dekubitusgefahr** **P – Probleme** Die Dekubitusgefahr kann nicht reduziert werden, weil B keine Lagerungen wünscht und nach eigener Aussage nur in der Rückenlage liegen kann. Anhand von Mimik und Gestik ist erkennbar, dass die anderen Lagerungen zu Unbehagen führen. Andere Lagerungen führen zu Schmerzen/Luftnot oder anderen für den B nicht tolerierbaren Zuständen. Derzeit werden andere Probleme (welche, warum?) in der aktuellen Situation als bedrohlicher eingeschätzt, als die Dekubitusgefahr. Beispiel: Derzeit werden die Entstehung von Luftnot und Schmerzen vom B. als schlimmer und akuter empfunden als die drohende Risikogefahr.	Das Ziel » weitgehendes Wohlbefinden durch Liegen auf dem Rücken« ist als höherwertig eingeschätzt als die Ziele »Erhalt einer intakten Haut«, »Reduktion der Dekubitusgefahr«. Pflegemaßnahmen, die zu einer Einschränkung des Wohlbefindens führen, sind zu unterlassen, der Erhalt/die Herstellung eines weitgehenden Wohlbefindens steht im Vordergrund. (konkret angeben wie dies geschieht): • B kann ohne Luftnot liegen. • B ist weitgehend schmerzfrei/hat Schmerzen sind nicht stärker als …/10 (Ruhe). • B fühlt sich sicher, weil sein Wille beachtet ist. • Richtigkeit der Entscheidung gegen die Maßnahmendurchführung ist täglich überprüft.	• Bei jedem Pflegekontakt prüfen, welche Maßnahmen mit der höchsten Wahrscheinlichkeit zielführend sind. Immer Kompromisslösungen wie Mikrolagerungen anbieten. • Alle Entscheidungen zu Pflegemaßnahmen sind immer wieder am aktuellen Befinden des Betroffenen auszurichten. • Begründung für die Durchführung oder Unterlassung von Maßnahmen mindestens einmal am Tag: Unterlassungen oder Veränderungen durch die Beschreibung der Situation begründen und die Auswirkungen auf den B beschreiben. • Auftretende oder sich verändernde Symptome (anhand von Zahlen Daten, Fakten) dokumentieren/ Handlung neu überprüfen. • Mit dem Arzt regelmäßig (wie oft?) mögliche medizinische Maßnahmen zur Symptomkontrolle besprechen und gemäß der Anordnung durchführen (wie oft, wann, was?). ☞ **Hinweis:*** Können Lagerungen nicht mehr durchgeführt werden, weil sie zu unangenehmen Symptomen führen, sollten Mikrolagerungen als Ersatzlösung angeboten werden. Führen diese aber auch zu Problemen für den Betroffenen, wird sogar auf diese verzichtet. Beachte! der Betroffene hat ein Recht auf ein Risikomanagement, aber keine Pflicht, dieses auch anzunehmen.

---

* Wichtig bei der Unterlassung von Maßnahmen: Es muss immer erkennbar sein, dass das Risikomanagement nicht deshalb unterlassen wurde, weil es zu große Mühe macht oder der Betroffene schon abgeschrieben wird, sondern weil gerade die Unterlassung eine besonders deutliche Orientierung an der speziellen Situation des Betroffenen darstellt und sein Wohlbefinden im Vordergrund steht. Hierdurch wird die Forderung nach einer Radikalen Orientierung am Sterbenden berücksichtigt.

Problem/Phänomen Ressource	Pflege- und Betreuungsziele	Pflege- und Betreuungsmaßnahmen
Kachexie- und Exsikkoseprophylaxe **P – Probleme** Durst und Hungergefühle sind beim B nicht mehr erkennbar. B lehnt die Flüssigkeits- und Nahrungszufuhr weitgehend/zeitweise ab, saugt auch zeitweise nicht mehr an einer Kompresse. Gefahr der Entstehung einer trockenen Mundschleimhaut Die Kachexie- und Exsikkoseprophylaxe steht beim B in der finalen Situation nicht mehr im Vordergrund, ausschließlich die Erhaltung einer möglichst weitgehenden Lebensqualität ist wichtig. ☞ **Hinweis:** **R – Ressource** In der Sterbesituation führt der auftretende Flüssigkeitsmangel zu einer eher angenehmen Wahrnehmungssituation für den Sterbenden (vgl. Husebø o.J.)	• Die Gefahr der Entstehung eines Durstgefühls ist reduziert. • Die Mundschleimhaut ist angefeuchtet. • Die Ablehnung gegenüber Essen und Trinken ist akzeptiert. • Die Bedingung der Exsikkose ist akzeptiert. • Die Bedingung eines friedlichen Sterbens aufgrund von Flüssigkeitsmangel ist akzeptiert (vgl. Husebø: o.J.) • Die Gefahren der Unterversorgung mit Flüssigkeit und Nahrung sind ganz bewusst toleriert, denn das vordergründige Ziel lautet: Selbstbestimmung und Abwehr sind beachtet. • Gefahr der trockenen Mundschleimhaut ist erkannt und reduziert, Mundschleimhaut ist ausreichend angefeuchtet	• Alle Maßnahmen, die darauf abzielen, dass der Betroffene keinen trockenen Mund erleidet, sind durchgeführt. (was, wann, wie oft, womit?). • Der B. hat eine feuchte Mundschleimhaut. • Auf eine Flüssigkeitszufuhr in der Finalphase über subkutane Infusionen wird verzichtet (lt. ärztl. Anordnungen). • Der Mund wird mit einer Pipette oder mittels Sprühflacon (möglichst nur Mineralwasser oder Lieblingsgetränke verwenden) stündlich angefeuchtet. • Kleine Eisstückchen, gefrorene Fruchtstückchen, Schokolade o.a. in einen Tupfer geben, in die Wangentasche einlegen, festhalten und den Betroffenen daran saugen lassen. • Mit einem angefeuchteten Tupfer die Mundhöhle auswischen. (wie oft?). Für die Nahrungsaufnahme gelten die gleichen Regeln ❗ **Wichtig!** ■ Mit den A ist frühzeitig ein Gespräch zu führen. Ihnen muss gut und behutsam erklärt werden, dass auf die Flüssigkeits- und Nahrungszufuhr nicht deshalb verzichtet wird, weil der Vorgang des Anreichens viel Zeit benötigen würde, sondern dass nun andere Bedürfnisse beim Sterbenden im Vordergrund stehen, dass andere Maßnahmen nun wertvoller und wichtiger für ihn werden. Ferner sind ihnen Alternativangebote wie das Anfeuchten des Mundes zu erklären.

Problem/Phänomen Ressource	Pflege- und Betreuungsziele	Pflege- und Betreuungsmaßnahmen
		Alle Entscheidungen dieser Art sind ... • falls möglich, mit dem Betroffenen zu besprechen, seine Abneigung gegenüber Essen und Trinken gründlich und wiederholt (Zahlen, Daten, Fakten) zu beschreiben. • bei Sterbenden mit Kommunikationseinschränkung zu prüfen, ob es sich bei ihrer Ablehnung um ein Nicht-Wollen oder ein Nicht-Können handelt. • mit den Angehörigen, dem Betreuer zu besprechen, ggf. den mutmaßlichen Willen einzuholen bzw. deren Ansicht eher Einschätzung hierzu zu erfragen. • mit dem Arzt zu klären, um gemeinsam einen Konsens zu suchen (ggf. ist eine Fallbesprechung mit allen Beteiligten zu machen)

12.5 Pflegeplanung – Fallanalyse Herr Lübers

Hierbei handelt sich um eine exemplarische Planung für einen Menschen, der sich in der Endphase seines Lebens befindet. Bei ihm werden verschiedene Maßnahme nicht mehr durchgeführt, weil er davon nicht mehr profitiert. Die Maßnahmenplanung ist in der Form der tagesstrukturierten Planung beschrieben, d.h. die Handlungen werden entsprechend des strukturierten zeitlichen Verlaufs beschrieben und nicht den einzelnen Bedürfnis- oder Lebensbereichen zugeordnet.

12.5.1 Fallbeschreibung

Herr Lübers leidet an den Symptomen einer fortgeschrittenen und weiter fortschreitenden Tumorerkrankung (Lungen-Karzinom, Blasen-Karzinom und Hirnmetastasen). Er befindet sich nach Aussage von Dr. XY in der Palliativsituation. Zurzeit wird eine ambulante Strahlentherapie mit palliativer Zielsetzung durchgeführt. Hierzu fährt Herr Lübers dreimal pro Woche mit einem Krankentransport zur Strahlenklinik. Zunehmend lehnt er diese ab, weil er sich nach eigener Aussage zu schwach fühlt.

Bereits nach dem Tod seiner Ehefrau fühlte Herr Lübers sich einsam und alleine. Kinder sind nicht vorhanden. Er sieht seine Krankheit als Strafe an und äußert zeitweise, nicht mehr leben zu wollen. Dieses äußert er insbesondere, wenn er orientiert ist. Gelegentlich zeigt er eine ausgeprägte Desorientierung, dann wieder ist er in allen Bereichen orientiert. Beratungen oder Absprachen versteht er in Phasen der Orientierung und kann diese kurzfristig einhalten. Dann wiederum erinnert er sich aufgrund der situativen Desorientierung nicht mehr.

An schlechteren Tagen ist er auch nach Anleitung nicht in der Lage, Anteile von Pflegehandlungen selbst zu übernehmen.

Sein Wohlbefinden ist je nach Tagesform unterschiedlich stark eingeschränkt. An Tagen, an dem es ihm gut geht, kann er seine Bedürfnisse, Einschränkungen und Erleben äußern. Herr Lübers ist zeitweise sehr schwach, empfindet dann eine Überforderung, ihm ist alles zu viel.

Er kann sich auf pflegerische Handlungen kaum einlassen, wenn nicht eine zweite Pflegekraft seine Hände hält und beruhigend mit ihm spricht. Bei der Versorgung durch nur eine Pflegekraft, entwickelt er fast immer eine Unruhe, die sich durch eine gesteigerte Motorik im Bereich der Hände zeigt. Er nestelt dann an der Bettdecke und an seiner Kleidung. Angebotene Maßnahmen nimmt er zum Teil an oder lehnt sie ab.

12.5.2 Pflegeplanung

Tabelle 14: Planungs- und Formulierungshilfen – Herr Lübers

Problem/Phänomen Ressource	Pflege- und Betreuungsziele	Pflege- und Betreuungsmaßnahmen (hier als Tagesstrukturierende Maßnahmen beschrieben)
Allgemeines/übergeordnetes Problem Herr Lübers leidet an den Symptomen einer fortgeschrittenen und weiter fortschreitenden Tumorerkrankung (Lungen-Karzinom, Blasen-Karzinom und Hirnmetastasen) mit zunehmender Schwäche/Desorientierung. Er befindet sich nach Aussage von Dr. XY in der Palliativsituation	Die Ziele sind auf den Erhalt oder die Wiederherstellung eines weitgehenden Wohlbefindens ausgerichtet. Die Symptome XY sind effektiv behandelt: • Auftretende Schmerzen, Kopfschmerzen, Übelkeit sind schnell erkannt, gezielte Maßnahmen eingeleitet; die Symptome effektiv reduziert.	**Initialmaßnahme** Notwendigkeit einer Fallbesprechung klären. **Allgemeine Maßnahmen** • Symptomkontrollen bei der Versorgung am Morgen: Kontrolle von Schmerzen. Kopfschmerzen, Luftnot, Übelkeit, Hämaturie, Druck in der Harnblase und Harnverhalt, Schmerzen beim Wasserlassen usw. • Info an den Arzt bei erkannten Symptomen

Problem/Phänomen Ressource	Pflege- und Betreuungsziele	Pflege- und Betreuungsmaßnahmen (hier als Tagesstrukturierende Maßnahmen beschrieben)
Die wahrscheinliche Überlebenszeit wird von Dr. XY nur noch in Wochen bis wenigen Monaten angegeben. **Potenzielle Symptome/ Gefahren** Entstehung von: • Schmerzen • Luftnot • Übelkeit aufgrund der Hirnmetastasen • Gefahr der Blasentamponade durch Koagelbildung bei Blutungsneigung, dann Schmerzen in der Blasenregion und entstehender Harnverhalt **P – Probleme** Gefahr der Symptomentstehung bei fortschreitender Ausprägung des Tumorleidens, Herr Lübers lehnt die Strahlenbehandlung zeitweilig und zunehmend – mehrfach pro Woche – ab, u.a. weil ihn der Transport zur Strahlentherapie überfordert. Er leidet zunehmend unter verschiedenen, je nach Tagesform unterschiedlich ausgeprägten Einschränkungen in der selbstständigen Umsetzung von Lebensaktivitäten. Er kann diese dann auch nach Anleitung nicht selber umsetzen. Er fühlt sich nach eigener Aussage durch die Erkrankungen bestraft, zeitweise will er nach eigener Aussage nicht mehr leben. Dieses äußert er insbesondere, wenn er orientiert ist. **R – Ressourcen** Herr Lübers kann in Phasen guter Orientierung seine Befindlichkeit und seine Wünsche äußern.	• Herr Lübers fühlt sich nicht überfordert, zeigt keine Anzeichen von Überforderung – erkennbar an auftretender Unruhe. • Herr Lübers fühlt sich in seinen Empfindungen und Aussagen beachtet und nicht korrigiert. • Herr Lübers äußert seine Gedanken und Empfindungen, wenn er hierzu in der Lage ist. Auswirkungen von Maßnahmen auf das Wohlbefinden von Herrn Lübers sind anhand von Mimik und Gestik eingeschätzt, pflegerische Handlungen sind darauf angepasst. • Herr Lübers bekommt die Versorgung, die ihm hilft, sein Wohlbefinden und seine Selbstbestimmung so weit wie möglich zu erhalten.	• Mit dem Hausarzt, ggf. mit einem Palliativmediziner den »Plan für alle Fälle« machen, d.h., für jedes möglicherweise auftretende Problem jetzt z.B. schon ein Bedarfsmedikament verordnen lassen (vgl. Kap. 8, S. 92). **Spezielle Maßnahmen** • Maßnahmen aus dem »Plan für alle Fälle« bei auftretenden Beschwerden einsetzen (siehe ärztl. Anordnungen), Wirkung beobachten. • Bei auftretenden Kopfschmerzen oder Anzeichen von Hirndruck den Oberkörper hoch lagern. • Anbieten und klären, ob Herr Lübers ins Palliativnetz eingeschrieben werden soll/kann. • Klären, ob Herr Lübers mit einem Seelsorger sprechen will (spirituelle Wünsche und Bedürfnisse abklären, je nach Bedarfssituation möglichst sofort erfüllen). • In Phasen der Orientierung mit Herrn Lübers anhand von Zahlen, Daten, Fakten (ZDF) klären, was er konkret will und was nicht. Die vorhandene Fähigkeit zur Orientierung (wie zeigt sich diese?) und die Äußerungen des B schriftlich dokumentieren. • Bei Desorientierung auf Mimik, Gestik, Reaktionen achten. Auf Anzeichen von Wohlbefinden oder Unbehagen achten. Maßnahmen daran ausrichten. • Vor jeder Pflegemaßnahme prüfen, ob Herr Lübers einwilligt • Bei Orientierungsstörungen Pflegehandlungen zu zweit anbieten unde durchführen, eine PK hält Herrn Lübers die Hand und spricht beruhigend mit ihm.

Problem/Phänomen Ressource	Pflege- und Betreuungsziele	Pflege- und Betreuungsmaßnahmen (hier als Tagesstrukturierende Maßnahmen beschrieben)
Kommunizieren können **P – Probleme** Es besteht Gefahr, dass Herr Lübers nicht in seinen Bedürfnissen verstanden wird und er ggf. dann Maßnahmen erhält, die sein Wohlbefinden einschränken könnten. Sein Wohlbefinden ist je nach Tagesform unterschiedlich stark eingeschränkt. An Tagen, an dem es ihm gut geht, kann er seine Bedürfnisse, Einschränkungen und Erleben äußern (äußert dann wiederholt Überforderung durch die Schwäche). An schlechteren Tagen zeigen sich Orientierungsstörungen in den verschiedenen Bereichen (siehe Bereiche »Sich pflegen können«, »Sich bewegen können«). Er kann dann seine Bedürfnisse nicht immer adäquat äußern. Er kann sich auf pflegerische Handlungen kaum einlassen, wenn nicht eine zweite Pflegekraft seine Hände hält und beruhigend mit ihm spricht. Symptome: Bei der Versorgung durch nur eine Pflegekraft, entwickelt er fast immer eine Unruhe, die sich durch … (was, wie oft, wie lange?) äußert.	• Das Wohlbefinden von Herrn Lübers ist bei allen pflegerischen Kontakten beobachtet und erkannt. Alle Handlungen sind auf den Erhalt eines möglichst weitgehenden Wohlbefindens ausgerichtet • Maßnahmen, die sein Wohlbefinden einschränken, sind in Abwägung der Auswirkungen auf ein Minimum reduziert. Alternativen sind angeboten. • Herr Lübers ist in seiner Abwehr beachtet und akzeptiert. Bei Ablehnung wird die Maßnahme zu einem späteren Zeitpunkt erneut angeboten. • Herr Lübers fühlt sich in seiner Unruhe und Orientierungslosigkeit/-beeinträchtigung angenommen. Er äußert oder zeigt Anzeichen, dass er sich durch die Orientierung gebenden Maßnahmen sicherer fühlt (Unruhe nimmt ab, siehe auch Bereich »Sich pflegen können«). • Willensäußerungen und Willensbekundungen die Herr Lübers aufgrund von Aussagen vornimmt oder durch Mimik und Gestik ausdrückt, sind beobachtet und erkannt. Hinweise sind im Pflegebericht dokumentiert. Grundlagen für Gespräche mit den Mitgliedern des Palliativ-Netzwerks (z.B. Betreuer, Arzt) liegen vor, Entscheidungen, die den (mutmaßlichen) Willen von Herrn Lübers beachten, können getroffen werden.	• Bei allen Angeboten und allen Maßnahmen ruhig und einfühlsam mit Herrn Lübers sprechen. Langsam über alles aufklären, ihn nach seinen Wünschen und seinem Befinden fragen. • Durch Halten der Hände Körperkontakt anbieten und ihm Sicherheit geben. • Bei allen Kontakten auf Aussagen zum oder Anzeichen von Wohlbefinden achten, Zusammenhänge im Pflege- und Betreuungsbericht darstellen. • Bei Unruhe weitere Pflegekraft hinzuziehen, die Herrn Lübers die Hände hält und beruhigend mit ihm spricht.

Problem/Phänomen Ressource	Pflege- und Betreuungsziele	Pflege- und Betreuungsmaßnahmen (hier als Tagesstrukturierende Maßnahmen beschrieben)
Sich bewegen können **P – Probleme** Aufgrund einer stark ausgeprägten Schwäche bei gleichzeitiger situativer Desorientierung ist Herr Lübers in einem erhöhten Maße sturzgefährdet: • Er meldet sich/klingelt zeitweise beim Wunsch aufzustehen nicht, kann aber aufgrund der Schwäche nicht alleine stehen. • Er versteht zeitweilig den Hinweis, sich zu melden, oder vergisst ihn sofort wieder. • Er ist aufgrund der weitgehenden Immobilität auch kontrakturgefährdet (dieses Risiko wird aufgrund der Sterbesituation nicht mehr beachtet, Herr Lübers darf jegliche Position einnehmen und jede Bewegung umsetzen, die seinen Bedürfnissen entspricht).	• Die Sturzgefahr ist erkannt • Gemeinsamer Konsens liegt vor: Herr Lübers darf weiterhin selbstbestimmt aufstehen und laufen (trotz erkannter Sturzgefahr). • Die Sturzgefahr ist erkannt und so weit wie möglich reduziert. Die Selbstbestimmung von Herrn Lübers wird nicht eingeschränkt. • Bei erkennbarer Gangunsicherheit erhält Herr Lübers Angebote zur Begleitung oder zur Rollstuhlnutzung. • Die Kontrakturgefahr ist erkannt, entsprechende Maßnahmen werden aufgrund der dadurch entstehenden Einschränkungen des Wohlbefindens nicht angewendet. • Herr L. liegt in einer für ihn bequemen Position.	• Falls Herr Lübers wiederholt z.B. zur Toilette möchte, erfolgt das Angebot zu einem Toilettengang oder das Setzen auf den Toilettenstuhl in kurzfristigen Intervallen sonst spätestens alle zwei Stunden bzw. bei jedem Pflegekontakt. • Es werden keine Freiheitsentziehenden Maßnahmen (FEM) eingesetzt. • Bei Gangunsicherheit Herrn Lübers begleiten oder Rollstuhl anbieten und ihn motivieren, diesen zu benutzen.

Essen und Trinken können
P – Probleme
Gefahr: fortschreitende Tumorkachexie: Herr Lübers kann/mag zeitweise nicht mehr ausreichend essen und trinken. Der Gewichtsverlust in den letzten 4 Wochen beträgt 8 kg. Gefahr, dass der jetzt bereits bestehende BMI von 16,4 weiter sinkt. Biografischer Hinweis: Herr Lübers war immer sehr schlank, hatte durchschnittlich einen BMI von 18. Eine Gewichtszunahme oder der Erhalt des Gewichts ist aufgrund der häufig bestehenden Ablehnung von Herrn
	• Herr Lübers hat Angebote an Speisen und Getränken, die seinen Vorlieben entsprechen, er isst und trinkt soviel und was er selbst möchte.
	• Herr Lübers hat durch wiederholte Angebote an Speisen und Getränken jederzeit die Möglichkeit, diese anzunehmen. Lieblingsspeisen und -getränke sind bekannt und berücksichtigt
	• Herr Lübers bestimmt selbst über Art, Zeitpunkt und Umfang seiner Nahrungsaufnahme.
	• Seine Ablehnung ist akzeptiert.
		• Getränke anbieten und Herrn L motivieren zu trinken (alle 2 Stunden), Lieblingsgetränke (vor allem Himbeersaft/Altbier) nutzen.
		• Regelmäßiges Anfeuchten der Mundschleimhaut (spätestens alle 1–2 Stunden): je nach Bedürfnis
		  – Saugschwämmchen oder Watteträger mit z.B. Mineralwasser
		  – Auswischen der Mundhöhle mit angefeuchtetem Tupfer.

Problem/Phänomen Ressource	Pflege- und Betreuungsziele	Pflege- und Betreuungsmaßnahmen (hier als Tagesstrukturierende Maßnahmen beschrieben)
Lübers gegenüber der Nahrungsaufnahme und bei hohem tumorbedingten Kalorienverbrauch als unrealistisch einzuschätzen. Das Thema Körpergewicht und die Folgen einer Mangelernährung haben für Herrn Lübers auch nach einer Beratung keine Bedeutung: »Es interessiere ihn nicht, man solle ihn damit in Ruhe lassen.« Gefahr der Exsikkose. Herr L. trinkt zeitweise sehr wenig (weniger als 1000 ml am Tag).* Gefahr der Entstehung von Einlagerungen und eines Lungenödems bei Anwendung einer subkutanen Infusion. **R – Ressource** Herr Lübers trinkt zeitweise selbstständig oder nach Anreichen des Glases und Anleitung	• Die Mundschleimhaut ist angefeuchtet, Herr Lübers hat keinen Durst. **Besonderheit in der Palliativsituation:** Die Ziele: »Herr L. nimmt nicht weiter ab«, »BMI von 16.4 bleibt erhalten«, »Er nimmt mindestens … Kcal am Tag zu sich« haben hier aufgrund der fortgeschrittenen Tumorerkrankung und der lebensbegrenzenden Situation keine Priorität mehr. Ein weiterer Gewichtsverlust und die Entstehung einer Exsikkose gelten im Hinblick auf die fortgeschrittene Sterbesituation als Risiken akzeptiert.	• Sprühfläschchen (aus der Apotheke) mit Wasser oder auch mit Bier füllen, falls gewünscht. Dann den Mund mindestens einmal pro Stunde einsprühen (nicht in den Rachen sprühen!).
Sich pflegen können **P – Probleme** Aufgrund einer stark ausgeprägten Schwäche und durch eine häufig auftretende situative Desorientierung erschwert (kennt Abläufe nicht mehr, versteht die Anforderungen nicht), kann Herr Lübers die einzelnen Tätigkeiten der Körperpflege und des Kleidungswechsels nicht mehr selbst durchführen.	• Risiken sind erkannt und durch Maßnahmen weitgehend reduziert, sofern sie nicht das Wohlbefinden von Herrn Lübers einschränken. • Herr Lübers kann sich bei Durchführung der Pflege zu zweit auf die pflegerischen Maßnahmen weitgehend einlassen, sein Wohlbefinden während der Pflege ist so weit wie es die Tagesform zulässt erhalten.	• Alle Maßnahmen der Körperpflege werden immer an der aktuell vorhandenen Situation, an den Beschwerden und am Wohlbefinden von Herrn Lübers ausgerichtet. • In Phasen deutlicher Desorientierung und Unruhe werden die Pflegehandlungen im Bereich der Körperpflege und des Kleidungswechsels mit zwei Pflegenden durchgeführt. Eine Pflegekraft hält Herrn Lübers hierbei die Hände und spricht beruhigend mit ihm.

* Wichtiger Hinweis für die Planung! Die Gefahr muss explizit benannt werden. Folgend ist dann zu begründen, warum nur reduzierte oder keine Maßnahmen angewendet werden.

Problem/Phänomen Ressource	Pflege- und Betreuungsziele	Pflege- und Betreuungsmaßnahmen (hier als Tagesstrukturierende Maßnahmen beschrieben)
Herr Lübers entwickelt zeitweise Unruhe bei der Durchführung der Maßnahmen durch nur eine Pflegekraft (siehe auch »Kommunizieren können«), kann die Handlung aufgrund von Desorientierung nicht einordnen und verstehen. Gefahr: Herr Lübers fühlt sich in seinem Wohlbefinden eingeschränkt und fremdbestimmt, wenn gegen seine Abwehr die Grundpflege durchgeführt würde (erkennbar an starker Unruhe). Gefahr der Entstehung einer Intertrigo, insbesondere in den Leisten, Geruchsentwicklung, Hautirritationen bei Unterlassung der grundpflegerischen Maßnahmen.	• Die starke Abwehr von Herrn Lübers ist akzeptiert. Er bekommt zu einem späteren Zeitpunkt erneut das Angebot/den Versuch, die Körperpflege durchzuführen.	• Ganzkörperpflege einschließlich Wäschewechsel (Schlafanzug) erfolgt am Morgen (müsste in einer konkreten Planung hier jetzt individuell in ihrem Ablauf beschrieben werden). Bei Ablehnung erneutes Angebot zu einem späteren Zeitpunkt. Besonders gut auf Anzeichen von Hautrötungen in den Leisten achten. • Teilwäsche (Unterkörper) erfolgt am Abend nach Einwilligung durch Herrn Lübers. Besonders gut auf Anzeichen von Hautrötungen in den Leisten achten. • Zusätzliche Teilwäsche (Unterkörper) erfolgt nach Einnässen. Anzeichen von Einwilligung beobachten, ggf. zweite Pflegeperson zur Beruhigung von Herrn Lübers hinzuziehen.
Ausscheiden können **P – Problem** Abhängig kompensierte Inkontinenz. Herr Lübers spürt Harndrang nicht mehr, kann diesen nicht mehr kontrollieren **R – Ressource** Herr Lübers ist stuhlkontinent, spürt Stuhldrang.	• Vorhandene Inkontinenz ist kompensiert, Haut zeigt keine Anzeichen einer Belastung mit Urin/Feuchtigkeit. • Herr Lübers fühlt sich gut versorgt. • Er scheidet weiterhin Stuhlgang auf der Toilette aus. **Besonderheit in der Palliativsituation:** Das Ziel »Verbesserung der Kontinenzsituation« hat hier keine Bedeutung aufgrund der fortgeschrittenen Sterbesituation.	• Wechsel der Vorlagen (Produkt und Größe nennen) erfolgt alle 4 Stunden • Beobachtung der Haut/Dokumentation nur bei Abweichungen. • Herrn Lübers alle 2 Stunden fragen, ob er zur Toilette gebracht werden möchte, ihn bei Zustimmung ggf. mit dem Toilettenstuhl, Rollstuhl oder mit personeller Verstärkung dorthin begleiten.

Problem/Phänomen Ressource	Pflege- und Betreuungsziele	Pflege- und Betreuungsmaßnahmen (hier als Tagesstrukturierende Maßnahmen beschrieben)
Mit den existenziellen Erfahrungen des Lebens umgehen **P – Probleme** Herr Lübers fühlt sich nach dem Tod seiner Ehefrau einsam und nicht mehr benötigt (zeitweise äußert er, sterben zu wollen). Er hinterfragt zeitweise, ob Gott ihn strafen möchte. Die Religion (rk) war für ihn immer begleitend in seinem Leben wichtig, er ging sonntags immer zur Messe. Herr Lübers sieht die Sinnhaftigkeit der Strahlentherapie nicht mehr; er kennt seine Palliativsituation und empfindet die Therapie und den Transport dorthin als für ihn zu belastend. Er lehnt die Therapie daher zeitweise ab. In Phasen, in denen er orientiert ist, klagt er, dass er die Vorteile der Therapie nicht spürt, sondern nur die Nachteile. Er hat nach eigener Aussage mit seinem Leben abgeschlossen und sei bereit zu sterben.	• Herr Lübers fühlt sich in seiner Situation und in seiner empfundenen Einsamkeit angenommen. • Er hat die Gelegenheit, über seine Frau und das gemeinsame Leben und seine jetzige Situation zu sprechen. • Er bekommt zweimal pro Woche Besuch durch den ambulanten Hospizdienst. Sollte er kein Gespräch wollen, ist seine Abwehr akzeptiert. • Er hat die Gelegenheit, seine gewohnten religiösen Rituale (Besuch der Messe, Gebete) zu leben. • Herr Lübers fühlt sich in seiner Einstellung, dass sein Leben zu Ende geht, und in der Wahrnehmung, dass ihm die Therapie nicht mehr nutzt, verstanden und akzeptiert.	• Tägliche Besuche durch Mitarbeiter des Sozialen Dienstes (Gesprächsangebote). • Auf seine Aussagen zum Leben und Sterben eingehen, ihn nach noch offenen Bedürfnissen fragen. • Herrn Lübers einmal pro Woche informieren, dass er die Krankensalbung bekommen kann. • Herrn Lübers fragen, ob er ein Gespräch mit dem Seelsorger wünscht. • Anbieten, gemeinsam ein Gebet zu sprechen (vor allem abends). • Einmal pro Woche anbieten, ihn zum Gottesdienst/Messe in die einrichtungsinterne Kapelle zu bringen (Begleitung im Rollstuhl erfolgt durch den Sozialen Dienst). • Herrn Lübers fragen, ob er die Bibel haben möchte oder ob ihm aus der Bibel vorgelesen werden soll. • Zusätzliche Angebote durch den ambulanten Hospizdienst immer in aktueller Absprache mit Herrn Lübers. Mit dem Besuchsdienst einmal pro Woche den Verlauf, Probleme und Anliegen von Herrn Lübers besprechen. • (Nach Absprache mit dem Hausarzt die Strahlenbehandlung absagen) ☞ **Hinweis:** Dieser letzte Punkt wird in einer konkreten Planung nicht als Maßnahme beschrieben, da diese nur einmal stattfindet und daher keinen Regelplan erfordert.

12.6 Pflegeplanung – Fallanalyse Frau Klaro

12.6.1 Fallbeschreibung

Frau Klaro kommt nach einem Krankenhausaufenthalt und der Diagnose eines Beinvenenverschlusses in die Einrichtung. Nach genauer Beobachtung ihres Zustandes sowie nach Gesprächen mit dem Hausarzt wird die Palliativsituation festgestellt. Alle Maßnahmen sind ab jetzt nicht mehr auf das Ziel der Heilung oder der Verlängerung des Lebens ausgerichtet, sondern auf die Herstellung einer möglichst guten Lebensqualität. Risiken werden ganz bewusst in Kauf genommen, wenn mögliche Maßnahmen, die zu ihrer Reduktion führten, gleichzeitig eine Minderung der Lebensqualität erzeugen würden. Gemeinsam mit dem Arzt und den Töchtern ist das weitere Vorgehen, die Unterlassung von Maßnahmen, die gleichzeitige medikamentöse Therapie zur Behebung, Vermeidung oder Linderung von Symptomen besprochen. Es besteht ein Konsens zum Vorgehen. Die Töchter werden engmaschig in das Vorgehen einbezogen und ständig über den Zustand und die Veränderungen der Mutter informiert.

Die Entscheidung, den Verschluss im Bein nicht mehr operieren zu lassen, wurde in einem gemeinsamen Gespräch zwischen Frau Klaro, dem behandelnden Arzt im Krankenhaus und ihren Töchtern getroffen.

Die Angehörigen übernehmen – intensiv und deutlich auf die Bedürfnisse der Mutter ausgerichtet – deren Betreuung. Die eine Tochter möchte, wenn das Ende naht, rund um die Uhr angerufen werden und nach Möglichkeit auch nachts bei ihrer Mutter sein. Die Angehörigen möchten das Angebot nicht annehmen, Betreuungskräfte des ambulanten Hospizdienstes zur unterstützenden Versorgung einzusetzen.

Bei der Abklärung von Wünschen und Bedürfnissen am Lebensende äußert Frau Klaro den Wunsch nach Gebeten, Musik, Seelsorge.

Bei der Abklärung der Bedürfnisse der Angehörigen (»Was muss sein, damit Sie mit Sorgen, Ängsten, Verlusten umgehen können?« äußern diese: Ständige Information zum Zustand der Mutter).

12.6.2 Pflegeplanung für Frau Klaro

Tabelle 15: Planungs- und Formulierungshilfen – Frau Klaro

Problem/Phänomen	Pflege- und Betreuungsziele	Pflege- und Betreuungsmaßnahmen
Bestehende Palliativsituation ICD-Schlüssel Z 51.5 **P – Probleme** Aufgrund einer zunehmenden und bereits stark ausgeprägten Schwäche kann Frau Klaro nicht mehr aktiv ihre Bedürfnisse und ihr Befinden mitteilen. Es besteht Gefahr, dass Bedürfnisse und Beschwerden bei ihr nicht erkannt werden. Anhand von Mimik und Gestik lassen sich Anzeichen für Wohlbefinden und/oder Unbehagen bei ihr kaum erkennen. Durst- und Hungergefühle sind nicht erkennbar. Frau Klaro verweigert sehr oft die angebotene Nahrung oder lässt die Nahrung oder Flüssigkeit aus dem Mund herauslaufen bzw. öffnet den Mund auch nach Berührung der Lippen mit dem Löffel oder Glas nicht. Frau Klaro leidet unter Schmerzen nach einem Venenverschluss im linken Bein, der aufgrund der gemeinsam zwischen ihr, dem behandelnden Arzt und ihren Töchtern getroffenen Entscheidung nicht im Krankenhaus behandelt und operiert wird. Es besteht die Gefahr der Zunahme der Schmerzen, bedingt durch eine fortschreitende Nekrotisierung des Beins bei gleichzeitig zunehmender ödematöser Schwellung durch eine venöse Rückflussstauung. Aufgrund ihrer vollständigen Immobilität ist Frau Klaro vor allem im Bereich von Steißbein, Schulterblatt, Fersenregion dekubitusgefährdet.	• Frau Klaro hat bei allen pflegerischen Maßnahmen keine bzw. möglichst geringe Schmerzen. (Anzeichen sind beobachtet, wahrgenommen und führen zu einer Anpassung der Maßnahme). • Schmerzverursachende Faktoren sind reduziert. • Alle pflegerischen und begleitenden Maßnahmen sind in Umfang und Art entsprechend der aktuellen Anzeichen von Ablehnung oder Zustimmung von Frau Klaro durchgeführt. (erkennbar zeitweise an Mimik und Gestik, keine Anzeichen von Abwehr erkennbar). • Die Durchführung von Prophylaxen ist entsprechend der Situation von Frau Klaro nur reduziert vorgenommen – so weit es ihr Zustand und Wohlbefinden zulassen. • Das Ziel »Radikale Orientierung am Sterbenden« ist beachtet. • Die spirituellen und religiösen Bedürfnisse Frau Klaros sind beachtet und ihre gewohnten Rituale werden entsprechend unterstützt. • Eine systematische Kontrolle von Anzeichen typischer Phänomene in der Palliativsituation ist sichergestellt.	**Betreuungsleistungen bzw. seelsorgerische/spirituelle Impulse** • Mit/für Frau Klaro singen: »So nimm denn meine Hände.« (Lieblingslied). Dabei für ruhige Atmosphäre sorgen. **Pflegerische Leistungen** • Ganzwaschung im Bett. Zunächst wird Frau Klaro mit Namen angesprochen und anhand ihrer Mimik/Gestik ihr Wohlbefinden ermittelt. Die vorhandenen und möglichen Symptome (Schmerzen, Atemnot, Müdigkeit, Schwellung im li. Bein) werden bei jedem Pflegekontakt beobachtet und dokumentiert. • Daran wird auch der anschließende Umfang der Körperpflege ausgerichtet. Wenn Frau Klaro schlafend angetroffen wird, wird sie später erneut aufgesucht. Es werden nur die Tätigkeiten durchgeführt, die Frau Klaro keine Schmerzen bereiten und von ihr angenommen werden. Dabei achtet die Pflegeperson auf alle Anzeichen, die auf das Wohlbefinden Frau Klaros hinweisen. • Lagerungen werden nur noch in Form von Mikrolagerungen und -positionswechseln durchgeführt (7-mal/täglich). Grundsätzlich wird zur Verbesserung der Atmung der Oberkörper hoch gelagert. Frau Klaro kann mit Mimik und Gestik vermitteln, welche Position ihr angenehm ist.

Problem/Phänomen	Pflege- und Betreuungsziele	Pflege- und Betreuungsmaßnahmen
Zudem besteht Kontrakturgefahr (vor allem Gefahr der Streckkontrakturen im Bereich der Hüft- und Kniegelenke, Spitzfußgefahr), da sie weitgehend auf dem Rücken liegt. Frau Klaro kann ihre religiösen Rituale wie Gebete oder die Teilnahme am Gottesdienst aufgrund von ausgeprägter Schwäche und bei zunehmender Müdigkeit nicht mehr selbstständig umsetzen. Aktuell leidet Frau Klaro unter mäßiger Atemnot, weitere Anzeichen von Phänomenen in der Palliativsituation sind zu erwarten und erfordern eine kontinuierliche Symptomkontrolle. ☞ **Hinweis:** Die Soor- und Stomatitisgefahr, die Cystitisgefahr, die Exsikkosegefahr und die Kachexiegefahr sowie weitere Risiken in Bezug auf Ernährung, Sturz, Dekubitus, Kontrakturen usw. werden aufgrund der körperlichen Schwäche, der fortgeschrittenen Sterbesituation und zugunsten des Wohlbefindens der Bewohnerin nicht mehr systematisch per Assessment erhoben und entsprechende Prophylaxen sind für die tägliche Versorgung nicht mehr relevant. Die Maßnahmen zur Risikoreduktion sind hinsichtlich der Ziele bei Frau Klaro nicht mehr sinnvoll, da sie zugleich zu einer Belastung führen und ihr Wohlbefinden einschränken würden: etwa Schmerzen bei der Anwendung von Positionswechseln, Verschlucken beim Eingeben von Getränken usw. Ein kontinuierlicher umfassender Positions- und Lagewechsel im Bett ist nicht mehr möglich, da Frau Klaro sofort Luftnot und Schmerzen bekommt, wenn sie auf die Seite gedreht wird.	• Bei Veränderung oder Verschlechterung ist der Kontakt zum Arzt/Palliativnetz vorhanden, eine zügige Anpassung der Therapie zur Symptomkontrolle ist sichergestellt. • Frau Klaro hat Angebote, die ihren biografisch bekannten Ritualen und Bedürfnissen den eigen Glauben zu leben, entsprechen. • Die Ziele: Erhalt oder Wiederherstellung einer möglichst weitgehenden Lebensqualität und die Sicherstellung, dass das Selbstbestimmungsrecht beachtet ist, stehen im absoluten Vordergrund. **Ziele im Hinblick auf die Angehörigen** • Frau Klaro erfährt eine Begleitung und ist in ihrem Sterben nicht allein gelassen • Die Entscheidung der Angehörigen, keine zusätzliche Begleitung durch den ambulanten Hospizdienst anzunehmen, ist akzeptiert. • Die Angehörigen fühlen sich in ihrer Situation und in ihrer spezifischen Betroffenheit als Begleitende und Trauernde durch die Einrichtung/die Mitarbeiter unterstützt und begleitet.	• Zur speziellen Mundpflege wird der Mundraum mindestens 7-mal/täglich mit einem angefeuchteten Watteträger gereinigt und befeuchtet. Dazu werden ihre Lieblingsgetränke wie Pfefferminztee, Kakao und Kaffee verwendet. Ein Mundpflegeset steht auf dem Nachttisch. • Frau Klaro isst gerne Milchsuppen und Joghurt. Sie bekommt alle Nahrungsmittel mit einem kleinen Löffel angeboten und – bei Bereitschaft zu essen – angereicht. Frau Klaro wird von Pflegeperson nicht bedrängt, bestimmte Mengen zu essen. Bei der Auswahl der Speisen wird besonders auf alle Anzeichen von Ablehnung geachtet (sie verzieht dann das Gesicht). **Symptomkontrollen** • Bei allen pflegerischen Tätigkeiten (mind. 7-mal/täglich) werden Atmung, Schmerzen, Müdigkeit und eine mögliche Anschwellung im Bein beobachtet und im Bogen xy dokumentiert. Bei Anzeichen von akuter Atemnot wird der Palliativnotdienst (Tel.-Nr. am Dienstplatz) informiert. Keine Einweisung ins Krankenhaus von Frau Klaro gewünscht. (siehe auch Absprache auf Protokoll XY und auf dem Verlegungsbericht vom Krankenhaus) • Sie erhält Morphingaben per s.c.-Injektion (siehe Behandlungspflege/Medikation) Schmerzintensität wird bei jeder Pflegetätigkeit erfasst und dokumentiert.

Problem/Phänomen	Pflege- und Betreuungsziele	Pflege- und Betreuungsmaßnahmen
R – Ressourcen Die Schmerzen sind zurzeit medikamentös weitgehend effektiv behandelt – Anzeichen von Schmerzen lassen sich aktuell nicht erkennen, keine Anzeichen von Unruhe erkennbar. Ein Bedarfsplan zur weiteren Therapie zunehmender Schmerzen in Kooperation mit dem Palliativnetz liegt vor. (siehe ärztl. Anordnungen/Bedarfsmedikamente – »Plan für alle Fälle«). Ständige Betreuung durch die Töchter von Frau Klaro. Diese sind ab mittags abwechselnd bei ihrer Mutter und lesen ihr vor oder erzählen von früher Es besteht eine zusätzliche seelsorgerliche Betreuung nach Absprache mit den Angehörigen und den Mitarbeitern des Wohnbereichs. **Spezifisch im Hinblick auf die Angehörigen** Die ältere Tochter bietet die Begleitung der Mutter im Sterben an und möchte hierfür auch nachts angerufen werden. Die Töchter sind über die Situation informiert, es besteht ein Konsens zum weiteren Vorgehen		• Sollten sich zwischen den Morphingaben zunehmende oder stärker werdende Schmerzen erkennen – Palliativnotdienst anrufen. Zusätzliche Medikation liegt im Notkästchen bereit. (siehe auch Bedarfsmedikamentenplan) **Beratung und Begleitung in besonderen Lebenslagen** Die Angehörigen werden bei Besuchen angesprochen und von Pflegepersonen immer aktuell über das Befinden der Mutter informiert. Den Angehörigen werden begleitende Gespräche angeboten. Soweit sie es wünschen, werden sie auch bei den Besuchen bei der Mutter begleitet. Es werden auch Liegemöglichkeiten, Getränke und im Bedarfsfall auch Speisen angeboten, wenn sie über Nacht bleiben wollen. Evtl. Kontakt zu Pfarrer oder Seelsorger anbieten und organisieren.

13 TYPISCHE UND HÄUFIG AUFTRETENDE PROBLEME SOWIE LÖSUNGSSTRATEGIEN

13.1 Bereich: Biografie und Informationssammlung

Unzureichende Sammlung biografischer Daten

Möglicherweise werden zu Beginn des pflegerischen Auftrages keine oder nur unzureichende biografische Daten erhoben. Wenn jedoch kein Wissen über Gewohnheiten, Vorlieben, Rituale und Abneigungen besteht, lässt sich eine auf die individuelle Bedürfnissituation zugeschnittene Pflege und Betreuung nicht ohne Weiteres organisieren.

Biografische Daten werden bevorzugt durch Befragungen der Angehörigen gewonnen. Denn werden Betroffene in einem deutlich reduzierten Zustand in der Einrichtung aufgenommen, bleibt oftmals keine andere Möglichkeit als bei den Angehörigen zu den Bedürfnissen des sterbenden Menschen nachzuforschen. Insbesondere die Kinder haben oft nicht das aktuelle Wissen hierzu. Sie teilen dann Kenntnisse mit, die sie ggf. vor 20 oder 30 Jahren gewonnen haben, als sie noch mit den Eltern zusammen lebten (vgl. Kap. 5.1, S. 37) Werden die Aussagen der Angehörigen nicht hinsichtlich ihrer Übereinstimmung mit den Einschätzungen und Bedürfnissen des Sterbenden hinterfragt, bestünde die Gefahr, dass Maßnahmen angeboten werden, die zwar auf die Bedürfnissituation des Angehörigen ausgerichtet sind, jedoch nicht unbedingt der des Betroffenen entsprechen.

Veränderungen im Bereich der Gewohnheiten, Vorlieben und Abneigungen, die z. B. krankheits-, therapie- oder lebensphasenbedingt sind, werden möglicherweise nicht im weiteren Verlauf überprüft und führen dann auch nicht zu einer Anpassung der Maßnahmen. Nachfolgend führt die bislang für den Betroffenen geeignete Maßnahme nicht mehr zu Wohlbefinden. Ängste können ausgelöst oder Probleme entstehen. Hier wäre eine zügige Anpassung der dokumentierten Gewohnheiten, Vorlieben und Abneigungen und dann auch eine Veränderung der Pflege- und Betreuungsplanung erforderlich.

13.2 Bereich: Patientenverfügung, Vorsorgevollmacht, Betreuung

Es besteht die Möglichkeit, dass das Wissen über festgelegte Verfügungen und nicht angepasste Strategien unzureichend ist. Zum einen erscheinen die Festlegungen und Beschreibungen in (älteren) Patientenverfügungen häufig eher global, ungenau und nicht die konkrete Situation beschreibend. Sie ermöglichen dann wenig Aussagekräftiges zum geeigneten, individuellen Handeln in bestimmten Situationen. Zum anderen besteht eine weitere Schwäche in der unzureichenden Beachtung der Festlegungen und Bestimmungen. Wenn Betroffene sich konkret dazu geäußert haben, wie sie in welcher Situation behandelt werden wollen, was sie sich wünschen oder nicht mehr wollen, darf nicht einfach kontrovers dazu gehandelt bzw. die Festlegungen ignoriert werden.

13.3 Übergeordnete Probleme hinsichtlich der Kernmerkmale von Palliative Care

Radikale Orientierung
- Die formulierten Probleme sind Probleme, die die Angehörigen oder Pflegenden sehen, die jedoch vom Betroffenen anders bewertet werden.
- Die später formulierten Ziele oder Maßnahmen orientieren sich nicht ausreichend an den beschriebenen Abneigungen, Einschränkungen oder Ablehnungen des Betroffenen.
- Geplante Maßnahmen orientieren sich an den Vorstellungen der Angehörigen oder des Pflegeteams.
- Der Handlungsplan zeigt Maßnahmen auf, denen gegenüber der Betroffene eine Abwehr im Pflegebericht zeigt
- Eine vom Betroffenen geäußerte oder gezeigte Abwehr wird nicht als Ausdruck des Selbstbestimmungsrechts beachtet, und eine geplante Maßnahme wird durchgeführt, mehrfach versucht durchzuführen oder dann durchgeführt, wenn der Betroffene weniger Abwehr zeigt.
- Die Bedürfnisse des Betroffenen, sein Wollen und sein Wille sind gegenüber den Angehörigen oder einem behandelnden Therapeuten nicht durch die Pflegemitarbeiter vertreten (fehlende radikale Orientierung). Die Handlungen orientieren sich ggf. zeitweise an den Vorstellungen und Wünschen der Angehörigen.
- In der Evaluation wird nur geprüft, ob die Maßnahmen ohne Probleme durchgeführt werden konnten. Es wird hingegen nicht geschaut, ob sie wirklich einen »Gewinn« für den Betroffenen darstellten und seine Situation verbesserten oder wenigstens erhalten konnten.

Symptommanagement
Das Symptommanagement ist oft erst dann erkennbar, wenn bereits Symptome vorhanden sind. Eine systematische Bobachtung zu erwartender Symptome (= Risiken) wird oft nicht frühzeitig geplant und umgesetzt. Die geregelte Auswertung von Symptomen oder von Wirkungen eingeleiteter Maßnahmen erfolgt nicht immer, wenn die Beobachtung und Beschreibung nicht nach festen Regeln erfolgt. Konkrete Maßnahmen zur Beobachtung vorhandener oder potenzieller Symptome sind oftmals nur im Hinblick auf Schmerzen genannt. Gezielte Maßnahmen gegen oder bei Nausea/Übelkeit, Emesis/Erbrechen, Dyspnoe/Atemnot, Obstipation/Verstopfung, Diarrhoe/

wässrige Stuhlausscheidungen, Angst, Halluzinationen, Unruhe, Dysphagie/Schluckstörungen finden sich oft erst dann, wenn diese bereits eingetreten sind. Der Begriff Symptommanagement zielt jedoch immer auch auf das systematische prophylaktische und therapeutische Vorgehen.
- Vorhandene Probleme sind nicht immer konkret anhand von Zahlen, Daten, Fakten (ZDF) benannt (Welches Symptom tritt wann, oder durch was ausgelöst auf? Welche Stärke zeigt das Symptom? Wo tritt es besonders auf? Wie lange bleibt es unbehandelt bestehen? Welche Maßnahme wirkt symptomlindernd oder präventiv?)
- Psychosoziale und spirituelle Symptome sind deutlich weniger intensiv in den Problembeschreibungen zu finden. Dabei können gerade Bedürfnisse dieser Bereiche zum Lebensende besonders wichtig für den Sterbenden werden.
- Ressourcen, die der Betroffene selbst besitzt, mit denen er vorhandene oder potenziellen Probleme ggf. selbst lindern möchte (z. B. auch die Anwendung von lebenslang eingesetzten Hausmitteln) werden nicht beschrieben. Die »radikale Orientierung am Sterbenden« ist hier nicht ausreichend umgesetzt.
- Auswirkungen vorhandener Symptome sind eventuell nicht als Problem benannt. Potenzielle, also mögliche auftretende Symptome oder deren Auswirkungen, wie sie sich bei fortschreitendem Krankheitsverlauf entwickeln können, werden häufig nicht kontinuierlich erhoben und eine entsprechende Planung (»Plan für alle Fälle«) nicht erstellt.

Interdisziplinarität und Netzwerkarbeit
- Regelhaft (also geplant) durchgeführte Austausch- und Absprachelprozesse wie mit dem Arzt vereinbarte Visiten, Fallanalysen oder eine Vereinbarung mit einem Palliativnetz sind oftmals nicht als Ressource benannt, entsprechende Prozesse nicht geplant und terminiert.
- Ggf. sind keine regelmäßigen Absprache- und Austauschprozesse zwischen den Partnern des Netzwerks geplant. Sie bleiben zufällig und abhängig von der Person.
- Die Mitglieder des interdisziplinären Teams werden nicht über die vom Pflegeteam erhobenen und in den Pflegeberichten beschriebenen Beobachtungen und Erkenntnissen informiert.
- Sind in die Behandlung mehrere verschiedene Ärzte einbezogen, werden diese ggf. nicht über die angeordneten Medikamente des jeweils anderen Arztes informiert, sodass die Gefahr von unerwünschten Kumulationen oder Interaktionen besteht.

Die Säulen nach C. Saunders
1. Qualitätssicherung und Fortbildung,
2. Abbau der Hierarchie

haben in der individuellen Prozessplanung eher keine große Bedeutung. Sie wirken oft eher im Sinne einer Philosophie.

Trauerbegleitung

Probleme, die durch eine lebensbegleitende Trauer ausgelöst werden, sind eher selten in den Pflege- und Betreuungsprozessplanungen beschrieben. Trauer kann durch jede Art von Verlust ausgelöst werden und stellt oft vor dem Tod für den Betroffenen ein Problem dar. So entstehende psychische Abwehrmechanismen, die hier als Kompensationsstrategie bei übergroßen Problemen auftreten. Sie führen ggf. eher zu der Einschätzung seitens der Pflegenden, dass es sich um einen »schwierigen Betroffenen« handelt. Weiterhin werden dann möglicherweise auch keine geeigneten Strategien geplant, mit denen der Betroffene seine Trauer bearbeiten, seinen Verlust akzeptieren und loslassen kann.

Kontroverse Wünsche, Entscheidungen zu Haltungen in der Trauersituation und verschiedene Einschätzungen zu auftretenden Problemen zwischen dem Betroffenen und seinen Angehörigen sind ggf. vorhanden aber ebenfalls in den Beschreibungen nicht erkennbar. Beide – der Betroffene sowie sein Angehöriger – sind Trauernde und können doch zugleich in einem unterschiedlichen Umfang das Vergangene (das gemeinsame Leben mit allen positiven wie auch traurig stimmenden Bedingungen), das Gegenwärtige (die Erkenntnis, dass das Leben nun gefährdet ist, sich dem Ende nähert und dass bestimmte Bereiche nun nicht mehr nachgeholt werden können) betrauern. Möglicherweise besteht schon auf der einen Seite der Trauernden, d. h. beim Betroffenen oder bei dessen Angehörigen Akzeptanz, auf der anderen Seite, beim jeweils anderen noch Auflehnung oder Wut. Dieses Problem kann als unzureichende Übereinstimmung in der Wahrnehmung der Situation als die Gefahr eines daraus entstehenden Konfliktes zwischen den beiden Trauernden beschrieben werden. Bitte dabei genau benennen, um wen und worum es geht: Etwa Trauer von … um … oder über …

Angehörigenarbeit

Spezifische Bedürfnisse des Angehörigen oder Probleme, die durch ein forderndes, nicht akzeptierendes Verhalten bei ihm auftreten, werden oftmals in der Praxis beachtet, nicht jedoch in der Planung systematisch behandelt.

13.4 Bereich: Ressourcen, Probleme und Risiken

- Die Ressourcen sind nicht in der gleichen Weise beachtet wie die Probleme. Dabei könnte gerade die Integration der Ressourcen in die Maßnahmen für den Betroffenen Wohlbefinden – etwa aufgrund eines positiven Selbstwertgefühls – darstellen.
- Die Pflegeprobleme sind nicht Problem des Betroffenen sondern eher Funktionsbeeinträchtigungen oder Risiken. Diese stören ihn ggf. nicht (mehr).
- Der Betroffene wird nicht als Teil eines komplexen sozialen Systems (Familie, Freunde, Mitbewohner) gesehen. Deren Probleme, Bedürfnisse, Trauer sind nicht/

nicht nachvollziehbar erkennbar. Folglich zeigen sich auch keine genannten Handlungen, obwohl diese in der Praxis häufig bereits gelebt werden.
- Probleme im spirituellen und psychosozialen Bereich sind im Vergleich zu den körperlichen Problemen oft stark vernachlässigt. Die Interaktivität und Interdependenz (wechselseitige Abhängigkeit) der körperlichen, spirituellen, psychosozialen Bedürfnisse entspricht hier noch nicht den Anforderungen der Ziele des Palliative-Care-Konzepts. Alle Bereiche sind zu beachten.
- Das Symptommanagement muss derart gestaltet sein, dass nicht nur die bereits vorhandenen Symptome und ihre Auswirkungen als Probleme und Störungen benannt sind. Vielmehr werden mögliche, in der Zukunft sich entwickelnde Phänomene als potenzielle Probleme oder Risiken beschrieben. Die Entwicklung von Symptomen und die daraus entstehenden Phänomene müssen hier stärker ganzheitlich betrachtet werden (vgl. auch »Plan für alle Fälle«, Kap. 8, S. 92).
- Es wird eine zu starre Planung angelegt: Wird ein Betroffener erst in der präfinalen oder finalen Situation aufgenommen, verändern sich die Symptome, Anliegen oder Ziele ggf. so schnell, dass es wenig Sinn macht, noch eine komplette Pflegeplanung anzulegen. Hier sollte das Spezifische der Situation, welches die Situation des Betroffenen so schnell verändert als Problem beschrieben werden. Eine Planung ist dann nur bedingt möglich (vgl. Kap. 12.5 und 12.6, S. 177 ff.).

13.5 Bereich: Pflege- und Betreuungsziele

- Die Pflege- und Betreuungsziele sind eher auf die Erhaltung normaler Zustände und Funktionen ausgerichtet, weniger auf die Erhaltung und die Wiederherstellung von Wohlbefinden.
- Maßnahmen, die ein »möglichst gutes Leben« für den Betroffenen bis zuletzt ermöglichen könnten, sind im Hinblick auf die Zielsetzung, das Leben nicht auf unnatürliche Weise zu verlängern, häufig nicht erkennbar. Hier findet sich dann eher nur eine Beschreibung zu den nun abgesetzten oder nicht mehr durchgeführten Maßnahmen und nicht die Nennung von Maßnahmen für das Wohlbefinden.
- Ziele, die das Wohlbefinden fokussieren, finden sich vor allem nur in den Lebensbereichen der Körperpflege, der Bewegung und der Ernährung.
- Im Rahmen der Expertenstandards werden weiterhin Ziele wie »Risiko XY ist reduziert«, der Schaden XY ist vermieden« in den Vordergrund gerückt. Und dies auch, wenn die beschriebene Problemsituation erkennen lässt, dass der Betroffene Risiko ausschließende oder reduzierende Maßnahmen nicht mehr ohne Einschränkungen des Wohlbefindens tolerieren kann oder diese gar ablehnt.
- Zielbeschreibungen im Bereich der körperlichen Bereiche haben oft einen Vorrang. Zielbeschreibungen, die einen gelingenden Lebensabschluss, das Eintreten von Frieden, das Abschiednehmen von Menschen, vom Leben, von eigenen Zielen, von Traurigkeit um das »ungelebte« Leben o. Ä. fokussieren, lassen sich in Gesprä-

chen mit dem Team erkennen, werden jedoch in der Prozessplanung nicht immer genannt.
- Ziele sind nicht immer aus der Perspektive (oder unter deren Beachtung) des Betroffenen formuliert.
- Ziele zur lebensbegleitenden Trauerarbeit sind oftmals nicht thematisiert. So würde Palliative Care bei Menschen in Verlustsituationen, bei denen das Lebensende noch nicht innerhalb von wenigen Wochen eintreten wird, auch bedeuten, dass deren Traurigkeit thematisiert wird. Es müssen Ziele des Sich-gut-geborgen- und Sich-aufgehoben-Fühlens aufgenommen werden (vgl. Kap. 12.1.2, S. 145).
- Ziele im Bereich der Angehörigenarbeit (Begleitung, Integration und Einbezug in die Pflege, Betreuung und Versorgung) sind ggf. nicht benannt.

13.6 Bereich: Maßnahmenbeschreibung

Zur radikalen Orientierung am Sterbenden: Es werden wiederholt Erklärungshandlungen den Angehörigen gegenüber erforderlich, in denen die Mitarbeiter immer versuchen, diesen deutlich zu machen, was der Sterbende möchte oder nicht möchte oder warum eine Handlung nicht umgesetzt werden kann. Diese »Erklärungsarbeit« ist als Maßnahme oft nicht vorgeplant und beschrieben.

Zur Vorplanung von Maßnahmen: Dauerhaft oder wiederholt angewendete Maßnahmen, die in der Ableitung dauerhaft oder wiederholt auftretender Symptome oder Probleme angewendet wurden, werden weiter als ad hoc-Maßnahmen, als Bedarfsmaßnahmen geplant oder ggf. gar nicht geplant und immer nur im Pflegebericht benannt und mit ihrer Wirkung beschrieben. Diese betrifft auch Maßnahmen der sozialen Betreuung. Hierbei wird es den Handlungsakteuren dann oft auch nicht bewusst, dass auch die Probleme, die die Handlung erzeugen, tatsächlich regelmäßig auftreten.

Zu den gezielte Prozessen der Prüfung, Abwägung, ggf. Reduzierung oder Veränderung von Maßnahmen: Sie sind erforderlich, wenn der Betroffene etwas nicht wünscht oder sein Zustand ein anderes Vorgehen erforderlich macht. Diese Prozesse werden aber häufig nicht als Maßnahmen geplant. Sie finden dann in der Praxis statt, werden jedoch kaum im Pflegebericht dokumentiert. Die konkrete Planung des je tagesaktuellen Vorgehens macht jedoch gerade das Spezifische einer Prozessplanung aus. Es gilt die Notwendigkeit einer immer wieder neuen, professionellen Reflexion im Bereich von Palliative Care zu betonen und zu belegen.

Zum Symptommanagement: Zu beobachtende Symptome sind nicht benannt, die Häufigkeit, der Zeitpunkt und die Art der Erfassung oder Beobachtung sind nicht festgelegt. Die Symptomeinschätzung erfolgt ggf. unsystematisch und personengebunden.

Zur Netzwerkarbeit und zur Interdisziplinarität Kooperations- und Kommunikationshandlungen wie abgesprochene regelmäßige Visiten, morgendliche kurze Situationsanalysen im Team sind nicht vorgeplant. Sie werden dann erst nach Durchführung im Pflegebericht dokumentiert. Die Güte bzw. der Wert der Versorgung wird nicht erkennbar.

Zur Angehörigenarbeit: Spezifische Maßnahmen zur Begleitung und Betreuung der Angehörigen oder anderer primärer Bezugspersonen sind nicht geplant. Die Definition von Palliative Care laut WHO – siehe Kapitel 1 – beinhaltet jedoch auch ganz konkret die Zielsetzung, dass das Wohlbefinden von Angehörigen möglichst erhalten oder wiederhergestellt wird. Insbesondere die Aktivitäten zur Begleitung in der Trauerarbeit vor dem Tod des Sterbenden sollten geprüft und geplant werden.

13.7 Bereich: Evaluation

- Zeitweise findet im Pflege- und Betreuungsbericht eine Beschreibung aktuell aufgetretener Symptome/Probleme und der dann durchgeführten Maßnahmen statt. Die Evaluation dieser Maßnahmen, also die Beschreibungen der Wirkung der Maßnahmen unmittelbar nach der Anwendung wie auch in den kommenden Stunden, lassen sich nicht immer erkennen.
- Hinweise zu den Begründungen und zu Auswirkungen unterlassener Maßnahmen auf das Wohlbefinden werden deutlich weniger beschrieben als solche, wenn Maßnahmen durchgeführt wurden.
- Auswirkungen von angewendeten Maßnahmen zur Trauerbegleitung beim Sterbenden wie auch bei den Angehörigen sind nicht immer erkennbar.
- Auswirkungen von Handlungen für den Angehörigen, werden seltener evaluiert bzw. die Ergebnisse der Evaluation seltener beschrieben. Den evaluierenden Blickwinkel auf den Angehörigen zu lenken, erscheint jedoch deshalb so sinnvoll, weil dieser den Betroffenen möglicherweise besser begleiten kann, wenn auch er in seiner spezifischen Bedürfnislage beachtet wird.
- Können bestehende oder potenzielle Risiken nicht oder nicht vollständig reduziert oder behoben werden, weil die hierzu geeigneten Maßnahmen das Wohlbefinden des Betroffenen einschränken, gegen seine eigenen Entscheidungen durchgeführt werden müssten oder aus professioneller Sicht, die anzuwendenden Maßnahmen nicht mehr sinnvoll sind, sollte dies in der Evaluation ganz bewusst und konkret begründet werden. Der Erhalt einer noch vorhandenen möglichst weitgehenden Lebensqualität ist nun stärker zu gewichten als die Möglichkeiten des Risikomanagements (vgl. Kap. 4.1.1 S. 28).
- Die gewählten Evaluationszeiträume sind zu weit gesteckt. Der Sterbeprozess bedingt oftmals Veränderungen in kurzen Abständen oder sogar einen ständigen Veränderungsprozess. Verändert sich der Zustand oder die Bedürfnissituation des

Betroffenen schnell, muss auch die Evaluation in kleineren Intervallen durchgeführt werden.
- Aussagen zur Wertigkeit und Eignung der Maßnahmen durch den Betroffenen selbst, sind eher selten erkennbar. Dabei ist gerade seine Einschätzung maßgeblich.
- Unterschiedliche Evaluationsergebnisse durch den Betroffenen und die Pflegekräfte (ggf. auch in einer dritten Variante durch den Angehörigen) werden nicht parallel dargestellt. Hierbei dürfen verschiedene Einschätzungen als je persönliche Wertungen nebeneinander stehen bleiben, wobei die Wertung des Betroffen immer die maßgebliche für die Planung weiterer Handlungen sein muss.

LITERATUR

Agnes Karll Institut für Pflegeforschung (1996): Die Bedeutung des Pflegeplans für die Qualitätssicherung in der Pflege. Eschborn.

Ambrosy, H.; Löser, A. (2006): Entscheidungen am Lebensende. Sterbehilfe und Patientenverfügung im Pflegealltag aus juristischer und pflegerischer Sicht. Hannover. Schlütersche Verlagsgesellschaft.

Ansprechstelle im Land NRW zur Palliativversorgung, Hospizarbeit und Angehörigenbegleitung (ALPHA) Rheinland (2013): Rahmenempfehlungen für die Hopspizkultur und Palliativversorgung in Pflegeeinrichtungen für das Land NRW.

Arets, J; Obex, F.; Vaessen, J.; Wagner F. (1999): Professionelle Pflege 1. Bern, Göttingen, Toronto, Seattle. Verlag Hans Huber.

Akademie für Ethik in der Medizin e.V. , Arbeitsgruppe »Pflege und Ethik (2005): Für alle Fälle. Arbeit mit Fallgeschichten in der Pflegeethik. Hannover. Schlütersche Verlagsgesellschaft.

Arndt, M.: (2005): Pflege bei Sterbenden. Den Tod leben dürfen: vom christlichen Anspruch der Krankenpflege. Hannover. Schlütersche Verlagsgesellschaft.

Bartholomeyczik, S.; Halek, M. (Hrsg.) (2004): Assessmentinstrumente in der Pflege. Möglichkeiten und Grenzen. Wittener Schriften. Universität Witten/Herdecke. Hannover. Schlütersche Verlagsgesellschaft.

Bauer, A.W.: Ethikberatung im Krankenhaus durch das Klinische Ethikkomitee (KEK). In: UnterrichtPflege. Prodos-Verlag Brake. S. 31–25.

Beauchamp, T.L.; Childress, J.F. (2001): Priciples of Biomedical Ethics. 4. Edition. New York/Oxford.University Press.

Borasio, G. D. (2012): 5. Aufl. Über das Sterben. Was wir wissen. Was wir tun können. Wie wir uns darauf einstellen. München. C.H. Beck.

Broad, C.D. (1930): Fife Types of Ethical Theory. London: Routledge & Kegan.

Bundesministerium für Familie, Senioren, Frauen und Jugend (2010): Charta der Rechte hilfe- und pflegebedürftiger Menschen. 10. Auflage.

Bundesministerium der Justiz (1974/2009): Gesundheitsreformgesetz, § 136 SGB V. Bonn/Berlin.

Bundesministerium der Justiz (2009): SAPV, § 37 SGB V. Berlin.

Bundesministerium der Justiz und für Verbraucherschutz (2014): Betreuungsrecht. Berlin.

DNQP (2013): Expertenstandard Sturzprophylaxe in der Pflege 1. Aktualisierung. Osnabrück. Deutsches Netzwerk für Qualitätssicherung in der Pflege (Hrsg.).

DNQP (2011): Expertenstandard Schmerzmanagement in der Pflege bei akuten Schmerzen. 1. Aktualisierung. Osnabrück. Deutsches Netzwerk für Qualitätssicherung in der Pflege (Hrsg.).

Deutsche Krebshilfe (2010): Palliativ Medizin. Die blauen Ratgeber. Heft 57 Bonn. Deutsche Krebshilfe (Hrsg.).

Duden (2003): Das große Fremdwörterbuch. 3. überarbeitete Auflage. Mannheim, Leipzig, Wien, Zürich: Dudenverlag.
Fiechter , V.; Meier, M. (1981): Pflegeplanung. Eine Anleitung. Basel, Recom.
Georges, K.E. (1976): Ausführliches lateinisch-deutsches Handwörterbuch. Hamburg: Hahn.
GKV-Spitzenverband (2012): § 132 d Abs. 2 SGB V für die spezialisierte Ambulante Palliativversorgung v. 23.06.2008 in der Fassung vom 05.11.2012.
Griese, B.; Griesehop, H.R. (2007): Biografische Fallarbeit. Theorie, Methode und Praxisrelevanz. Wiesbaden. GWV Fachverlage GmbH.
Hastedt, H. (1998): Der Wert des Einzelnen. Eine Verteidigung des Individualismus. Frankfurt am Main. Suhrkamp.
Härle, W. (2010): Würde. Groß vom Menschen denken. München. Diederichs.
Heimgesetz (HeimG) 1974, 2009.
Hick, Chr. (2007): Klinische Ethik. Heidelberg. Springer.
Hoffmann, B.; Klie, Th. (2012): Freiheitsentziehende Maßnahmen im Betreuungs- und Kindschaftsrecht. Voraussetzungen, Verfahren, Praxis. 2. Aufl. Heidelberg, München, Landsberg, Frechen, Hamburg. C.F. Müller-Verlag.
Husebø, S., Klaschik, E. (2009). Palliativmedizin. Grundlagen und Praxis. 5. Aufl. Heidelberg. Springer-Verlag.
Husebø, B.; Husebø, St. (o. J.): Die letzten Tage und Stunden. Grünenthal Broschüre.
Jakoby, B. (2006): keine Seele geht verloren. Hilfe und Hoffnung bei plötzlichen Todesfällen und Suizid. Reinbeck bei Hamburg. rororo.
Jonsen, A.R. (1988):The Birth of Bioethics. New York/oxford. Oxford University Press.
Jonsen, A.R.; Siegler, M.; Winslade, W. (1998):Clinical Ethics: A Practical Aproach to Ethical Decisions in Clinical Medicine. 4 Edition New York: MCGraw-Hill.
Jonsen, A.R. ;Toulmin, D.E. (1988):The abuse of casuistry: a history of moral reasoning. Berkeley. The universityof California Press.
KPflG (Krankenpflegegesetz): Stand 2003, zuletzt durch Art 35 des Gesetzes vom 6. Dez. 2011 ergänzt.
KrPflAPrV (Krankenpflegeausbildungs- und Prüfverordnung): Stand 2003/2007.
Kerkhoff, B.; Halbach, A. (2002): Biografisches Arbeiten. Beispiele für die praktische Unterstützung. Hannover. Vincentz Verlag.
Lay, R. (2004): Ethik in der Pflege. Ein Lehrbuch für die Aus-, Fort- und Weiterbildung. Hannover. Schlütersche Verlagsgesellschaft.
WHO (1990), zitiert nach Deutsche Krebshilfe (2010): Palliativ Medizin. Blaue Ratgeber.
Kränzle, S; Schmid, U.; Seeger, Chr. (2001): Palliative Care. Handbuch für pflege und Begleitung. 4. Aufl. Heidelberg. Springer.
Löser A. P. (2013): Pflegeberichte professionell schreiben. 5. Auflage. Hannover. Schlütersche Verlagsgesellschaft.
Löser A. P. (2008): Konzepte in der Altenpflege erstellen leicht und sicher selbst erstellen. Hannover. Schlütersche Verlagsgesellschaft.

Löser A. P. (2008): Die reflexive Selbstevaluation als Teilprozess der Lernhandlung in der beruflichen Weiterbildung. – eine literaturanalytische Explikation. Dissertation an der Universität Bielefeld.

Löser, A. P. (2006): Evaluationen – Auswertung des Pflegeprozesses. Bewertungsverfahren zur prozesshaften Gestaltung der Pflege. Hannover. Schlütersche Verlagsgesellschaft.

MDS (Medizinischer Dienst des Spitzenverbandes Bund der Krankenklassen e.V.) (2014): Richtlinien des GKV-Spitzenverbandes über die Prüfung der in Pflegeeinrichtungen erbrachten Leistungen und deren Qualität nach §114 SGB X (Qualitätsprüfungsrichtlinien – QPR) vom 17.01.2014.

MDS (Medizinischer Dienst des Spitzenverbandes Bund der Krankenklassen e.V.) (2013): Anforderung für die MDK-Begutachtung von Pflegebedürftigkeit nach dem XI Buch des Sozialgesetzbuches.

MDS (Medizinischer Dienst des Spitzenverbandes Bund der Krankenklassen e.V.) (2005): Stellungnahme Pflegeprozess und Dokumentation. Essen.

Messer, B. (2005): Pflegeplanung in der stationären Altenpflege. Handbuch für eine fähigkeitsorientierte Pflegeplanung. 2. aktual. Auflage. Hannover. Schlütersche Verlagsgesellschaft.

Mutzek, W. (2005): Kooperative Beratung. Grundlagen und Methoden der Beratung in Supervision und Berufsalltag. 5. aktual. Aufl. Weinheim. Beltz.

Plenter, Chr. (2001): Ethische Aspekte in der Pflege von Wachkoma-Patienten. Orientierungshilfen für eine Pflegeethik. Hannover. Schlütersche Verlagsgesellschaft.

Richter, J.; Norberg, A., Fricke, U. (Hrsg.) (2002): Ethische Aspekte pflegerischen Handelns. Konfliktsituationen in der Alten- und Krankenpflege. Hannover. Schlütersche Verlagsgesellschaft.

Ruhe, H.G. (2003): Methoden der Biografiearbeit. Lebensspuren entdecken und verstehen. Weinheim, Basel. Beltz-Verlag.

Saunders, C.; Baines, M: (1991) Leben mit dem Sterben. Betreuung und medizinische Behandlung todkranker Menschen. Bern. Huber.

Steinkamp, N.; Gordijn, B. (2005): Ethik in Klinik und Pflegeeinrichtung. Ein Arbeitsbuch. 2. überarb. Aufl. Neuwied, Luchterhand.

Student, Chr. (2013). www.difpc. Recherche am 20.12.2013. 8.49 Uhr.

Weber, A., Gekeler, C. (Hrsg.). (2005): Selbstbestimmt versorgt am Lebensende? Grenzwanderung zwischen AIDS- und Hospizbewegung. Berlin. Deutsche AIDS-Hilfe.

Weiß, C. (2000): Professionell dokumentieren. Notizen, Protokolle, Berichte, Produktbeschreibungen, Web-Seiten texten und gestalten. Weinheim, Basel. Beltz-Verlag.

REGISTER

Ablehnung 66, 71, 82, 164, 181, 190
- durch den Betroffenen 85
Abneigungen 59, 65, 69, 72, 86, 173, 189
Absaugen 76
Abschiedsleistungen 102
Abwägungsprozess 90
Abwehr 90, 180, 190
Abwehrmechanismus 150
- psychischer 123
Abweichungen 77, 100
ad hoc-Maßnahmen 60
Akzeptanz
- der vergangenen Situation XY 148
- des Todes 147
Alternativangebote 164
Alternativen 84
Analyse 121
Anämie 167
Anamnese 72
Anforderungen 27
Angehörige 20, 24, 49, 57, 63, 77, 83, 102, 177, 185, 190, 195
Angehörigenarbeit 23, 36, 71, 192, 194
Angst 133
Anleitungskompetenz 83
Annahme
- des gelebten Lebens 150
Anteile
- psychosoziale 71
Aphten 137
Appetitlosigkeit 135, 162
Arztvisite 78
Aspirationsgefahr 163
Assessment 37, 41, 50, 73, 81
- Risiko- 95, 100
Atemnot 128, 167
Aufnahmezustand 72
Aushandlungsprozess 100
Auswirkungen 52

Autonomie 149
- Handlungs- 149

Bedarfsmaßnahmen 67
Bedürfnis
- religiös 186
- spitiuell 186
Bedürfnisbereich 40
Bedürfniss(e) 86
Befinden 94, 101
Begleitmaßnahmen 102, 103
Behandlung
- entwürdigende im Sterben und nach dem Tod 154
Behandlungssinn 45
Belastung 85
- für den Betroffenen 85
Beobachtung 98
Beratung 49, 63, 73, 83, 86, 104, 167
- kollegiale 122
- kooperative 122, 123
- (s)kompetenz 83
Beratungsanlässe 105
Beratungsbedarf 104
Beratungsprotokoll 86, 173
Bereich
- Evaluation 195
- Informationssammlung 65
- Maßnahmen 66
- Pflege- und Betreuungsziele 193
- Ressourcen, Probleme und Risiken 192
- Schnittstellen- 109
- Ziele 66
Beschreibung 95
BESD-Schmerzeinschätzung 169
Besprechung
- multiprofessionelle 65, 78, 121
Betreuer 83, 177

Betreuung 127
- gesetzliche 46, 47
- soziale 127
Betreuungsbericht 95, 101
Betreuungsplanung 61
Betreuungsprozess 63
Betreuungsvollmacht 71
Betreuungsziel 56, 193
Betroffene 19, 59, 63, 72, 74, 97
Betroffenheit
- Angehörige 158
Bevollmächtigte 48
Bezugspflegefachkraft 48, 125
Biografie 39, 41, 59, 95, 119, 173
Biografiearbeit 39, 40
Biografieblatt 99
Biografiebogen 37
Blickwinkel 121
Blutungen 167

Daten
- biografische 189
Death Rattle 73, 117, 142
Dekubitus 51
Dekubitusgefahr 161, 175
Desorientierung 179
Diagnose 69
DNQP 79
Dokumentation 86, 91, 94, 95, 96
- Pflegeprozess 63
Durchfall (Diarrhoe) 139
Dyspnoe 128

Ehrenamtliche 127
Einsamkeit 157
Einschätzung 48, 73, 90, 189
- pflegefachliche 84
- professionelle 81
Einschränkungen 178
Eintragung
- qualitative 95
Einwilligungsfähigkeit 163

Endphase 177
Entscheidung 59, 72, 87, 119, 167, 175
Entwicklung 119
Entwicklungsprozess 124
Erbrechen 134, 165, 166
Erfahrung 38
- existenzielle 87
- leidvolle 156
- Verlust- 156
Ergebnisse 94
Erkenntnis 192
Ernährung 162
- Mangel- 162
Erschwernisfaktoren 17, 78
Erwartung 38
Etiologie 54
Evaluation 22, 34, 62, 63, 64, 78, 106, 190, 195
- Ergebnisse 103, 106, 196
- retrospektive 103
- (s)bögen 95
- Zeiträume 195
- zusammenfassende 67
Expertenstandard 74, 79, 80, 84, 124, 144, 193
Expertise
- pflegerische 51, 84, 162
Exsikkose 162, 165, 166
Exsikkosegefahr 162, 163
Exsikkoseprophylaxe 176

Faden
- der »rote« 95
Fähigkeit
- Einwilligungs- 163
Fallanalyse 71
- ethische 65
Fallbesprechung 34, 63, 65, 78, 116
- ethische 63, 71, 78, 95, 118, 119, 120
- Protokoll 95
FEM 181
Fieber 140

Finalphase 73
Flüssigkeitskarenz 166
Flüssigkeitsmangel 163, 176
Flüssigkeitssubstitution 76
Flüssigkeitszufuhr 162
Formulierung
– aussagefähige 95
Formulierungshilfen 74, 128
Fragestellung
– ethische 119
Freiheitsentziehenden Maßnahmen (FEM) 181
Fremdbestimmung
– im Sterben und nach dem Tod 154
Frieden 154, 193
Funktionsstörungen 45

Gefahr
– Aspirations- 163
– Kontraktur- 181
– Obstipations- 163
– Sturz- 163, 164, 181
Gefährdung 30
Geruchsbildung 145
Gespräch 110
Gestik 175
Gesundheitsreformgesetz 16
Gewichtsabnahme 165
Gewichtsverlust 181
Gewohnheiten 38, 40, 65, 69, 72, 173, 189
Gott 59

Halluzinationen 132
Handlung 58
Handlungsautonomie 75, 149
Handlungsfelder
– in Palliativsituationen 128
handlungsleitend 58
Handlungsplan 59, 61, 66, 70, 82, 83, 190
Handlungsplanung 116
Handlungsreflexion 123

Handlungsschritte 86
– themenübergreifend 80
Hausarzt 167
Hautirritationen 163, 183
Heimgesetz 15
Hierarchie 22, 32
Hilfsmittel 71
Hospizdienst
– ambulanter 72

Indikationen
– Fallbesprechung 116
Indikatoren 44
Indizien 96
Information 108
– (s)kompetenz 83
Informationssammlung 37, 59, 65, 86, 95, 96, 173
Infusion
– subkutan 167
Initialerfassung 43
Integration
– soziale 157
Interaktion 191
Interdisziplinarität 33, 68, 71, 108, 191, 195
Intertrigo 183
Isolation
– soziale 162

Kachexie 164
Katastrophisierung 168
Kernmerkmale 20, 71
Kommunikation 78, 103, 162
– ärztliche 165
Kommunikationseinschränkung 177
Kommunikationshandlung 195
Kommunikationsmöglichkeiten 72
Kompensationsstrategien 88
Komplikationen 44
Kompromiss 73, 102
Konsens 177
Konsensfindung 116

Kontext 96
Kontraktur 164
Kontrakturgefahr 181
Kontrolle 186
Kooperation
– Arzt 165
– Netzwerkpartner 108
Krankenhaus 167, 185
– Notfalleinweisung 167
Krankenhausaufenthalt 92
Krankenpflegegesetz 15
Krankensalbung 59
Kumulationen
– unerwünschte 191
Kurative Therapie 12
Kurzanleitung 71

Leben
– Abschluss des 146
– Annahme des gelebten 150
– Trauer um das ungelebte 193
Lebensabschluss
– gelingender 193
Lebensbedrohung 79
Lebenserfahrungen 39
Lebensqualität 45, 73, 75, 84, 90, 160, 173, 185
Lebenssattheit 45, 166
Lebenszusammenhang 156
Leistungen
– Nachweis für durchgeführte 94
Leistungsnachweis 77, 95, 100
Lieblingsspeisen 165
Luftnot 51, 167, 175
Lust am Leben 167

Management
– Risiko- 174
– Symptom- 116, 173, 190
Mangelernährung 162
Mangelzustand 74

Maßnahmen 58, 60, 66, 102
– ad hoc- 194
– Bedarfs- 67
Maßnahmenbeschreibung 194
Maßnahmenformulierung 88
Maßnahmenplanung 60, 76
MDK-Qualitätsprüfung 16
Medikationen
– auf Vorrat 93
Merkmale
– Kern- 71
Mimik 175
Mitarbeiter 20, 97
Mundgeruch 138
Mundtrockenheit (Xerostomie) 137

Nachweis
– für durchgeführte Leistungen 94
Nebenwirkungen 69
Netzwerk 25, 191
Netzwerkarbeit 22, 33, 68, 71, 103, 191, 195
Netzwerkpartner 108
Nimwegener-Methode 121
Notarzt 93
Notfallkrankenhauseinweisung 167

Obstipationsgefahr 163
Organisation 92
Orientierung 178, 179
– radikale 21, 25, 28, 30, 38, 57, 71, 84, 102, 190, 194

Palliativ
– -Situation 112
Palliative Care 12, 20
Palliative Therapie 12
Palliativmedizin 12
Palliativmediziner 74
Palliativnetz 74, 179
– Arzt 167
Palliativsituation 42, 43, 92, 166, 185

Patientenverfügung 37, 46, 47, 71, 84, 105, 167, 189
PDCA-Zyklus 25, 58, 78, 113
Perspektiven 54
Perspektivenwechsel 122
PESR-Format 54, 55
PESR-Schema 74, 128
Pflege
– Prozessplanung 111
Pflegeanamnese 37, 95, 96
Pflegebedürftigkeit 17
Pflegebericht 37, 77, 86, 89, 95, 101, 106, 126, 165
Pflegedienstleitung 126
Pflegefachkraft 125
– Bezugs- 125
Pflegehilfe 126
Pflegeplanung 61
Pflegeprozess 63
– -dokumentation 63
– -planung 87, 111
Pflegerisiken
– potenzielle 75
Pflegestufe 71
Pflege- und Transparenzvereinbarung 16
Pflegevisite 63, 65, 71, 110, 111, 112
– am Bett 78
Pflegeziel 193
Plan
– für alle Fälle 60, 67, 92, 93, 191
– Handlungs- 70, 82, 83, 190
Planung
– Betreuung 61
– Handlungs- 116
– Maßnahmen 60
– Pflege- 61
– Pflegeprozess- 87
– Prozess 64
Planungshilfen 128
Präferenzen 51, 79
primäre Bezugspersonen 36

Prinzip
– der Gerechtigkeit 120
– der Selbstbestimmung 120
– des Nicht-Schadens 120
– des Wohltuns 120
Prioritäten 51, 87, 90, 166, 174
– gesetzte 90
Probleme 48, 50, 54, 72, 74, 101, 123, 191, 192
– körperliche 128
– medizinische 128
– potenzielle 93
– prospektive 93
– psychosoziale 145
– spirituelle 145
Problemsituation
– komplexe 91
Prophylaxe 31, 60
Protokoll 37, 41, 95
– Beratungs- 95, 104, 173
– ethische Fallbesprechungen 95
– für Fallbesprechungen 95
Prozess
– Aushandlungs- 100
– Betreuungs- 63
– des Abwägens 52
– Entwicklungs- 124
– Pflege- 63
Prozessgestaltung 63
Prozessplanung 63, 64
Prozessschritte 70

Qualifikationen 110
Qualitätsentwicklung 34, 71
Qualitätskontrolle 110
Qualitätsprüfungen 79

Reflexion 121
– Handlungs- 123
Regelkreismodell 27
Religion 59, 184
Ressourcen 48, 49, 54, 72, 74, 123, 191, 192

Risiken 48, 73, 74, 90, 101, 123, 124, 160, 185, 190, 192, 195
Risiko-Assessment 95, 100
Risikoeinschätzung 42, 50, 74
Risikomanagement 174
Risikominimierung 87
Risikoreduktion 85
Rituale 40, 65, 72, 189
– religiöse 151

SAPV (Spezialisierte ambulante Palliativversorgung 18, 71
Saugschwämmchen 181
Schäden 73, 160
Schlafstörungen 141
Schluckstörung (Dysphagie) 136
Schmerz 17, 51, 85, 130, 169, 175, 178
– BESD 169
– -gedächtnis 170
Schmerzgedächtnis 170
Schmerzmanagement 79
Schmerzmedikation 168
Schmerztherapeut 74
Schnittstellenbereichen 109
Schuldgefühl 49
Schwäche 167
Schwindel 167
Screening 37, 41, 50
– initiales 81
Seelsorger 59
Selbstauskunft 97, 98
Selbstbestimmung 71, 72, 75, 77, 84, 90, 160, 162, 176, 179
Selbstbestimmungsrecht 16, 48, 51, 79, 190
Selbsteinschätzung 72, 78, 81, 87, 97
Selbsteinschätzungen 75
Sichtweise 49
Situation 70
– Ist- 70
– moribunde 173
– palliative 164

Situationsbeschreibung 94
Situationsreflexion 123
Soll-Ist-Vergleich 68, 117
Somnolenz 173
Spastik 17
Sprühfläschchen 182
Stammblatt 37, 71
Sterbebegleitung 71
Sterbehilfe
– aktiv 30
Sterben 59, 73, 166
– Behandlung, entwürdigende 154
– Fremdbestimmung 154
Sterbende
– radikale Orientierung 194
Sterben wollen 166
Sterbephase 72
Sterbeprozess 102
– Anzeichen 102
Sterbesituation 92, 174, 176
– fortgeschrittene 173
Stigmatisierung 96
Sturzgefahr 163, 164, 181
Sturzrisiko 53, 161
Symptom 31, 52, 54, 101, 117
– psychosoziales 191
– spirituelles 191
Symptomdokumentation 71
Symptomkontrolle 60
Symptommanagement 22, 25, 31, 39, 64, 71, 77, 116, 173, 190
– effektives 71

Tagesform 179
Tagesstruktur 88
Teilhabe, soziale 157, 162
Therapie
– palliative 12
Tod 73
– Akzeptanz 147
– Behandlung, entwürdigende 154
– Fremdbestimmung 154

Todesrasseln 76, 117, 142
Trauer 102
– lebensbegleitende 64
Trauerarbeit 23, 71, 195
Trauerbegleitung 23, 35, 57, 71, 77, 192
Traurigkeit 145, 164
Tumorleiden
– fortgeschrittenes 167

Übelkeit (Nausea) 134, 164, 165, 178
Überforderung 178, 179
Unruhe 178, 179
– terminale 143
Unterlassung 30, 42, 61, 85, 96, 100, 102
Unterstützungssystem 13
Ursache 54

Veränderungen 94
Verantwortlichkeit
– Pflege- und Betreuungsplanung 125
Verfügung 189
Vergeben 154
Verlusterfahrungen 156
Vermutung 96
Vernetzung
– mit anderen Dokumenten 104
– Pflege- und betreuungsprozessplanung 110
Verordnungsbogen 37
Verschlechterung
– des Zustands 167
Verstopfung (Obstipation) 140
Verweis
– auf Dokumentaionsanteile 96
Visite
– Arzt- 78, 111
– Pflege- 78, 110
Vollmacht 37, 46, 84
– Betreuungs- 71
– Vorsorge- 71

Vorlieben 38, 59, 65, 72, 86, 173, 189
– biografische 69
Vormundschaftsgericht 120
Vorsorgevollmacht 47, 71

Wechselwirkung 65
Werte
– handlungsleitende 53
Wertung 96
Wesen
– soziales 156
WHO 27
Willensäußerung 180
Willensbekundung 87, 180
Wirksamkeit 83
Wirkung 78, 94
Wirkungskontrolle 71
Wohlbefinden 25, 39, 51, 57, 64, 65, 67, 102, 103, 119, 126, 160, 166, 173, 175, 179, 193, 195
Wunden
– exulzerierende 144
– ulzerierende 144

Zeitpunkt 98
Ziel 66, 75, 105, 123
Zielbereiche 56
Zielfindung 57
Zielformulierung 75, 88
Zielsetzung 166, 193
Zukunftsängste 152
Zustand 64, 65
– terminaler 62
Zuständigkeit
– Pflege- und Betreuungsplanung 125
Zyanose 17

Angela Paula Löser

Pflegeberichte endlich professionell schreiben

Tipps und Vorschläge für Mitarbeiter in stationären Altenpflegeeinrichtungen

5., aktualisierte Auflage

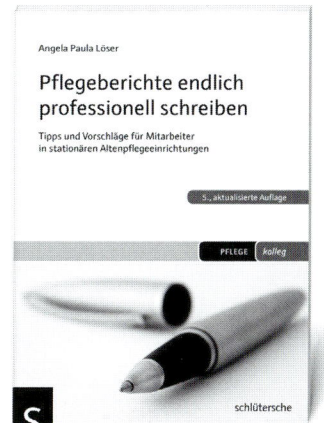

pflege kolleg
2013. 272 Seiten, 14,8 x 21,0 cm, kartoniert
ISBN 978-3-89993-310-9
€ 19,95

Auch als E-Book erhältlich

- Eine wichtige Arbeitshilfe für Pflegekräfte
- Rat und Orientierung für die Erstellung von Pflegeberichten
- Ideal für den Unterricht und die Fortbildung

Viele Pflegekräfte haben große Probleme, wenn es um das Erstellen eines Pflegeberichts geht: Was sollen sie beobachten? Wie sollen sie es beschreiben?

Die kurzgefassten Anleitungen und zahlreiche Praxisbeispiele helfen Pflegekräften, die Aufgabe des Pflegeberichts schnell, unkompliziert und optimal zu lösen – im Sinne des Pflegebedürftigen und der gemeinsamen Pflege.

Der kompakte Ratgeber erscheint bereits in der 5. Auflage. Neu hinzugekommen sind Aussagen zum Wohlbefinden bzw. Abwehrverhalten, zur Palliativsituation, zum Pflegebericht als Instrument zur Darstellung des geäußerten oder gezeigten Willens des Bewohners sowie Möglichkeiten zur Spezifizierung und Kategorisierung von Pflegeberichtseinträgen.

www.buecher.schluetersche.de
Änderungen vorbehalten.

schlütersche

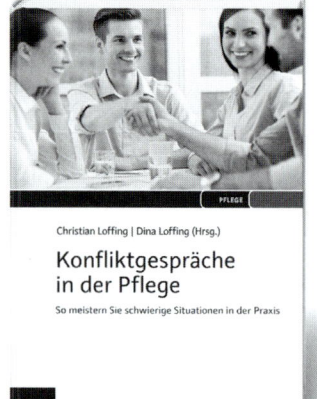

Christian Loffing | Dina Loffing (Hrsg.)

Konfliktgespräche in der Pflege

So meistern Sie schwierige Situationen in der Praxis

2014. 152 Seiten, 17,0 x 24,0 cm
Hardcover
ISBN 978-3-89993-322-2
€ 29,95

Auch als E-Book erhältlich

- Orientiert an konkreten Konflikten aus dem Alltag
- Praxisnah geschrieben und direkt umsetzbar
- Fördert die Konfliktkompetenz und die Gesprächskultur

Leitungskräfte werden in ihrem Berufsalltag häufig mit konfliktreichen Gesprächen konfrontiert. Doch oft fehlt es an einer entsprechenden Vorbereitung auf solche kritischen Situationen. So kommt es zu Problemen, die das gesamte Team stören. Eine gute Gesprächsvorbereitung ist also essenziell.

In diesem Buch wird anhand von konkreten Konfliktfeldern und vielen Fallbeispielen aufgezeigt, wie auch problematische Gespräche erfolgreich geführt werden können. Dazu zählen Gespräche mit Mitarbeitern, Patienten, Angehörigen, Mitarbeitern der Krankenkassen und des MDK, Ärzten sowie weiteren im Alltag relevanten Personengruppen. Die Autoren schildern aber nicht nur konkrete Fälle, sondern stellen sie in einen didaktischen Rahmen und identifizieren Erfolgsfaktoren.

So hilft dieses Buch bei der Reflexion des bisherigen Verhaltens, optimiert die eigene Gesprächsführung und schildert passende Alternativen.

www.buecher.schluetersche.de
Änderungen vorbehalten.

schlütersche